治癒力

訓練大腦治療身體，改善免疫系統，從此脫胎換骨

CURE A journey into the science of mind over body

喬・馬琴 Jo Marchant 著 —— 朱浩一 譯

獻給我的父母吉姆跟黛安娜·馬琴。
謝謝你們教導我思考、
質疑與探索。

「許多人對心靈能夠引發，卻也能治療慢性病及壓力相關的疾病原理感到好奇，卻又對替代療法所提供的僞科學解釋感到心灰意冷。喬・馬琴連結替代療法與心靈力量的概念，在兩者之間搭起一座人們迫切需要的堅固橋梁。」

——《**出版家週刊**》

「文筆極佳！全書以淺顯易懂的眞實案例，驗證心靈療法的重要性！」

——《**紐約時報**》

「精心研究、引人入勝！讓人好奇當我們接受治療時，文化、環境及神經化學扮演什麼樣的角色，將如何影響身體的反應。」

——《**紐約郵報**》

「筆觸簡明、風格獨特，研究廣泛而深入。心智與肉體之間的關係神祕難解，作者探究了那些我們以爲自己知道，以及想了解的部分。」

——《**衛報**》

「針對具爭議性的主題，《治癒力》提供了豐富的資訊，完成一份正反意見俱呈的平衡觀點。」

——《**寇克斯評論**》

「本書卓越非凡，強烈推薦給對心靈力量有興趣，想增進相關知識的人。」

——《**文字風景**》**部落格**

「精采絕倫！如果你對醫學、人文以及信念、意圖、想像、情緒、儀式、人際關係與肉身之間的相互影響有興趣，千萬不能錯過本書。」

——**朱爾斯・伊凡斯，《活哲學》作者**

「一場生動活潑、豐富多彩、積極正面又富同理心的旅程，探索人類的心靈在健康與疾病裡所扮演的角色。由於曾受過科學家及科普作家的訓練，馬琴謹愼地研究與心靈治癒力有關的理論，揭示出一種令人神往的行醫方式：更人性化、注重細節、注重整體，以及最重要的，抱持希望。」

——**黛博拉．布魯姆，普立茲獎得主，《落毒事件簿》作者**

「《治癒力》出色地描繪心身醫學領域中正在進行的先驅研究。這些研究不但迷人，還有許多地方有待探索。謹將此書推薦給所有擁有心靈及身體的人。」

——**亨利．馬許，《但求無傷》作者**

「本書最大的特色在於作者豐富的記者經驗。內容引人入勝，身爲一個科學家，喬．馬琴不允許任何模糊地帶，關於安慰劑效應的章節，讓人深覺不可思議。」

——**《心理學雜誌》**

「喬．馬琴不但研究做得透澈、文字活潑有趣，最重要的是思緒清晰、眼界開闊、不帶任何偏見，讓讀者明瞭心靈如何影響肉體。」

——**《毒舌》部落格**

「清晰生動的筆觸，幫助讀者理解複雜的概念。」

——**英國《獨立報》**

「令人印象深刻！一如諾曼．多吉的暢銷作品《改變是大腦的天性》，《治癒力》將深深影響我們對自身的了解。」

——**《雪梨晨鋒報》**

目錄

作者的話

爲了寫這本書，許多科學家、患者與我分享了他們的知識和經驗。書裡並沒有提及所有人的姓名，在此我要向他們致上由衷的謝意。

沒有標列於本書最後「注釋」章節裡的引述，均截取自我個人與患者及醫療人員的訪談，而所有列於「注釋」裡的，則出自我的訪談或其他已發表的資料，這些內容在文章中都會特別的標注❶。

爲了保護個人的隱私，我更改了一些人的姓名，只提及名字，而不會提到姓氏。如果是用全名，即爲眞實姓名（只有第一章的達維德跟第十章的菲娜是例外，這是他們的本名）。

❶ 本書內文中，與此注解使用同樣符號者皆為譯注，收錄於最後篇章「注釋」（詳見335頁），則為作者所標注。

前言

去年夏天的某個早晨，我在住家附近的公園裡。那是一幅歡樂的倫敦南區景象，孩子們在噴泉裡戲水，在草地上踢足球。我坐在沙坑旁，身旁還有兩位媽媽。我們手裡拿著防曬乳跟米餅，看著我們的孩子用顏色鮮豔的塑膠鏟子蓋出一座座歪斜的沙堡。

其中一個我剛認識的媽媽很聰明，講起話來頭頭是道。她正在跟我們解釋一種順勢療法的藥物如何醫好困擾她已久的濕疹。「我愛死了順勢療法！」她說。身爲一名科學家，我得出言反駁。順勢療法實際上不過就是把水（或是糖衣錠）裝進漂亮的瓶子裡——在這些製劑中，由於過度稀釋的緣故，使得原成分中的任何分子，有效成分都已蕩然無存。「可是順勢製劑裡面根本就什麼都沒有啊。」我說。

我的新朋友看著我，眼神中帶著輕蔑。「是缺乏能夠測量得到的成分。」她這麼回答，彷彿我有點傻，無法理解順勢製劑的療效來自科學無法解釋的精華成分。而我覺得她所說的那句話總結了當今醫學界所面臨的主要醫療理念爭論之一。

天平的一端是傳統西醫，他們是理性的簡化主義者，醫療理念扎根於物質世界，認爲身體就像一台機器，在多數情況下，思維、信念及情緒對身體的治療不會帶來顯著的影響。當一台機器損壞，你不會試圖去跟它溝通。醫師會透過物理的方式：斷層掃描、檢查、藥物、手術來診斷問題所在，修復損壞的部分。

天平的另一端則是其他的人，他們信奉的是古老的替代療法與東方藥物。這些採取身心靈治療的民俗療法認爲無形的東西比看得見的東西更重要；人的整體情況比個別症狀更重要；主觀的體驗與想法比客觀的試驗結果更重要。這些治療師不會開立藥物，而是透過針灸、心靈療法及靈氣療法❶等治療方式，聲稱能藉此控制看不見的氣場。提倡順勢療法的人並不在意他們的製劑裡並不包含任何能夠測量到的有效物理成分，因爲他們相信一種不知何故殘留下來，且無法測量的「記憶」殘存在這些製劑之中。

在西方，雖然傳統治療方式仍占上風，但已有幾百萬人投入替代療法。美國的新聞報導，每隔一段時間就會提到心靈療法與靈氣療法的神奇功效，多達百分之三十八的成人會採用某種輔助或替代療法（如果禱告也算的話，則是百分之六十二）。每年爲此付出約三百四十億美元[1]尋找替代療法醫師就診的患者則達三億五千四百萬人次（找一般醫師看診則爲五億六千萬人次）[2]。在我所居住的倫敦，母親們通常會幫自己的孩子戴琥珀項鍊，她們相信這種寶石具有防止牙疼的效力。受過教育的聰明女性拒絕讓孩子接種重要的疫苗，而且就跟我的朋友一樣，欣然接受毫無科學根據的治療方式。

科學家自然展開反擊。位於大西洋左右岸的職業懷疑論者——專司揭密的人，如詹姆斯．蘭迪❷與麥可．謝莫❸；具科學家背景的部落客，如史蒂芬．薩茲伯格❹與大衛．戈爾斯基❺；生物學家兼作家理察．道金斯❻——都嚴詞抨擊宗教、僞科學，尤其是替代醫學。在流行病學家班．高達可❼二〇〇九年的著作《小心壞科學》中，他厲聲譴責那些濫用科學的名義，塑造出無法證實的生理狀況的人。這本書在二十二個國家中共計賣出超過五百萬冊。連提姆．明欽❽、達拉．歐布里恩❾等諧星都加入此戰役，運用他們的笑話擁護理性思考，並指出順勢療法等治療方式的荒謬之處。

他們的粉絲透過聚會、文章、公開抗議，以及被科學記者史蒂夫．席爾柏曼❿稱之爲「反對謬論的警戒線」等方式[3]（例如，數以百計的英國醫師共同簽署一份請願書，要求英國國民健康服務體系⓫停止將經費用在提供大眾順勢療法醫療服務）來對抗這股不理性的醫療潮流。臨床試驗證實，多數替代療法的效用就跟安慰劑（無效治療）沒兩樣。持懷疑態度的人指出，接受替代療法的人根本就是被詐騙了，許多人認爲應該將這類造假的治療服務剷除殆盡。醫療制度中只需要留下講求實證的傳統醫療方式。

我完全認同用理性的眼光看待這個世界。我是科學方法的忠實信徒，我是遺傳學及醫用微生物學博士。研讀期間，我花了三年的時間在倫敦一家頂尖的醫院鑽研細胞內部的運作機制。我相信只要問對問題，自然界中的一切都可以透過科學方法研究，也認爲應該要透過嚴謹的試驗檢測我們相信的那些醫療方式。心存懷疑的人說得沒錯，如果放棄科學精神，轉向不切實際的空想，就跟回到蒙昧無知的時代沒兩樣：只要淹死女巫、放血跟禱告就能夠治好黑死病。

但我不確定將替代療法束諸高閣是正確的做法。身為科學記者，我不只碰過那些透過現代醫療方法治好的病患，也見識過那些醫不好的人，一些罹患腸道問題或極度疲勞的患者。雖然他們的人生因而四分五裂，但醫師卻因缺乏「確切」的病徵而無視他們的存在；有些人則受長期的疼痛及沮喪所苦。醫師所開的高劑量藥物讓他們上癮，也引發了副作用，卻解決不了根本的問題；還有一些癌症病患，雖然醫院仍一次又一次地積極治療，卻早已藥石罔效，延命無望。

我經常接觸科學界的新發現（雖然偶爾會成為報章頭條，但這些發現多半只會隱沒於專刊中），認為無形無象的治療方法能為身體帶來實實在在的好處。如果在動手術前先幫病患催眠，不但能降低患者罹患併發症的機率，也能讓身體復元得更快速。禱告能激發我們體內深處的細胞發生分子結構上的改變，而我們也將在本書的第一章裡讀到，接受治療之後，如果發現治療效果跟安慰劑相同，仍不代表這個治療無效，只要相信它的療效很強，身體就會出現驚人的反應。我周遭那些使用琥珀項鍊和服用順勢製劑的人既非無知，也不愚蠢，他們從個人的經驗認知到如此的確能帶來幫助。

因此，雖然我相信提倡替代療法的人是被那些「水的記憶」及「能量場療法」的說詞給騙了，但我也不認為對替代療法持懷疑態度的人的講法全然正確。會開始寫這本書，是因為我認為這些人，以及一般醫師是否都疏忽了跟身體健康有關的一個重要元素；缺少它，不但罹患長期疾病的比例隨之增加，更讓數以百萬計理性而聰明的大眾轉而投向提供替代療法的治療師懷抱。我這裡指的當然就是「心靈」。

☆

如果只差一點點就被車撞到，在那之後，你是否曾感受到腎上腺素激增？是否曾經聽見情人的聲音就性慾高漲？是否曾經因爲看見垃圾裡的蛆而覺得噁心？如果答案是肯定的，那麼你一定有過身體被思想劇烈影響的經驗。即使在沒有意識到的情況下，頭腦接收到的訊息仍持續不斷地幫助身體適應周遭的環境。假使看見一頭飢腸轆轆的野獸，或一輛逼近的卡車，身體會準備快速離開險境；假使有人說食物快要送上來，我們就會放鬆地準備大快朵頤。

這些我們都知道。但是，當涉及健康，一般的科學家跟醫療人員就會傾向於忽視，或低估心靈對身體的影響力。他們可以接受負面的心理狀態，諸如長期的壓力或焦慮會傷害身體健康（縱使這個觀點在幾十年前仍極具爭議性），但只要提到相反的情況也可能發生，例如我們的心理狀態可能對防止疾病相當重要，或是我們的心靈或許擁有「治療能力」等說法，則被視爲無稽之談。

普遍認爲，西方醫界會將心靈跟肉體分開來看，是法國哲學家笛卡兒⓬的錯。早年的醫師雖多僅能仰賴安慰劑，卻清楚知道心靈跟肉體是一體的。經常被稱爲「醫學之父」的希臘醫師希波克拉底⓭顯然曾提到「人體內部自然的療癒力量」，而西元二世紀，醫師蓋倫⓮則認爲「自信跟希望比藥物更有效[4]。」

但是，到了十七世紀，笛卡兒則認爲人體是由兩種東西所構成：物質性的事物，例如肉體，此部分可以透過科學的方式探究；以及非物質性的心靈。他認爲心靈是上帝所賦予的，無法以科學的方式探究。雖然這兩種東西可以互相溝通（笛卡兒認爲心靈與身體交換訊息的場所就位於松果體），但他仍斷言兩者皆爲獨立存在。當肉身死亡以後，我們的靈魂將獨自存活下去。

當代多數的哲學家與神經科學家都否定此心物二元論，他們相信大腦無論處於何種狀態之中——每組神經元的實際組態——本質上都跟特定的思維或精神狀態有關，兩者永不可分。儘管如此，笛卡兒仍深深地影響了後世的科學及哲學。相較於可測量的有形物質，個人思維跟情緒仍被視爲比較不那麼科學，比較禁不起嚴格探究，甚至比較不「眞實」。

比起哲學上的辯論，或許醫療方式的實際進展帶來的影響更大，讓心靈的存在更無立足之地。學者研發出了諸如顯微鏡、聽診器、血壓計等診斷工具，十九世紀，巴黎人開始解剖屍體。在此之前，醫師都是透過病人對症狀的敘述，診斷對方得了什麼病；現在則可以透過身體結構的明顯變化推斷出結論。醫生不再透過病人主觀的經驗診斷當事人罹患何種疾病，而是透過身體的實際狀況判定。現在的情況是，如果病人覺得不舒服，但醫生看不出有任何問題，病患等於沒有生病。

脫離主觀經驗的另一個階段發生於一九五〇年代，當時醫學界引進了隨機對照試驗。測試新的療法時，爲了避免個人偏見，無論醫師或病人都不知道自己拿到的是何種醫療用品，最後再用嚴密的統計法分析結果。靠不住的個人經驗就這樣被硬邦邦的數字所取代。

這可以說是近代最理性也最重要的想法之一。藉由客觀的方法決定哪種療法有用，醫生再也不會遭到狡猾的無用療法矇騙。整體來說，近代唯物主義者對醫學的貢獻不乏早年會被認爲是奇蹤的療法。現在，我們有能治癒感染的抗生素、能跟癌症對抗的化療，以及能防止孩童感染小兒麻痺、麻疹等致命疾病的疫苗。患者的器官有狀況，我們可以幫他移植新的器官；胎兒尚在子宮內，就可以診斷出是否罹患唐氏症；而科學家正在研究幹細胞的技術，以期修復損傷的眼睛、心臟及大腦。

但相同的做法在防止更複雜的問題，諸如疼痛及憂鬱的發生時，則力有未逮，也無法有效防止慢性疾病，諸如心臟病、糖尿病及失智症等的增長。這樣的思維，使得醫生及科學家不在乎對普羅大眾來說有如常識的身體運作模式，而是將絕大多數的注意力放在可以衡量的有形物質上，讓心靈的無形力量無從介入。

這個盲點，讓涉及療癒思維或信念的概念受到個性一廂情願的人，或者自私自利的銷售員所控制，科學證據因而被忽視或嚴重歪曲。心靈成長的書籍、網站及部落格都在推廣極其誇張的說法：化解自我情緒衝突即可治療癌症（力克．哈瑪[15]，德國新醫學的創辦人）；我們的心靈可以控制自我的DNA（細胞生物學家布魯斯．立普頓在他的暢銷書《信念的力量：新生物學給我們的啓示》中如此宣稱）；疾病不會出現在心靈和諧的人體內（朗達．拜恩[16]在締造百萬銷售佳績的書籍《祕密》中提到）。心靈被包裝成萬靈丹，讓我們這些樂觀開朗的人不用費吹灰之力就能治好所有的疾病。

因此，從更大的範圍來看，爭論心靈治癒力成爲對抗不理性思維的主要戰場。問題在於，持懷疑論的人越試著想要透過邏輯、證據以及科學方法揭開這些瘋狂說法背後的眞相，卻反而會離那些他們想要改變的人越遠。藉由否定對許多人來說似乎顯而易見的事實（如果不是刻意要跟對方唱反調的話）——心靈的確會影響健康；替代療法在許多案例中的確具有療效——他們反而促使人們更不相信科學。如果科學家說那些治療方法一文不値，只會證明科學家本身有多無知。

如果換個角度切入？如果承認心靈在人體健康中所扮演的角色，我們有辦法從僞科學的掌控中將它拯救出來嗎？

在寫這本書的過程中，我走訪了世界各地，調查在這個領域中正在進行的最新研究。目標是要找出那些鑽研心靈對身體的影響的非主流科學家，並透過這些知識去幫助病患。心靈的眞正功用爲何？心靈是如何運作，爲什麼如此運作，而我們又如何在生活中善用這些最新的發現？

我們的旅程會從安慰劑效應開始，這或許是心靈影響身體最純粹的案例。科學家會觀察服用僞藥時，身心會產生什麼變化。而後，我們會去探索一些欺騙心靈去對抗疾病的驚人方法，從使用催眠以減緩內臟收縮，到訓練免疫系統對味道及氣味有所反應。而我們也將知道，只要照護者簡單的一句話，就可以決定你是否需要動手術，甚至可以決定你還能活多久。

本書的第二個部分則遠離思想與信念的立即效果，認識自我的心靈狀態如何在一生中改變罹患疾病的風險。我們會拜訪一些科學家，這些科學家採用腦部掃描跟DNA檢測來測試從冥想到生物回饋等身心治療方式是否眞的能夠讓我們更健康，而我們也會見識到自我對周遭世界的認知將如何影響身體結構，從外而內一路影響到基因的活動力。

而後，我們也會遇到心理學錯覺與心理治療的極限。什麼是心靈做不到的？提供整體醫療服務的治療師所說的哪些話太過火？若心靈之力使情況變得更糟時，會發生什麼樣的情況？

爲了撰寫此書所踏上的旅程比原先預想的還要遠，從在一座虛擬的冰谷裡丟擲雪球，到在露德鎮的宗教聖地裡浸浴朝聖。我所發現的科學現象，以及那些在每一個層面上，包括實務運用、經濟收入，以及信念哲理都在抗戰的醫師及研究學者鼓舞了我。最令我感動的，是我所遇到的那些病人及實驗參與者，還有他們面對苦難時的勇氣及尊嚴。

到頭來，我從他們及其他許多人身上學到的是，心靈之力並非萬靈丹。有時候，它能爲我們的身體帶來立即而驚人的效果。有時候，它是重要但卻不顯著的因子之一，跟許多其他的要素一同形塑我們的長期健康，就像節食或運動那樣。我們還沒有得到所有的答案，但希望這本書能夠說服那些對非正規醫學心存懷疑的人重新去思考他們可能漏掉了些什麼。

對那位我在沙坑旁認識的朋友，我會這麼說：我們再也不需要爲了獲得心靈治療的好處而放棄實證跟理性思考。科學就在那兒，讓我們來聽聽它怎麼說吧。

❶ 又稱為日本氣功，為臼井甕男於一九二二年所創立。據稱修練成功以後，能引導能量自癒或利用雙手為他人治病。
❷ James Randi，退役魔術師，科學懷疑論者，為詹姆斯．蘭迪教育基金會創辦人。該基金會提供一百萬美元獎金，只要有人能在科學驗證的情況下證實自身擁有超能力，即可獲得此獎金。至今已有超過千人參與測試，無人成功。
❸ Michael Shermer，美國科普作家，懷疑論者協會創辦人，季刊雜誌《懷疑論者》主編。
❹ Steven Salzberg，美國計算生物學家及電腦科學家，於約翰．霍普金斯大學醫學院任教。
❺ David Gorski，美國腫瘤外科醫師，在美國韋恩州立大學醫學院任教，專長為乳癌手術。
❻ Richard Dawkins，英國動物行為學家、演化生物學家及科普作家，為著名的無神論者，擁護進化論，反對創造論。著作頗豐，包含著名的《自私的基因》、《盲眼鐘錶匠》等書。

❼ Ben Goldacre，英國醫師，科普作家，二〇〇三至二〇一一年間，於《衛報》撰寫〈壞科學〉專欄。

❽ Tim Minchin，又譯丁門慶，出生於英國，成長於澳洲，以音樂型搞笑方式聞名歐美。

❾ Dara Ó Briain，愛爾蘭及英國知名主持人、諧星，亦於報紙撰寫專欄。

❿ Steve Silberman，知名專欄作家，有兩本著作，最知名的文章為探討安慰劑的實際效用。

⓫ National Health Service，簡稱為ＮＨＳ，即英國的公共醫療制度，勞工黨政府於一九四八年開始實施，是英國重要的社會福利制度之一。

⓬ René Descartes，解析幾何之父，名言為「我思故我在」。他提出「心物二元論」，即肉身與靈魂為獨立存在，並非一體。

⓭ Hippocrates，被譽為西方醫學之父，和學生所撰寫的「希波克拉底誓詞」為西方醫師行醫前的誓言。希氏學派認為疾病乃體內四種體液（血液、黏液、黑膽汁及黃膽汁）失調所導致的結果。

⓮ Claudius Galenus，曾任羅馬宮廷醫師，承襲希波克拉底的「體液說」，並發展出「氣質說」，認為人類可以分成四種氣質：多血質者血液多，外向善社交；黏液質者痰液多，可靠而仁慈；神經質者黑膽汁多，有創意且體貼；膽汁質者黃膽汁多，熱情富活力。

⓯ Ryke Geerd Hamer，生於德國，原為醫師，在因為摯子死亡而罹患睪丸癌後，開始著手研究情緒衝突與癌症之間的關係，發表「新醫學五大生物學定律」。學界多斥之無稽，表示其信奉者中並無任何痊癒案例。而他本人則認為這一切都是「猶太人的陰謀」，目的是讓他的研究結果見不得光。

⓰ Rhonda Byrne，澳洲電視製作人，因為受邀《歐普拉秀》而聲名大噪。二〇〇七年被《時代雜誌》評為影響世界的一百人之一，其著作《祕密》被翻譯成四十六種語言，全球銷售量達一千九百萬冊。

第一章 假戲真做

為何療效都是假象

在距他兩歲生日還差幾個月之前，住在美國新罕布夏州貝福德鎮的帕格．貝克看起來都是個健康快樂的小男孩。在那之後，他開始跟這個世界有了隔絕。帕格不再對父母微笑、說話，也對他們說的話沒有反應。他經常在夜間醒來，發出古怪的尖叫聲，也開始做重複性的動作，例如不停轉圈圈或用手去敲打自己的頭。幾次尋求醫療建議之後，他的父母維多利亞跟蓋瑞得到了令人害怕的答案：他們的兒子顯露出自閉症的典型徵兆。儘管他們盡力要讓兒子得到最好的醫療，帕格的症狀仍舊持續惡化。直到一九九六年四月，也就是帕格三歲的時候。奇蹟發生了。

就跟多數罹患自閉症的孩子一樣，帕格也有腸胃道的問題，包含慢性腹瀉的症狀。因此，維多利亞帶他去給馬里蘭大學的腸胃道專家卡羅利．霍瓦特看診。在霍瓦特的建議下，帕格做了一種稱爲「內視鏡」的例行診斷檢查，院方會將一條尾端連接一台攝影機的軟管伸進腸道之中。這個檢查本身並沒有找出任何有用的資訊。但是當天晚上，帕格的自閉症開始有顯著的康復。他的腸胃功能改善了，晚上也睡得很沉穩。他再次開始跟人互動，微笑，眼神交會，也從原本幾乎完全不說話，到忽然講得出單字卡上的字彙，並在停了一年多以後又開始會叫「媽咪」跟「爹地」。

「自閉症」這個標籤涵蓋了一種大範圍的失調，特質爲語言及社交障礙，影響了全美約五十萬名孩童。雖然有些孩子在出生時就有發展遲緩的問題，但其他像帕格這樣的孩子卻是一開始沒有，後來卻出現退化。有些案例的症狀可以透過藥物治療，針對孩童及父母所提供的教育及行爲治療帶來極大的幫助。但目前尚無任何有效的治療或解決辦法，對維多利亞來說，帕格忽然出現的轉變有如奇蹟。

維多利亞說服院方告訴她帕格所接受的內視鏡檢查的所有相關細節，就連施打麻醉所用的劑量都不放過。在逐一排除可能性後，她深信兒子的症狀能夠好轉與被施打腸促胰激素有關。這種激素會刺激胰臟分泌消化液，是爲了測試帕格的胰臟是否正常運作而施打。維多利亞相信兒子的腸道問題跟自閉症的症狀之間有所關聯，並推論那種激素一定就是他忽然大幅好轉的原因。

一心要讓帕格再施打一次腸促胰激素，維多利亞致電並寫信給馬里蘭大學的醫師，告訴院方她的理論，但對方毫無興趣。她也聯絡了國內的醫師跟自閉症的研究學者，並寄送錄下了帕格在家中進展的影片給這些人。終於，在一九九六年十一月，她的故事傳到了加州大學爾灣分校精神藥理學助理教授肯尼斯・索科斯基的耳中，而他的兒子亞倫也患有自閉症。索科斯基說服當地的一名腸胃科醫師幫亞倫做同樣的檢查，而他也因此會開始跟人眼神接觸並能重複別人念過的字句。

這件事情說服了馬里蘭大學的霍瓦特找第三個男孩施打腸促胰激素，而他也呈現了相同的反應。霍瓦特幫帕格再打了一針，維多利亞注意到兒子的病情又一次有了極大的進展。一九九八年，霍瓦特在一份醫學期刊上發表一份關於用腸促胰激素治療這三個男孩的報告，宣稱「他們的舉止都有了顯著的進展，眼神更常與他人接觸，思慮變得清晰，語言的表達能力也有了提升。」[1]

在那之後，霍瓦特拒絕再次爲帕格施打，因爲擔心腸促胰激素並非政府許可的自閉症治療藥物。不過，維多利亞最後仍然找到另一名願意治療帕格的醫師。接著，在一九九八年十月七日，帕格的故事上了NBC的百萬收視節目《日線》。在節目影片中，帕格成了一個活潑愛玩的小男孩。節目同時也播放了其他聽說帕格的進展後，嘗試激素療法的家長的證詞。一位母親興奮地說：「在注射腸促胰激素後，拉肚子的狀況消失，也可以訓練自己去廁所大小便。孩子變得會注視他人的眼睛，會講話，會說：『看，外面好漂亮喔！』」。另一位母親則說：「他直盯著我的臉，看著我的眼睛，彷彿在說：『媽，我有足足一年的時間沒好好看過妳了[2]。』」《日線》節目表示，在超過兩百名罹患自閉症的孩子當中，施打激素以後症狀有好轉的超過半數以上。

不到兩星期的時間，美國境內唯一政府核准可製造腸促胰激素的輝凌藥廠藥物庫存銷售一空。一瓶瓶的腸促胰激素在網路上不停易手，售價飆達數千美元。據說有些家庭爲了買藥而把房子貸款，或者從墨西哥與日本黑市一批批購入。在接下來的幾個月裡，超過兩千五百名孩童被注射腸促胰激素，接連不斷的成功故事也持續湧現。

「當時大家都非常興奮，」在北卡羅來納州阿什維爾的奧爾森哈夫兒童發展中心擔任小兒科醫師的亞德里安．山德勒回憶。「中心的電話響個不停，因爲我們追蹤的自閉兒的家長們都希望自己的孩子能夠接受腸促胰激素治療[3]。」但是醫學專家都很擔心潛在的大眾健康危機。沒有明確的資料顯示重複施打腸促胰激素是否安全，遑論其有效與否，超過十多間全國各地的醫學中心都奉命進行緊急的臨床試驗。由山德勒領導的小組也進行了包含六十個自閉兒的隨機對照試驗，並在隨後發表報告。

依循該類試驗的黃金鐵則，試驗的參與人員被隨機分成兩組。其中一組施打的是腸促胰激素，另一組則接受安慰劑治療（在這個案例中爲施打生理食鹽水）。爲了證明有效，腸促胰激素的治療效果必須大於安慰劑。不知道每個自閉兒被施打的是何種藥物的臨床醫師、家長及老師會在施打前與施打後個別評估自閉兒的症狀。

山德勒的報告於一九九九年十二月刊登在聲譽卓著的《新英格蘭醫學期刊》上，試驗結果不但驚人，也引發許多批評[4]。兩組人員之間並無顯著差別。其他試驗的結果也一樣：跟安慰劑相比，腸促胰激素一點幫助也沒有。這種藥物對自閉症而言無任何療效。對腸促胰激素的所有期望顯然只是幻象，是由一心想要看到孩子的病情好轉的父母們所想像、創造出來的一場美夢。關於腸促胰激素的故事到此告一段落。

眞是如此嗎？山德勒的報告結語只有一行：「一劑人工合成的腸促胰激素對自閉症來說並無實際療效。」但那份報告上卻沒有提及令他訝異之處：事實上，兩組的病情都有顯著的好轉。「對我來說有趣的是，兩組自閉兒的狀況都有了改善，」他告訴我。「兩組人員的治療成效都非常好，不論是施打腸促胰激素的那一組，或是施打生理食鹽水的都一樣。」

一切只是幸運的巧合嗎？就跟許多慢性病的情況一樣，自閉症的症狀會隨著時間起起伏伏。

爲什麼每當新的療法推出時，就需要用安慰劑去做隨機對照試驗的重要原因是，服用藥物之後所出現的任何明顯的症狀變化都可能只是偶然發生的。但令山德勒訝異的是，症狀竟能有如此大幅度的改善。

在試驗當中，孩子的行爲會依照一份名爲「自閉症行爲檢核表」的標準評量表評估。這份檢核表中涵蓋了大範圍的各種症狀，從自閉兒是否會對傷口或瘀青有所反應，到他們是否會回應他人的擁抱等。分數從〇到一百五十八，分數越高，表示症狀越嚴重。進行試驗時，對照組中的孩子的起始分數平均爲六十三，在注射了一個月的僞激素（生理食鹽水）後，平均分數只剩下四十五[5]。區區幾個星期內，他們就有了將近三成的進步。對多數自閉兒的父母來說，簡直就是個奇蹟。此外，僞激素也並非對所有自閉兒都有效，雖然對有些孩子而言，僞激素毫無療效，但對其他孩子來說，影響卻出乎意料地大。

這樣的反應模式讓山德勒了解，相信治療效果的貝克一家及其他家長並非只是憑空幻想出孩子的改變。孩子的症狀的確好轉了，但原因與腸促胰激素無關。

☆

邦妮．安德森注意到廚房地上的水時已經太遲了。二〇〇五年夏天的某夜，這名七十五歲的老人看電視時，在長沙發上睡著了[6]。她不記得自己當時是在看什麼節目，或許是裝修節目吧，或是一部老電影（她不喜歡有講髒話的或是太血腥的電影）。醒來時，天色已暗。懶得開燈，她摸黑赤腳走進廚房，要倒杯水來喝。但淨水器在漏水，她在濕滑的地磚上滑倒，直挺挺躺了下去。

動不了身的邦妮感覺到脊椎一陣劇痛。「嚇死人了，」她說。「我想說：『天啊，我的脊椎摔斷了。』」她的伴侶唐把她拖回大廳，幫她蓋了條毯子。幾個小時以後，她站了起來，躺回沙發上。幸好她沒有癱瘓，但脊椎有骨折的現象——由於骨質疏鬆症的緣故，老年人的骨頭比較脆弱，很容易骨折。

邦妮跟唐一起住在明尼蘇達州奧斯汀市的一棟白色小平房裡。她在當地的主要企業荷美爾食品公司（發明豬肉火腿罐頭的公司）裡擔任四十年的總機，直到退休以後仍繼續任職。她習慣上橘色的粉底，頭髮雪白，經常跟人聊天，最愛的莫過於打場十八洞的高爾夫。她已經打了一輩子，但一切都被那場意外給毀了，疼痛從沒停過，連要站著洗碗都沒辦法。「我整晚都沒辦法睡，」她說。「我想打高爾夫也沒辦法，只能腰上綁條熱敷墊去，到了以後就坐在休息區裡。」

幾個月以後，邦妮參加了名爲「脊椎整形術」的外科手術試驗。這種手術會將醫療用的人工骨水泥注入患者體內，補強骨折之處，有很大的機會治好邦妮的疾患。十月一個寒冷的早晨，尚未破曉，唐開車載邦妮到明尼蘇達州羅徹斯特市的梅奧醫院。手術完以後，她走出醫院，立刻覺得身體好多了。「感覺好極了，」她說，「手術眞的解決了那些疼痛，我可以回去打高爾夫，可以回去做任何我想做的事情了。」

接下來過了幾乎十年的時間，她依舊對手術的成果很滿意。「結果能這麼順利，眞是奇蹟，」她說。即便邦妮因爲呼吸不順的緣故而沒辦法走得像以前那麼快，她仍然沒被自己的脊椎老毛病給綁住。「我快生日了，要八十四歲嘍，」她咯咯地笑。「但我還是打算在今年夏天打點高爾夫球。」

脊椎整形術顯然治好了邦妮的骨折。只不過在邦妮參加那場試驗時，有一件事情她不知道：她不是被分派到脊椎整形術那一組。她動了一場假手術。

二〇〇五年，當邦妮在濕地板上滑倒時，脊椎整形術技術正流行。「整形外科在做，物理治療師（復健科醫師）在做，連麻醉醫師也在做，」位於西雅圖的華盛頓大學放射科學家傑瑞・賈維克說。「據說有多得跟山一樣的報告都在說這種手術是多麼地有效。你把他們帶上手術台，注入骨水泥，病人跳下手術台就痊癒了[7]。」

在梅奧醫院爲邦妮動手術的醫師大衛・凱姆斯說，他也見識到這個手術帶來的「正面」結果。在他的病人中，約有八成的病患因此獲益良多[8]。但儘管如此，他卻開始起疑。在那場手術中幫患者注入的骨水泥的量似乎幫助不大。而凱姆斯也知道幾個特殊案例。這些案例中，骨水泥不小心注入了錯誤的脊椎部位，患者的症狀仍然有改善。「證據顯示，除了骨水泥以外，這裡面可能還有許多其他的原因。」他說。

爲了找出原因，凱姆斯跟賈維克合作，他們要做點前所未有的事——至少在手術領域裡沒試過。他們計畫要用一群不知道自己將接受一場假手術的患者測試脊椎整形術的效用。雖然在測試諸如腸促胰激素一類的新藥時，按照慣例都會採用類似的安慰劑對照試驗，但通常不會用來測試新的手術方法，部分原因是幫病患施行假手術會有道德上的爭議。不過凱姆斯指出，手術就跟藥物一樣，未經測試的療法可能會給數以百萬計的患者帶來傷害。「採用假手術測試或安慰劑測試才不會不道德咧，」他說。「不這麼做才叫不道德。」

包含邦妮在內，凱姆斯跟賈維克從世界各地不同的醫學中心選出一百三十一名脊椎骨折的人。其中一半會接受脊椎整形手術，另一半接受假手術。患者都知道他們有一半的機會會被注入骨水泥，但凱姆斯盡可能確保假手術的眞實感，如此一來參與試驗的人就猜不到他們是被分配到哪一組。每個病人都會被帶進手術室，隨後脊椎會被施打當地使用的短效麻醉藥。此時外科醫師打開信封，知道該名患者是否會接受脊椎整形手術。無論內容爲何，手術團隊的成員都會按照預定的劇本演出，說一樣的話，打開裝有骨水泥的針管，好讓骨水泥那如去光水般的特殊氣味充斥整個房間，然後把針壓在患者的背部，模擬施行脊椎整形術時針頭刺入體內的感覺。唯一的差別只在於醫師是否眞的注入骨水泥。

接下來的一個月，院方會追蹤每一個患者的情況，並利用問卷要求他們針對自己的疼痛及行動不便給予評分。這份研究報告在二〇〇九年發表[9]，雖然凱姆斯長久以來都對這種手術的效果存疑，但就連這樣的他都對試驗的結果感到訝異。姑且不論脊椎整形術所有顯而易見的好處，其實此種手術所帶來的效果跟假手術之間並無顯著的差異。

然而，兩組病患的症狀都有了大幅好轉。平均來說，疼痛指數幾乎降低一半，從七分降到只剩下四分（滿分爲十分）。行動不便指數是根據一系列的問題計分，諸如：你能否獨自走過一個街區，或者能否在不使用扶手的情況下爬樓梯？試驗初始，在二十三個問題中，患者的答案爲「否」的平均來說有十七個，這樣的分數被歸類爲「重度行動不便」。手術過後一個月，平均只剩下十一個。雖然有些人在術後仍有疼痛的情形，但其他人（例如邦妮）幾乎痊癒。同時間，澳洲也舉行了脊椎整形術的第二次對照試驗，試驗結果非常相似。

病人好轉可能跟一些因素有關。疼痛的症狀可能會有起伏，而脊椎的骨折可能會慢慢康復，但凱姆斯跟賈維克都認爲，病情短時間之內有這麼大的進展一定有其他的原因，也就是與患者的心靈有關，就跟腸促胰激素一樣，顯然只要相信自己接受了有效的治療，就足以減輕症狀。在某些案例裡則是完全消除症狀。

這種看似在接受假治療以後痊癒的現象稱爲「安慰劑效應」，在醫學界很常見。進行許多疾病臨床試驗時，總是會出現強烈的安慰劑效應，從氣喘、高血壓、腸道不適到孕吐和勃起障礙都有。然而，整體來說，科學家跟醫生都將之視爲一種假象或錯覺：一個統計數據上的異常。在那個古怪的世界裡，人們不管有沒有接受治療都會好轉。伴隨著一種道德上有爭議的現象，那些身陷絕境或容易上當的人受騙，以爲身體狀況有好轉，事實上卻沒有。

回到一九五四年，醫學期刊《刺胳針》刊登了一篇文章，該文指出安慰劑能夠安撫那些「無知或思考能力不足的病人」的心智[10]。即使現在的醫師可能不會講得這麼直接，但態度卻從未改變。差不多同時期出現的安慰劑對照試驗，長久以來都是醫學界最重要的發展之一，讓我們得以透過科學的方法決定何種藥物有效、何種藥物無效，並在這樣的過程中拯救了數不清的性命。毫無疑問，這些試驗奠定了現代醫學的基礎。但在這樣的框架之中，安慰劑效應一無是處，只淪爲臨床試驗時要防止的情形。如果一種備受期待的療法所呈現的療效無法優於安慰劑，這種療法就會立刻遭到揚棄。

試驗結果顯示，無論腸促胰激素或脊椎整形術都沒有實際療效。因此，若依據實證醫學的角度來看，如帕格和邦妮這樣的病人所經歷過的病情好轉毫無參考價值。

然而，在山德勒告訴那些父母，根據他對腸促胰激素的研究指出，此激素的效用跟安慰劑相同時，高達百分之六十九的父母仍希望能夠幫自己的孩子施打腸促胰激素[11]。同樣地，放射科醫師也拒絕捨棄脊椎整形術。在凱姆斯跟賈維克的報告發表之後，兩人都遭受到社論及信件的嚴厲批評，在一次開會時還被人咆哮。「人們非常強烈地認爲我們正在奪走對他們的病人有幫助的東西。」賈維克說。在美國，許多保險公司的保單依然支付這種手術的費用，就連凱姆斯也不顧試驗結果，依然在動脊椎整形手術，並辯駁說，對他的多數病人來講，也沒有其他選擇了。「我親眼看到病人的情況有好轉，」他說。「所以我還在動這種手術。我只是在做自己該做的事情而已。」

我們一次又一次看到類似的案例。在二〇一二年時，一系列大眾愛用、統稱爲「Z藥物⑰」的安眠藥被證實效果跟安慰劑差不多[12]。同年，爲了測試是否能鎮定癌症帶來的疼痛，氯胺酮⑱被用於雙盲試驗中；在此之前的研究形容氯胺酮的效果「完善」、「迅速」及「極佳」，然而卻也一樣被證實效果並沒有比安慰劑來得強[13]。二〇一四年，專家以安慰劑對照試驗的方式分析五十三種前景看好的手術方法，能夠治療包括心絞痛至關節炎等，並發現半數的效果跟假手術相同[14]。

⑰ Z-drugs，即英文字母Z開頭的藥物，包含Zolpidem、Zopiclone及Zaleplon，為常見的安眠藥。

⑱ Ketamine，俗稱K仔、K他命、愷他命，為管制麻醉藥物，可能會使人產生噁心、嘔吐、複視、視覺模糊、影像扭曲、暫發性失憶及身體失去平衡等症狀，濫用會造成膀胱功能受損。

或許這些案例中的醫生跟病人眞的都被巧合跟一廂情願的想法給騙了吧。但眼看許多人的試驗結果持續被醫學界所忽視，我不禁覺得，我們是不是也否定了眞正能夠帶來幫助的東西。我不禁提出質疑，說不定有些時候，安慰劑效應其實不是一種我們應該想辦法揭穿的錯覺，而是有其實在的臨床價值——如果事實眞是如此的話，是否有辦法在不讓病人接受可能會有風險的治療情況下利用它呢？

換個說法，有沒有可能是一個簡單的信念：我們的病情會好轉，就具有治療的能力？

☆

羅珊娜・康索尼彎腰，左手抓緊桌緣。在她眼前有一台灰色的方形觸控板，她猶豫不決地將右手的食指放在觸控板中央綠色圓圈處。每隔幾秒，就會有一個靠近觸控板邊緣的紅色圓圈亮起，每次位置都不同。紅色圓圈亮起時，羅珊娜就要儘快把食指從綠色圓圈移往紅色圓圈。

這是一件多數人都會認爲很容易的事，但這位七十四歲的老人因專注而皺緊眉頭，看起來就像個費勁在寫字的孩子。她希望自己的手能動得快些，但手指卻緩慢地拖行，彷彿是別人的手指。「不要憋氣喔。」一位穿著白袍的年輕神經科學家艾莉莎・弗沙迪給她建議。每當羅珊娜成功抵達紅色圓圈，她所耗費的時間就會變成一條藍色的長方形彈出來，顯現在弗沙迪電腦螢幕的圖表裡。

這是位於義大利杜林市的莫里內提醫院神經科學部。清晨時分，春陽閃閃發亮。離醫院不遠處，慢跑者跟遛狗的人來來回回地經過寬敞而波光粼粼的波河旁。朵朵鮮花從樹上落下，草叢裡看得見一隻又一隻的蜥蜴。我們卻擠在一間沒有窗戶的地下室裡，房間塞滿電腦、實驗室設備跟一張藍色沙發。

神經科學家法布利奇歐・貝內戴提是安慰劑研究領域的先驅之一，而弗沙迪則是他所率領的小組成員。類似針對脊椎整形術跟腸促胰激素所做的臨床試驗有個問題，就是這些試驗都不是設計來測量安慰劑效應的影響有多大，而是要徹底消除這種效應的存在。在接受安慰劑的對照組中，任何病況的改變都可能跟一些原因有關，包含隨機因素在內，因此實驗人員永遠都沒辦法判定病況的最終結果有多大成分（假設眞的有影響的話）是跟安慰劑有關。另一方面，貝內戴提跟弗沙迪則在實驗室裡透過精準控制的實驗探知信念能夠在何時、透過什麼樣的方式來減輕我們的症狀。

自願者羅珊娜在五十歲的時候注意到自己的右手有震顫的現象。經歷兩年的自我否認與不確定後，她終於去做檢查：是帕金森氏症，每五百個人當中就有一人罹患此症；美國有超過五十萬名帕金森氏症的患者。這是一種退化性疾病，罹患以後，大腦內一種稱爲「多巴胺」的神經傳導物質會逐漸地消失。大腦內的多巴胺濃度降低以後，患者會經歷逐步惡化的症狀，包含肌肉僵硬、行動遲緩跟震顫。

帕金森氏症多以左多巴治療。左多巴是一種基礎的化學物質，身體能夠將之轉換爲多巴胺。然而，由於羅珊娜從昨天晚上開始就沒有吃藥，因此在參與實驗時，她的帕金森氏症是火力全開的狀態。在丈夫的攙扶下，她拖著搖擺不定的腳步來到實驗室，連只是坐著，身體都動個不停。她搖搖晃晃地說話，銀色耳環跟雙手都隨之擺動。她的臉頰跟喉嚨不停顫抖，彷彿像在吃東西。

因爲經常跌倒的緣故，她在灰色的長褲下套了護膝。

但她的精神狀態顯然跟脆弱的外表不成正比。她非常獨立，打趣地說丈夫多明尼哥是她的巴丹提，也就是保母。羅珊娜說，在最初的診斷以後，她就不想知道任何跟她的疾病有關的事情。她會吃藥，但除此之外「我沒有讀任何資料，我不想知道自己的未來[15]。」從最初的診斷至今已過了二十年，她的策略似乎奏效。「我能開車，我是個好媽媽，我的人生沒有太多改變。」她很享受騎腳踏車出遊，還去杜林南方約二百四十公里的維西利亞海灘浮潛。

二〇〇八年，她的症狀開始加劇，身體僵硬，四肢不聽使喚。有一天，她不顧醫生的建議，獨自一人去超市，排隊隊伍裡有個女人不小心撞了她一下，她無法抓回重心，砰的一聲跌在地上，摔斷了手。「我很害怕，」她說。「我覺得自己的人生正在改變。」

羅珊娜的醫生建議她動手術，所以她現在穿著黑色的護肩帶，護肩帶連接著一個看起來像小型相機包的小包包，裡面裝了一個攜帶式的輸注幫浦，利用一條穿過腹部深入小腸的塑膠管不斷地注入藥物。她恨死了這條植入體內的管子。「會讓我覺得自己好像有殘疾一樣。」她說，但這個設備讓她保持一定程度的自立。

此刻，在幫浦關機的情況下，弗沙迪要透過一連串的任務，衡量在沒有任何藥物幫助下，羅珊娜的症狀有多嚴重。除了追蹤測試之外，她還得轉動手臂、直線前進，以及不停觸碰自己的鼻子。基本的評估完成之後，再打開小包包，啓動幫浦，開始日行的藥物注射。幫浦發出咻咻聲和嗶嗶聲，她一直都在等待這一刻的到來。「只要一注射藥物，我就能更自在地控制自己的動作，」她說。「我覺得自己的雙手比較放鬆，兩腳的僵硬感都在消退。」四十五分鐘以後，我明白了她的意思。她坐得比較直了，臉頰幾乎沒有動作，行動更具自信，而她做追蹤測試所耗費的時間僅剩下一半。

但在這樣的轉變當中，有多大成分是跟藥物有關？又有多大成分跟她期盼自己將要感受到的鬆懈感有關？這是多數設備不足的臨床實驗中心無法解決，但弗沙迪希望能夠回答的問題。今天，羅珊娜會將劑量分毫不差的藥物注入體內，但改天，她跟其他的自願者都會注入幾種高低不同的劑量。有時候，他們會知道注入自己體內的劑量有多少，有時候則不知道（基於道德原因，弗沙迪不能完全不給藥）。

我很訝異病情像羅珊娜這麼嚴重的人，居然只要透過單純的暗示就有可能減輕，這與帕金森氏症相關的研究呈現出來的結果相同。舉例來說，強．史戴索是加拿大溫哥華市英屬哥倫比亞大學的神經科醫師，他舉辦了一連串的試驗，顯示出當帕金森氏症的患者拿到沒有療效的藥丸時，仍會出現強烈的安慰劑效應[16]。其中一名熱愛登山的患者保羅．派蒂生，他乖乖吞下藥物，等藥效發作。「砰！」他把安慰劑效應的效果告訴一群英國廣播公司的紀錄片製作人員[17]，「我的身體忽然挺了起來，肩膀不再低垂無力。」在知道自己吞下去的是安慰劑時，「嚇到了，吞下那些藥以後，我的身體真的有了改變，怎麼可能一種空空的、什麼效果也沒有的東西，竟然能夠創造出相同的感覺呢？」

史戴索的實驗回答了這個問題。透過腦部掃描，他讓我們看見在參與者吞下安慰劑以後，大腦隨即充斥多巴胺，就跟吞下眞藥的情況一模一樣，而且效果可不小，多巴胺的濃度變成三倍，就像正常人服用安非他命的效果一樣，一切只因爲他們以爲自己吞下藥物。

接著，在杜林，貝內戴提也有新發現。爲治療帕金森氏症的患者，他會幫他們動一種稱爲「深層腦部刺激術」的手術。這種療法會將電極導線植入大腦內的「丘腦下核」區域，藉此幫助患者控制自己的行動。正常情況下，這個區域的神經元是由多巴胺所控制，但罹患帕金森氏症以後，這些細胞會失控地胡亂發射訊號，造成患者凝凍或震顫的現象。一旦植入以後，電極導線會刺激這些區域，讓神經元穩定下來。

手術會在患者清醒的狀況下進行，而貝內戴提注意到這正是觀察安慰劑效應產生作用的大好時機。電極導線使他能夠在患者服用安慰劑之後監測大腦深處的活動——這可不是一般的自願者可以讓你看到的。因此他進行了一系列的試驗：在電極導線就位以後，他爲患者注射生理食鹽水，告訴他們剛剛施打的是一種稱爲「阿朴嗎啡」的強效抗帕金森氏症藥物。

在等待羅珊娜的藥效發作的同時，弗沙迪在電腦螢幕拖曳出一系列的X光片。首先，她讓我看在注入生理食鹽水之前，貝內戴提所記錄下的腦部活動。那是一張黑白的曲線圖，顯示在研究過程中，一名患者的丘腦下核裡的單一神經元的行爲。每當神經元發射訊號時，曲線圖就會出現一座尖峰。整體來說，這張圖看起來就像是一組條碼，密密麻麻的尖峰幾乎使畫面變得一片漆黑——神經元失控時會發射出非常大量的訊號。接著，她讓我看同一個神經元注射安慰劑之後的行爲。安安靜靜的，整個畫面純白乾淨，僅出現了單一個突兀的尖峰。

「令人難以相信吧，」弗沙迪說，「我認爲這是貝內戴提最傲人的研究之一。」爲了追查「信念」的存在，貝內戴提一路追查到單一細胞上，顯示出在幫罹患帕金森氏症病患注射安慰劑之後，他們的運動神經元發射訊號頻率大幅降低，就跟注射實際藥物的反應一模一樣[18]。

透過這些神經元，史戴索與貝內戴提所呈現出來的結果相當驚人。雖然早有人注意到出現在帕金森氏症患者身上的安慰劑效應，但從來沒有人想到這些安慰劑居然眞的能夠模擬該治療方式的生物效應。這樣的結果證實患者自身的反應並非出於想像，也不是利用其他的方式緩解自己的症狀。安慰劑的效果眞實，可以測量，而且作用就跟眞正的藥物一樣。

約莫一個小時後，隨著羅珊娜的藥效逐漸消失，實驗告一段落。她告訴我，雖然身體植入管子，她仍計畫今年夏天要去維西利亞海灘游泳，也不會浪費時間擔心病情可能的演變。「我總是只去思考當下，不會想未來的事，」她說，「我本質上就是這種人，疾病沒有讓我改變。」她拿出手機，驕傲地讓我看一張照片，是她在花園裡種的檸檬，總共有七十公斤。起身要離開時，嬌小的她依然搖搖晃晃，看起來就像一株飽經風霜的嬌弱花草。

在從對帕金森氏症患者的研究裡學習到新知識以後，安慰劑效應的效力讓我印象深刻，卻讓我有更多的疑問。如果信念的效力等同藥物，那麼藥物的存在價値是什麼？安慰劑對所有的症狀都能產生作用嗎？還是只有某一些？爲什麼只需要簡單的暗示就能誘發生物效應？爲了找出答案，我決定要去拜訪貝內戴提本人。雖然這裡是他的實驗室，他卻不在此地。爲了要找到他，我得往杜林的北方前進七十五公里，那個地方高度將近海拔三千六百公尺。

☆

站在懸崖邊緣，我望著阿爾卑斯山上的烏鴉往底下的茫茫白雪俯衝，飛過連綿不絕、層疊如毯的山巒而去。聲響在稀薄的空氣中變得不清不楚，零下十度的低溫咬齧著我的皮膚。我的身後有一大片冰塊，是羅薩高原冰川。這裡的高度超過海拔三千五百公尺，介於科學家所謂的「高海拔」跟「超高海拔」之間。以阿爾卑斯山來說，幾乎是你能抵達的最高處。從這裡開始，只有具象徵意義的馬特洪峰會再往上攀升一千公尺，用它那歪斜的三角形切開這片蔚藍的碧空。

清晨時分，高原上空無一人。接著來了輛巨大的纜車，一群衣著亮麗的滑雪客傾洩而出。人潮從我身旁流過，朝向略陡的冰川山坡前進，沒有人留意到坐落於山腰那棟有如鐵皮小屋的建築。那棟四周圍有鷹架的建物有一半埋在白雪中。

貝內戴提就在屋內。他高大、熱情，穿了條黑色滑雪褲跟羊毛上衣。這裡是他的高海拔實驗室，室內塞滿了各種儀器，牆壁就像三溫暖一樣覆蓋一層松木。他帶我繞了一圈，同時指向漏水的屋頂——「到了夏天就會很慘。」他說，並讓我瞄一眼室內一架長三公尺的紅外線望遠鏡。

除了望遠鏡以外，其他東西都是貝內戴提自己架設的，他透過直升機把所有的用品運進山裡。屋裡有基本的起居空間跟廚房，還有兩間放了上下鋪的臥室、睡眠監測儀器，以及絕佳的視野。小屋正好位處國界上，因此我們從義大利的起居空間出發，走到位於瑞士的實驗室去。

實驗室是兩間相鄰的房間，房裡有大量的機械設備、螢幕、閃爍不停的指示燈和開關，還有一些上頭擺滿了檔案的書架。天花板有電線，一個個綠色的大瓦斯桶靠在牆邊。各種噪音襲來：低鳴聲跟嗡嗡聲、不同頻率的喀噠聲、間歇的嘶嘶聲，還有一台健身踏步機發出的砰砰砰聲。在踏步機上運動的人正是貝內戴提今天的白老鼠：一位名爲達維德的結實年輕工程師。

貝內戴提會在這裡，是因爲稀薄的空氣最適合研究安慰劑效應用在高山症上的作用。如此一來，他就不用跟生病的患者配合，只要將健康的自願者帶到這裡，就能誘發出高山症的症狀。接著，他再操控他們的信念跟期望，隨之觀察生理上的反應。

高山症是因缺氧而引起的，當我們來到海拔較高的地方，空氣中的含氧量雖然相同，空氣卻會變得更稀薄，因此，每次呼吸時，肺部能夠獲得的氧氣量會減少。在高度達三千五百公尺的此地，氧氣的密度跟平地相比只剩下三分之二，會讓人產生頭暈、噁心和頭痛等症狀。一般建議要去羅薩高原旅行的滑雪客須緩慢前進，花一整晚的時間慢慢適應這裡的空氣。然而，爲了促使貝內戴提的高海拔實驗能夠獲得最大的效果，達維德從杜林平地來到這裡只花了三個小時。

手拿雪杖、神情專注的達維德看起來就像個探險家。他戴著一頂黑色防寒帽，帽子裡配備能偵測腦部活動的無線電極，同時胸前懸掛的背帶裡，也配置多個感應器，測量神經系統的活動、體內、皮膚溫度、心臟活動以及血氧濃度。這些資訊會透過一台大小如同馬表的黑色紀錄器傳輸出去。這部要價一萬五千歐元的系統就跟跳傘好手菲力克斯．鮑嘉納⑲在那次由太空往下縱身一跳的破紀錄壯舉中所使用的系統相同[19]，貝內戴提說，「差別只有我們只在四公里高的地方，而非四十公里。」

在達維德運動的同時，貝內戴提注視著傳輸到 iPad 上的資訊。這名工程師的心跳轉換成綠色線條跑過黑色螢幕，同時間他的血氧濃度也會顯現在一台數位顯示器上——在平地時，血氧濃度通常約爲百分之九十七到九十八，現在掉到只剩下百分之八十。鄰近的電腦螢幕上則顯示出一幅

⑲ Felix Baumgartner，奧地利運動員，國際知名跳傘好手，曾從離地表三十九公里的太空中往下跳，締造時速一千三百五十七點六四公里的世界紀錄。二〇〇七年曾到台灣，從一〇一大樓往下跳。

接連不斷的腦部電波圖，這些電波有黃、紅和藍色，顯示達維德的腦部活動狀況。

他踏步了十五分鐘，接著戴上氧氣罩。氧氣罩連接到胸前的一個白色小罐，貝內戴提解釋，在剩下的測試過程中，氧氣罩會讓他更自在地運動。但貝內戴提（跟我）都沒有跟他說氧氣罩跟氧氣罐之間並沒有連接，而且氧氣罐裡面是空的。達維德吸的是假的氧氣。

☆

我第一次跟貝內戴提碰面是在前一天晚上，我們約在一間最靠近布赫伊策維尼亞的滑雪度假村，兩人喝著啤酒吃著披薩。在阿爾卑斯山上的小屋、身上穿著鋸齒花紋羊毛衣的他看起來根本就像在家裡一樣。不過他其實來自義大利的海岸區。他跟我說，他常覺得海灘很無聊，他熱愛高山。

從音樂到性，貝內戴提在生活各方面都看到安慰劑效應的存在。他解釋，如果給我一杯酒，告訴我那杯酒有多好喝，我對那杯酒的味覺就會受到影響。或者，如果院方給我一間風景優美的病房，我的病就會好得比較快。「我們是符號的動物，」他說。「無論走到哪裡，心理因素都非常重要[20]。」

一九七〇年代，在杜林大學擔任神經科學家的他事業才剛起步，就對心理因素如何影響身體的課題感興趣。當時的他已經留意到在進行臨床試驗時，接受安慰劑治療的那些患者所獲得的療效通常跟那些接受有效藥物治療的患者一樣，甚至更好。後來，他看到了一份影響他一生的論文，更別提整個世界對安慰劑效應的了解都因此而有了改變。

科學家近來發現一系列稱爲「腦內啡」的分子物質。這種物質由大腦所製造，有天然的止痛效果。腦內啡爲鴉片劑，意思是說它們跟嗎啡以及海洛因屬於同一個化學族群。這些效力強大的藥物對身體的影響眾所周知，卻沒人料到我們竟然可能製造出同樣的分子物質。這是大腦有辦法自行製造藥物的第一條線索。

於舊金山加州大學任職的神經科學家強・萊文想知道腦內啡的存在是否有辦法解釋何以安慰劑能減輕疼痛。科學家普遍假定容易上當的患者都是受騙，才會認爲他們感受到的疼痛低於實際的感覺。但是，要是施打安慰劑就能誘發大腦分泌這一類的天然止痛物質呢？如此一來疼痛的減緩就是眞有其事。萊文利用一群患者測試他的想法，這些病患都動過口腔手術，目前處於康復期。超過三分之一的患者都說，從靜脈施打安慰劑（患者以爲是一種強效的止痛劑，但其實只是生理食鹽水）以後，疼痛有了大幅的減輕。接著，在沒有告知患者的情況下，萊文幫他們注入那若松，一種能阻隔腦內啡效力的藥物，這些患者都回復元先的疼痛[21]。

貝內戴提說，就在這個時候，「安慰劑作用方式的研究開始了」。這是安慰劑效應背後的確存在生化途徑的第一個證據。換句話說，如果有人服用安慰劑之後覺得疼痛消失，不是因爲此人受騙，不是因爲此人一廂情願地如此認爲，也不是他的幻想，這是生理的機制，就跟任何藥物的效用一樣貨眞價實。貝內戴提思考著，腦內啡是否也能解答爲什麼在他的試驗中，服用安慰劑的患者症狀都有改善。「我決定調查他們的腦內究竟發生了什麼事。」

他把職業生涯都用在揭開安慰劑效應的神祕面紗——從疼痛的減輕開始。他在試驗中找出更多經由信念而促使大腦分泌的天然物質，這些物質能夠增加或減少我們對疼痛的反應。他發現，當人們以爲自己服用的是鴉片類的止痛藥物，但實際上服用的卻是安慰劑時，這些藥物不只是能減輕疼痛，還會讓呼吸跟心跳變慢，效果就跟鴉片劑一樣。他同時也發現，有些大眾認爲的強效止痛藥，其實對減輕疼痛根本無直接效果。

鴉片類的止痛藥理當要跟大腦裡的腦內啡受體結合才能發生作用，這個機制不會因爲我們是否知道自己服下某種特定的藥物而被影響。貝內戴提表示，除了這種作用模式以外，此類藥物的功效跟安慰劑一樣，它們會讓我們預期自己的疼痛將減輕，導致大腦分泌天然的腦內啡。要讓這種生化途徑發生作用，前提是我們要知道自己在吃藥（並對其療效有正面期待）。驚人的是，貝內戴提發現，有些早期認定強效的止痛藥其實只透過這種方式產生效用，如果你不知道自己服用的是該種藥物，則毫無功效。

但這只是安慰劑效應的其中一種機制而已，貝內戴提還發現其他並非以腦內啡作爲中介，而且無法被那若松阻隔的止痛型安慰劑效應。後來他更進一步研究帕金森氏症的安慰劑效應，也就是我從弗沙迪那裡得知的研究。該研究順利找到了另一種機制：大腦會因而釋放出多巴胺。到目前爲止，學界只有針對少數幾種人體內部的系統研究安慰劑效應所帶來的影響，但極有可能還存在著額外多種機制。貝內戴提強調，安慰劑效應並非單一現象，卻是多種反應的「熔爐」，而每一種反應都是運用大腦這個天然藥局裡所提供的不同成分。

在阿爾卑斯山實驗室，貝內戴提的「安慰劑效應對高山症的影響」研究才剛起步。在高海拔地區時，人體會因血氧濃度過低而促使大腦分泌出一種叫做「前列腺素」的神經傳導物質。這些物質會讓身體產生多種變化，例如血管擴張，以幫助輸送更多氧氣到身體各部位。醫界也認爲這些物質會引發高山症的頭痛、暈眩及噁心等症狀。那麼，假的氧氣有辦法干擾這樣的途徑，同時減輕症狀嗎？

達維德結束了半小時的運動。高海拔對他的影響相當明顯，他看起來頭昏腦脹，步履蹣跚，貝內戴提扶他坐在一張椅子上。他在踏步機上的表現穩健，以一個幾小時前還在平面的人來說十分優異。貝內戴提後來告訴我，在分析完達維德跟其他自願者的運動表現後，與另一組沒有被施以安慰劑的人相比，假的氧氣的確在他們的大腦裡產生一種生物效應。雖然血氧濃度維持原樣，但前列腺素的濃度降低，血管的擴張程度也減輕了。當自願者們在經歷安慰劑效應時（並非所有人都有），大腦會有反應，彷彿真的呼吸到氧氣，使得高山症的症狀得以減輕，讓他們的表現變得更好。

這樣的結果說明了安慰劑效應的極限，並點出重要的兩點。第一，任何因信念而產生的治療方法，都必須要身體有辦法供給相對應的天然物質才能發揮效用。吸進假的氧氣，會讓大腦產生宛如空氣中的氧含量有所提升的反應，卻無法提高血氧濃度。這樣的原則也適用於醫療情況，安慰劑或許能幫助囊腫纖維症的患者呼吸得順暢一些，但卻無法製造出肺部需要的蛋白質，就像沒有辦法幫助一個動過截肢手術的人長出手或腳來一樣。對罹患第一型糖尿病的人來說，安慰劑也沒有辦法取代胰島素的存在。

而在進行了一系列的研究以後，安慰劑的第二個極限也慢慢明朗了：因期望而產生的效果只能緩解症狀，也就是那些我們能夠清楚意識到的，諸如疼痛、發癢、出疹子、腹瀉，以及認知能力、睡眠，還有例如咖啡因或酒精等藥物的影響。此外，安慰劑效應似乎對諸如憂鬱、焦慮或上癮等精神疾病特別有效。

事實上，安慰劑效應可能是許多精神科藥物的主要作用。厄文．柯爾希是一名心理學家，也是哈佛大學安慰劑研究計畫的副主任。他透過資訊自由法迫使美國食品藥物管理局公開藥廠寄送過去的臨床試驗資料。這些資料披露藥廠過去一直在隱瞞的事實：在多數案例中（除了病情極為嚴重的患者之外），諸如百憂解一類的抗憂鬱藥物跟安慰劑的效用相去不遠[22]。另一方面，貝內戴提則發現，除非焦慮症患者知道自己在服用煩寧，否則這種普遍的焦慮症用藥並無實質作用[23]。「越了解安慰劑，」他說。「我們就越清楚許多臨床試驗的正面成果都歸功於安慰劑效應。」

也就是說，我們的感受十分容易受到安慰劑的影響。但鮮少有證據能夠證明安慰劑有辦法影響我們無法明確感受到的數值，例如膽固醇指數或血糖值，似乎也無法改善人體的規律或疾病的成因。邦妮．安德森的假手術消除了她的疼痛跟行動不便，但八成沒有修復好她的脊椎。一份氣喘的研究報告發現，雖然病人說在服用安慰劑後呼吸有比較順暢，但以客觀測量來看，其肺部的功能卻沒有改變[24]。在涉及癌症患者的臨床試驗中，即使整體而言，他們的疼痛跟生活品質都因為安慰劑效應而有了大幅度的改善，但腫瘤隨之萎縮的比例卻很低（共有七場臨床試驗，其中一份分析報告中的腫瘤萎縮比例為百分之二點七）[25]。

以上就是安慰劑效應的極限，非常重要。安慰劑不是魔法，無法創造出一層全能的保護膜，讓我們不論遇到任何情況都能平安無事。我們沒辦法捨棄實際的藥物跟治療，但同時，貝內戴提的實驗結果說明了安慰劑效應的確有其根據，也能夠從大腦跟身體的實際改變測量出來。即使安慰劑帶來的改善多為主觀認知，並不代表安慰劑就沒有潛在的醫學價值。

畢竟醫藥界多數都採症狀治療，而非針對病灶處理，特別是在難以診斷或難以治療的時候。對癌症患者來說，腫瘤的成長速度跟存活時間非常重要，但疼痛控制跟生活品質也不可等閒視之。告訴羅患纖維肌痛症或腸躁症的人他們的身體沒有什麼問題，減輕不了多少煩憂。對一名憂鬱症患者而言，自殺念頭的強或弱可能會帶來生與死之間的差別。

在實驗室的試驗當中，安慰劑效應的時間通常維持不了太久，但臨床試驗證實，安慰劑效應能夠持續數月乃至數年之久。在一份美國於二〇〇一年發表的試驗結果中，研究人員將透過墮胎得來的人類胚胎內的多巴胺神經細胞注入帕金森氏症患者的大腦裡，希望這些細胞能在大腦中存活並開始製造出多巴胺[26]。這場試驗最後以失敗告終，實驗組與安慰劑對照組之間的療效並無顯著差別。然而，對那些相信自己有注入多巴胺神經細胞的人來說，效果的確不同。一年過後，相較於那些認為接受的是安慰劑治療的人而言，猜想自己有接受細胞移植的人病況有了大幅度的改善（依照自行回報，以及那些並不知道患者是否眞的有接受細胞移植的醫務人員所提供的評量表分數評斷）。

想當然耳，病情改善較多的患者，更有可能猜想自己有接受細胞移植。但分析研究資料的人員下了結論，認為效力甚至能超過一年，「安慰劑效應非常強大」[27]。羅珊娜相信，她拒絕屈服病魔的態度，可能是她的病情能夠在初次確診以後明明經過多年，惡化的速度依舊緩慢的原因之一——這次研究的結果暗示了她的想法或許是對的。

那麼，乍看之下，安慰劑似乎是一種神奇的藥物，益處多多，無副作用，而且基本上免費。

但一個大問題總會隨之浮現，這個問題使得就連知道安慰劑效力的醫師都拒絕將它當成藥物使用。假設必須要對患者說謊，才能使得安慰劑具備療效，在明明沒有接受任何有效治療的情況下，還要騙他們說有。批評者認爲，無論安慰劑本質上有多少好處，都不值得醫師冒著損害與患者之間最根本信任的風險。

但在過去幾年之內，一些科學家開始認爲這種傳統的假設論點是錯誤的。他們的研究成果將有可能徹底翻轉主流醫學界的思維。

第二章　離經叛道的思維

當意義就是一切

才剛見面，琳達·波南諾立刻擁抱我，帶我上樓，到她那間位於麻州梅休因市高速公路旁住宅區二樓的公寓。她住的地方雖小，東西卻不少：裝了相框的相片、香氛蠟燭，還有鋪天蓋地的一片綠色。她讓我坐在桌旁，眼前有陳列得井然有序的茶具，還有一個擺了十個馬卡龍的盤子。這名六十七歲的婦人身形豐腴，頂著一頭紅棕色的短髮，會發出少女般的咯咯笑聲。「每個人都以為我的頭髮是染的，但其實不是。」她說到這裡就停了，直到我嚐了馬卡龍，才在我對面坐下，跟我說起她跟腸躁症之間的拉扯。

她說得很快。二十年前，在長達二十三年的婚姻破裂時，她第一次出現症狀。雖然她的夢想是成為理髮師，但卻在工廠裡值輪班工作，負責操作能夠製造出手術刀刀片的機械，並在每週六十小時的工時、上法院，以及照顧四個孩子中最小的兩個之間分身乏術。「我熬過了那段地獄般的日子。」她說。分開不到一年，她就開始為腸胃疼痛、痙攣、腹瀉及脹氣所苦。

這些症狀自此影響她的人生至今，尤其是在一些諸如遭工廠遣散時的高壓時刻更形嚴重。他們的工作外包到墨西哥去，那些一起工作的好姊妹全部鳥獸散。她接受醫療助理的技職訓練，希望能在脊骨神經矯治診所找到工作，但取得資格後，卻發現相關診所都沒有缺人。到最後，她好不容易找到兼差工作，卻因爲腸躁症的疼痛而不得不離職。

這些症狀也毀了她的社交生活。症狀嚴重時，「我連離家都沒辦法，」她說。「我會痛到倒在地上，同時不停跑廁所。」就連出門買東西都不能離洗手間太遠，她還因此列出了當地的公廁位置：「菜籃超市」裡有一間，大街那頭的郵局裡也有一間。「二十年以來我一直都這麼做，」她說。「這種生活方式很痛苦。」如今，在對抗這些症狀的同時，她還得照顧年邁的雙親——她母親獨居，失智的父親則住在養老院。琳達的哥哥死於越戰，孿生的妹妹則在十八年前因癌症而辭世，所以她是唯一能夠照顧兩老的人。

她忽然面露喜色。「但我會去旅行，」她說。「我會去英國，去任何我想去的地方。我喜歡這麼做。」我一時腦筋轉不過來，後來才意識到她指的是透過 Google 地圖。我請她操作給我看，於是我們來到電腦前。她把電腦放在一張夾在沙發跟微波爐之間的桌子上，打開地圖程式，隨即帶我們來到英國白金漢宮上空。

突然間，我意識到琳達在這間公寓裡度過了多少的時間。她對白金漢宮的格局瞭若指掌，先是藉由放大來偷窺窗裡風光，隨後則在背面翱翔，欣賞私密花園的景致。其他鍾愛的地點還包含加勒比海上的阿魯巴島，以及在比佛利山羅迪歐大道上的名人豪宅。有時候，她會去查看工廠裡的老夥伴，以及那些失去工作後搬到肯塔基州或加州的朋友的地址。這都是她因腸躁症及父母的需求而永遠無法親自到訪的地方。

多年來，琳達就跟多數腸躁症的患者一樣，換過一個又一個的醫生，她做過各種不耐症及腸胃過敏的檢查，也曾嘗試絕口不吃麩質、脂肪和番茄等食物，病情卻毫無起色，直到參與了一場由位於波士頓的哈佛醫學院教授泰德．卡普查克主導的試驗爲止。那場試驗將徹底改變安慰劑研究的領域。

☆

「妳知道我是個離經叛道的人嗎？」泰德．卡普查克盯著我看，我覺得他對此挺自豪的[1]。「我知道。」我回答。不管閱讀這位哈佛教授的任何資料，都很難不去注意到他不尋常的過往。事實上，從我們身旁景物的每個角落都滲出這樣的氛圍——我們在他的住處兼工作場所，房子位於麻州劍橋市一條綠意盎然的小巷中。

進門時，他要求我脫鞋，然後遞給我一杯伯爵茶。波斯地毯覆蓋在木質地板上，一個巨大的黃銅茶壺驕傲地展示在大廳中。這裡的裝潢很典雅，有古董家具、現代藝術畫作跟塞滿書的書櫃——一排排印著金色中文字的精裝書權充門擋，一旁則擺了《猶太人的衣櫥》、《尼泊爾獵蜜人》等英文著作。我瞥了一眼窗外修剪整齊的觀賞用花園，園中的綠葉及桃花精緻而細膩，但或許更適合出現在日本吧。

戴著金戒指的卡普查克有一雙棕色的大眼，黑灰色的頭髮上戴了頂黑色的無邊帽。他喜歡引用過往的手稿裡的字句。每當要回答問題時，都會停頓許久，同時皺起眉頭。我請他用自己的話來告訴我，他是怎麼走到這一步的。他說一開始他是個學生，到亞洲學習中醫。

他把這個決定歸咎於「六〇年代的瘋狂。我當時就是想做點反帝國主義的事。」他也對東方的宗教、哲學，以及中國共產黨領袖毛澤東的想法很感興趣。「回想起來，我覺得這個學中醫的理由糟透了，但我當時不想跟別人一樣，我不想成爲體制的一部分。」

在台灣跟中國待了四年以後，他取得中醫學位，回到美國在劍橋開了間小型的針灸診所。他看過各種症狀的患者，多數都是慢性病，他們會抱怨自己有疼痛、消化、泌尿及呼吸系統等問題。然而一年一年過去，他對自己身爲一名治療者的這個角色越來越不自在。他對自己正在做的事情很拿手，或許太拿手了，他會看見患者突然痊癒，有時甚至還沒接受治療病痛就好了。「有患者一離開診間就截然不同，」他說。「只因爲他們曾坐下來跟我說話，然後我寫給他們一張處方箋。我嚇傻了，原來我有超能力。我心想，媽的，眞是瘋了。」

最後，卡普查克下了結論：他沒有特異功能。但同時，他相信患者病況急速好轉跟他開出的針灸或草藥治療毫無關係，而是有其他原因。他想知道究竟是什麼。

哈佛醫學院跟卡普查克的診所位在同一條街上。一九九八年，院方希望招募一名資深中醫，美國國家衛生研究院（簡稱國衛院）成立一個中心，該中心專門資助替代療法及輔助醫學的科學研究。雖然跟國衛院現有的其他研究中心（例如癌症研究中心或基因研究中心）相較規模小很多，卻可望成爲哈佛新的研究資金來源。「醫學院裡了解中醫學或其他輔助醫學的人一個也沒有，」卡普查克說。「所以他們雇用了我。」

然而，他沒有直接去研究中醫，卻決定研究安慰劑效應，藉此試著找出爲什麼他的患者能夠好得那麼快的原因。貝內戴提感興趣的是安慰劑效應在分子層面的影響以及機制，卡普查克則將注意力放在人的身上。他所提出的問題包含了心理及哲學兩個層面：爲什麼對療效的期許能夠對我們帶來這麼大的影響？安慰劑效應是否有辦法拆解爲不同的構成元素？身體的反應是否會受到諸如不同的安慰劑類型或醫師的態度所影響？

在早期的試驗中，卡普查克在兩百七十名長期承受手臂疼痛的患者身上比較了兩種不同類型的安慰劑（分別爲假的針灸跟假的藥丸）的療效[2]。從傳統西方醫學的觀點來看，這個研究根本毫無道理。這種無效，那種也無效，把兩種無效的治療方式拿來比較，一般人都不會期盼看得到任何的差異。然而卡普查克的確發現兩者有所不同，假的針灸比較能夠減輕患者的疼痛，無效的藥丸則較能幫助患者入睡。

這就是安慰劑效應的難題——在試驗中，安慰劑效應既難以捉摸，又轉瞬即逝，效力很少完全消退，卻又經常改變它們的面貌。安慰劑會依據不同的類型引發不同的效應，而且會因爲人體健壯與否、症狀以及文化而有所改變。舉例來說，在針對某種特定潰瘍疾病的試驗中，對安慰劑藥物有反應的患者比例，丹麥爲百分之五十九，巴西卻僅百分之七[3]。即使是同一種安慰劑，藉由我們聽到的訊息不同，也會產生正面、負面或毫無影響等效果，而且效果可能會隨著時間而產生變化。這種會不停改變的試驗結果，使得安慰劑效應有了一圈光芒。要不是說這有點不科學，就是說這簡直就是瘋了。

但這一點也不瘋狂。卡普查克說，這些結果眞正呈現出的，是科學家長久以來都是從顚倒的角度看安慰劑效應。他說，剛到哈佛的時候，裡面的專家學者跟他說，安慰劑效應「是一種由惰性物質所引發的效應」。這種形容方式很常見，但卡普查克斥其爲無稽之談。他指出，從定義上來說，惰性物質根本就沒有任何藥理上的效果。

當然，眞正會產生療效的，是我們的心理對這些惰性物質所產生的反應。不管是假的針灸或假的藥丸本身都沒有辦法產生任何效果，但患者會從不同的角度去看待這些安慰劑，而這將導致他們的症狀產生不同的變化。

密西根大學的人類學家丹．摩爾曼認同這樣的觀點。早先，他本來是在研究北美洲原住民的治療師所使用的草藥療法，後來才把興趣轉移到安慰劑上，並分析那些潰瘍疾病的試驗。摩爾曼說，能夠產生療效的元素是意義，任何與醫療相關或與之有緊密聯繫的行為，無論是眞是假，都有其意義存在。（附帶一提，他想把安慰劑效應更名為「意義反饋」，但這一詞語並沒有因此蔚為風行。）

電訪時，摩爾曼談到了貝內戴提做過的一場研究：一群手術後正在休養的患者都透過打點滴的方式將止痛藥物注入體內[4]。其中一組患者的藥物是由醫生直接提供，並會跟他們說明當下正在做些什麼；另一組患者的藥物則是透過一台電腦控制，悄悄地幫他們注入。摩爾曼說，兩組患者之間唯一的差別，就是「人際的互動與言詞」[5]。

人際互動的效果非常驚人。有醫生在場提供止痛藥物的患者，疼痛程度額外降低了百分之五十。那場研究中共採用四種不同的止痛藥，結果都相同。「我沒有看見他們使用任何安慰劑，」摩爾曼說。「只看見一位穿著制服的臨床醫師。」他強調，與其把焦點放在無效的藥丸上，我們應該要將注意力集中在那些會讓我們預期症狀會好轉的醫學標誌上——無論是白袍、聽診器，以及西醫身邊那些亮閃閃的醫院設備，或是民俗治療師用的線香及咒語。

他也把矛頭指向過去三十年以來針對抗憂鬱藥物所做的那些臨床試驗。三十年來，治療憂鬱症的藥物越來越有效，安慰劑亦然[6]。摩爾曼認爲抗憂鬱藥物的效果會越來越好，是因爲媒體報導以及廣告促使大眾更加意識到相關藥品的效果，並相信其效力。「歐普拉會講到抗憂鬱藥物，每本憂鬱症患者可能會閱讀的雜誌上也都有抗憂鬱藥物的廣告，」他說。「如今每個人都知道透過一粒小藥丸就可以治好憂鬱症。」一旦我們不是將焦點放在無效治療上，而是放在安慰劑對人們所代表的意義時，實驗結果的改變就會忽然間變得合情合理了。

但當卡普查克問那些參加臨床試驗的患者，他們認爲自己服用的是有效或無效的藥物時，聽到的答案跟上述的論點依然不大相同。在所有關於安慰劑效應的論述當中，核心信念就是，爲了要讓安慰劑效應產生效力，你得要先相信自己正在接受貨眞價實的治療。參與試驗的患者通常都會經歷滿強的安慰劑效應，在這些試驗中，患者有一半的機率獲得有療效的藥物，另一半則是拿到安慰劑。科學家向來都武斷地認定，會產生安慰劑效應，只是因爲患者忘記自己有可能會被分配到安慰劑對照組中。然而，卡普查克發現事實並非如此。「這種雙盲試驗快把這些人逼瘋了，」他說。「他們眞的很擔心自己拿到的是不是安慰劑。每天都會去想這個問題。」既然如此，爲什麼還會經歷安慰劑效應呢？

就是在這樣的情況下，他有了自己截至目前爲止最大膽，或許也是最離經叛道的想法。

☆

「我很震驚！」琳達說。同時間，我喝了一口茶，還把第二顆馬卡龍塞進嘴裡。幫她治療腸躁症的是一位名叫安東尼·倫坡的哈佛醫學院腸胃科醫師。倫坡曾與卡普查克合作，因此他幫琳達申請參加一場臨床試驗。試驗剛開始時，倫坡給她一個瓶子，裡面裝透明膠囊，膠囊裡則有淺褐色的粉末。多年來苦於腸躁症的琳達對於能嘗試治療該症狀的實驗性新藥感到很興奮。後來，倫坡告訴她這些藥都是安慰劑，不含任何有效配方。

琳達受過醫療助理的訓練，對安慰劑知之甚詳，並認爲服用這些安慰劑是個蠢主意。「我說，『拜託，糖衣錠能有什麼功效？』」她說，「但我還是照他說的去做了，因爲我沒有更好的辦法了。」她把瓶子帶回家，每天呑兩次膠囊。

「我只有頭一天有吃，後來就忘了，」她說。然後，不可思議的事情發生了。幾天以後，她發現自己不是個病人。「我感覺棒極了，」她說，「沒有疼痛，沒有症狀，什麼都沒有。我心想：『不會吧，這玩意兒眞的有效耶。』」

在試驗進行的三星期中，琳達回到了過往的正常生活。她想吃什麼就吃，出門時也不用擔心最近的廁所在哪裡。她跟朋友一起去看電影，並在橄欖園義大利餐廳吃晚餐慶祝。後來，她開始害怕研究結束的那一天。「到了第三個禮拜時，我心想：『天啊，我不能沒有這些藥。』」她懇求倫坡再多給她一些安慰劑，但他解釋說，一旦研究結束以後，礙於醫療倫理的限制，他將沒辦法再開立安慰劑給她。三天以後，隨著藥物療程結束，她的症狀都回來了。

因這些安慰劑而受益的患者不單琳達一人。在卡普查克的試驗裡有八十個罹患長期腸躁症的患者，其中半數都接受了安慰劑的藥物療程。醫生們告訴這些患者說，雖然膠囊本身並無任何有效成分，卻有機會藉由心理影響生理，啓動自我治療的過程。

「每個人都覺得這番言論很瘋狂。」卡普查克說。但在二〇一〇年公開的試驗報告中發現，相較於那些沒有接受任何治療的患者來說，服用安慰劑的患者症狀大幅好轉[7]。在那之後，卡普查克先對二十名罹患憂鬱症的女性進行先導研究，研究結果相仿[8]。後續又針對六十六名患有偏頭痛的患者進行研究，在該次研究中，全體患者發生偏頭痛的次數超過四百五十次，而他們可能會分配到藥物、安慰劑，或是兩樣都沒有[9]。卡普查克說，跟沒有接受任何治療相比，那些知道自己服用安慰劑的患者疼痛減少了三成。「研究團隊對此感到非常訝異。」

琳達又回到起點，但是安慰劑的研究卻從此變得不同。醫學上，在使用安慰劑時，主要的阻礙之一就是考量到欺騙患者時所違背的道德倫理，然而卡普查克的研究結果顯示，誠實不欺瞞的安慰劑依然具有療效。

☆

郵差敲了門。開門時，他交給我一個標示著「易碎品」的黑色紙筒。紙筒像孩子的玩具一樣發出喀啦聲，裡面裝了一個用氣泡袋密封住的透明小塑膠罐，罐裡裝滿了藍白相間的膠囊，這些膠囊看起來就像是可能會從藥劑師手上拿到的藥物。標籤上寫著：「亞普雷西比林症狀緩和膠囊。一天服用三次，每次服用一到兩顆。」這是一罐專屬於我的安慰劑。

在卡普查克為開放式的安慰劑提供科學根據後不久，有幾間私人公司開始在網路上販售安慰劑。我用Google簡單搜尋，就找到了Placebo World（安慰劑世界）、Universal Placebos（環球安慰劑），以及一間位於英國切姆斯福德的Aplacebo（一種安慰劑）。從Aplacebo的網站可以連結到媒體對卡普查克的研究報導，該網站並提供一系列的產品，包含各種依據使用者的不同需求可選用的不同顏色空瓶及噴瓶（可以自己加水進去）、一種順勢醫療使用的安慰劑，甚至還有透過文字訊息傳送的虛擬安慰劑[10]。

這些產品要價不菲，從十英鎊到二十五英鎊都有，但誠如該網站所指出，研究顯示，安慰劑價格越高，效果就越好。或許是因爲我們下意識相信治療費用越昂貴，效果就會越好吧。收到我訂購的膠囊以後，我將它們放在廚房的櫥櫃裡，跟其他藥品放在一起。這些安慰劑看起來療效十足，如同糖果一般的藍色，彷彿會發光。

幾個星期以後，我因爲要照顧兩個生病的孩子而度過了憂煩的一天。好不容易將他們送上床後，不得不利用晚上空餘的時間工作，但一陣一陣的頭痛卻久久不退。我打開櫥櫃拿出那個罐子。心想，會不會卡普查克的研究結果只是巧合？又或者安慰劑眞的對我們的日常生活有幫助？

當然，醫生跟藥廠都已經在利用安慰劑效應，如同貝內戴提那個在注入止痛藥時採用公開跟隱藏兩種方式的實驗所顯示出來的結果，每次吃藥時，我們都會經歷安慰劑效應。最後感受到的任何療效都結合了藥物本身的效用及安慰劑效應。對某些藥物來說，療效幾乎來自自身的化學成分——舉例來說，假裝成斯達汀的安慰劑無法降低膽固醇濃度，但在其他情況下，例如以抗憂鬱藥物來講，則多是心靈在發揮功用。

於是，要利用安慰劑效應的其中一種辦法，就是透過安慰劑效應，增強服用的有效藥物療效。安慰劑的其中一個問題，就是並非對所有人都有效（因爲某些原因，這個部分留到本章節後面再談）。但有些設計藥物的辦法，能夠激起更強烈的安慰劑反應，以讓安慰劑效應在更多人身上生效。研究顯示，無論透過何種方式，只要能讓藥效看起來更強，安慰劑效應的效果就會隨之提升。

舉例來說，大顆的藥丸比小顆的有效。一次吃兩顆比吃一顆有效。一顆正面印有明顯品牌名稱的藥丸比沒有品牌的有效。有顏色的藥丸比白色的藥丸有效，不過哪種顏色最合適，則取決於你想要製造的效果。藍色比較能幫助睡眠，紅色則對舒緩疼痛有良好的效果，綠色藥丸是治療焦慮的好夥伴。所採取的方法也很重要，越能引人注意的，安慰劑效應的效力就越強。整體來說，手術的效果比打針強，打針的效果比服用膠囊藥物強，而服用膠囊藥物的效果又比服用藥丸強。

然而，由於文化差異所帶來的影響，使我們注意到任何安慰劑效應的效果並非源於安慰劑本身，而是在於這些安慰劑對誰的意義。例如，雖然藍色的藥片通常都是良好的助眠用安慰劑，但對義大利的男性而言卻會帶來相反的效果，或許是因爲藍色是義大利國家足球隊的顏色，因此他們會覺得藍色提神，而非放鬆[11]。而雖然以美國來講，打針的效果比吃藥好，但在歐洲就未必是這麼回事，因爲歐洲文化比較相信藥物的效力。

這些研究的成果都很棒，但我們能夠把這些發現套用在誠實安慰劑上，以找出一個合理的推論嗎？我們眞的有辦法透過服用無效的藥物激發心靈，解決諸如憂鬱、消化不良、疼痛或失眠等困擾嗎？

卡普查克說他喜歡這個想法。「毫無疑問，我認爲人們吃下太多藥。」他說，有某些症狀或許會使得人們比較有可能長期服藥（例如疼痛或是憂鬱），而藥物本身的療效卻又跟安慰劑差不多，他建議這些疾病的患者可以試試服用安慰劑。接著，如果眞的有患者想要透過吃藥治療，他建議在服用有療效的藥物之前，可以先試吃一段時間的安慰劑看看效果如何。

然而，他懷疑醫生是否有辦法接受這種想法。他說，有時在上課的時候，他會問在場的醫師，有鑒於誠實安慰劑對某些症狀具有療效一事毋庸置疑，他們是否會開立安慰劑給患者服用。「沒有一隻手舉起來。」對此抱持懷疑的其中一人是英國艾克斯特大學的替代療法教授艾札·恩斯特，他發起一個反對使用諸如順勢醫學等未經證實的醫療方式的活動。他說，即使證實對患者有益，仍反對使用有公開標籤的安慰劑這個想法。他解釋：「我們應該讓安慰劑效應跟有效的治療方式兩者結合才對[12]。」單純使用安慰劑，意味患者會錯失有效藥物帶來的療效。

針對罹患急性病症，而且相對應藥物已證明有效的患者來說，這個論點的確有其道理。如果我兒子的感染狀況很嚴重，我會希望採用抗生素治療，而不是拿什麼沒有療效的藥物給他吃。但卡普查克認爲，對某些罹患疼痛、憂鬱或腸躁症的個案來說，單純使用安慰劑的療效可能跟現有的藥物一樣，而且能讓人們免於承受諸如上癮等副作用的困擾。「我希望醫藥界能有些改變，因爲患者都希望能接受較少副作用的治療，」他說。「人們並不希望長時間服用藥物。」

恩斯特反駁道，只有少數的症狀缺乏有效的治療方式，並說就算投藥治療無效，還是有其他治療方式能夠嘗試（例如物理治療或認知行爲治療）。但除了卡普查克以外，一名人在艾塞克斯郡切姆斯福德的心理分析師賽門．博林布洛克也一樣相信安慰劑的療效，他正是製造我買的那些膠囊藥物的公司 Aplacebo 的共同創辦人。

我問博林布洛克，爲什麼他會認爲嘗試販售那些無效的藥品會是個好主意？他告訴我，他當過軍人，一九七〇年代，在羅德西亞（現在的辛巴威）服役時，他被一隻壁蝨給咬了。回到故鄉英國以後，他開始出現一連串的症狀，包含頭痛、倦怠跟關節及肌肉疼痛，幫他治療的醫師都找不出病因。到醫師終於診斷出他得的是一種由壁蝨散播的，稱爲「萊姆病」的細菌感染疾病時，細菌已經擴散到他的神經系統，造成永久性的損傷。

如今，博林布洛克行動都得靠輪椅，而且還會在沒必要的情況下不停地發射訊號，造成持續性疼痛。「這是一種假性的疼痛，」他說。「我的神經系統無法正常運作。我也難以分辨東西是燙的還是冰的。我在煮飯或是洗澡的時候，觸碰東西都得很小心，因爲我不確定那東西會不會使我灼傷。」

醫師開了多種藥物治療這些症狀——他曾經一次得服用九種不同的藥，從止痛到抗憂鬱都有。他說，這些藥物舒緩了他的疼痛，但卻也開始奪走他的人生，使他情緒劇烈起伏。「藥物讓我一下子想殺人，一下子又想自殺，」他說。「當時的我可不是什麼好人。」

那些安慰劑實驗給了他靈感，博林布洛克決定要擺脫那些藥物，一點一滴慢慢地用自製的無效藥物取代它們。他說，現在他「幾乎」已經沒有在吃任何具藥效的藥物。我問他，相較於過往的止痛藥，服用安慰劑的他是否能跟先前一樣抑制那些疼痛，博林布洛克想了一會兒，說：「對我來說，答案顯然是對的。」

現在的他跟朋友一起經營 Aplacebo，專事在線上賣安慰劑。他寄給我的那些膠囊有醫藥級的明膠製外殼，除了裡面空無一物以外，看起來就跟常見的藥物一模一樣。標籤設計得很精巧，使用醫學術語創造出一種科學而具有療效的印象。說明書上附有警語，成分看起來很先進，令人放心。縱使列出的氮（78.084%）、氧（20.946%）、氬（0.934%）、二氧化碳（0.039%），全是空氣的化學成分。

然而，即便包裝看起來很有說服力，仍然難以想像有人會花辛苦賺來的錢去買這種公開承認毫無療效的東西。他們眞的打算要把 Aplacebo 當成事業認眞經營嗎？「起初有點像是在開玩笑，」博林布洛克說。「我們還因此嘲笑自己咧，但現在我們很認眞看待這個玩笑。」他承認公司目前爲止還沒賺什麼大錢，但強調隨著新的科學實驗結果陸續出爐，以及大眾逐漸意識到安慰劑的效力，產品有一天說不定眞的能大賣。

回到廚房。我打開裝安慰劑的罐子，配水吞下兩顆膠囊，接著就像平常吃止痛藥一樣地佇立在水槽邊。我想著貝內戴提的研究，在腦海裡描繪出他在杜林地下實驗室的景象，同時試著去想像腦內啡在大腦裡湧現。接著，就等著看會發生什麼事。

很難算是什麼科學試驗，但約莫二十分鐘以內，頭痛眞的消失了。在避開這場人生的小危機以後，我總算可以回去工作了。而且，雖然只有一點點，我感覺自己有資格知道，只要仰賴信念，就可以克服這些疼痛。

☆

比比哈耶拉高中位於阿富汗東北方的塔盧坎市，泥磚建成的校舍搖搖欲墜。裡面的女學生清一色身穿黑色長袍，頭戴白色頭巾。一排排老舊的木桌就擺在校舍外的樹蔭底下，她們都在那兒上課。二〇一二年五月二十三日早上，她們如往常一樣在上課。此時，忽然有人抱怨聞到了臭味。

一個接著一個，女孩們開始覺得頭暈不舒服，隨之暈倒。不出幾個小時，超過一百名的師生被送到醫院。媒體播放出來的影片拍到了荷槍實彈守在醫院外面的警衛，以及醫院內部的混亂場面。擁擠的病房裡擠滿了焦慮的女孩。她們顯然都呼吸困難，女性家屬在一旁用扇子幫她們搧風。

當地警方發言人卡利盧拉．阿瑟爾對犯人是誰很有把握。「全阿富汗的人民都知道，恐怖分子還有塔利班會做這些事，就是要威脅這些女孩，讓她們不敢再上學，」他對CNN這麼說[13]。「我們跟全阿富汗的人民都這麼認為的。現在，我們要在阿富汗實施民主制度，我們希望這些女孩子都能接受教育，但是政府的敵人不想讓這件事情發生。」

原本在塔利班統治時，女孩們都被嚴格禁止上學，但是，西方勢力於二〇〇一年驅走激進分子以後，阿富汗的女人便拿回基本受教權。不過，上學仍需要勇氣，有幾個女學生曾經被塔利班潑硫酸，好幾百間位於塔利班掌控區域的女子學校以安全為由暫時關閉學校，根據一項調查指出，超過半數的阿富汗父母為了保護自己的女兒而不讓她們出家門。

依照病況，學校的師生似乎中毒了。比比哈耶拉高中遭遇到的事件，是當年在阿富汗爆發的第六起。從二〇〇八年開始，全國有二十二所學校、超過一千六百人因類似的情況生病。該起中毒事件被認為是塔利班依照計畫實施的恐怖行動。阿富汗當局宣布抓到幾名嫌犯，也有人招供，並表示受害者是受到毒氣的攻擊，或是校方的供水系統遭人下毒。與此同時，當地與國際媒體都播放了可怕的影片。在影片中，中毒事件被害者被抬上擔架，吊起點滴。

然而，症狀只維持短暫的時間，女孩們全都康復了。雖然檢驗了師生的血液、尿液和學校的水，都沒有找到任何問題。在採訪了比比哈耶拉高中的師生後，世界衛生組織的工作人員下了結論：這起事件的起因並非中毒[14]。這次爆發的事件——或許所有相關的事件也一樣——的病因爲「集體心因性疾病」。

要小心了：安慰劑效應也有黑暗的一面。心靈對身體或許能帶來正面的影響，也能造就出傷害人體的症狀。這種現象的正式名稱爲「反安慰劑效應」（Nocebo effect，「nocebo」爲拉丁文中的「我將傷害」，一如安慰劑（placebo）爲拉丁文中的「我將取悅」）。基於道德的考量，反安慰劑效應研究並不多見。但基於我們對安慰劑效應作用方式的了解，那些阿富汗的女學生並不是裝病。恐懼或是相信她們即將生病的想法，讓身體產生了眞正的症狀，甚至使一部分的人在短時間內失去意識。

類似的事件在歷史上層出不窮。形態可能是集體的歇斯底里，例如十七世紀在麻州塞冷鎭舉行的女巫審判就是一例。更近代，則有一九八三年於約旦河西岸地區發生的一連串女學生昏迷事件。一開始，多數人都認爲是集體中毒，以色列與巴勒斯坦互相譴責，直到官方調查員斷定這些症狀皆因心理因素所導致。

有人甚至認爲反安慰劑效應爲巫毒詛咒的力量來源。田納西州范德堡大學醫學院的醫師克里夫頓·米德花了許多年的時間記錄反安慰劑效應。在二〇〇五年出版的著作《原因不明之疾病症狀》（Symptoms of Unknown Origin）中，他提到了一個故事：八十年前，一個住在阿拉巴馬州的男人中了巫毒詛咒。到這位不幸的病人去看一名叫做德雷頓·竇赫提的醫師時，他已經瘦得不成人樣，顯然一隻腳已經踏進棺材。在認定不管自己怎麼說都無法改變病人堅信自己即將死亡的信念後，竇赫提便決定要點小手段。在徵得家屬同意後，他給了這個男人一瓶強效的催吐劑，偷偷地從包包裡拿出一隻綠蜥蜴，佯稱蜥蜴是男人吐出來的。竇赫提告訴患者，巫醫利用魔法讓蜥蜴在他體內孵化，如今這隻邪惡的動物已經離開了，男人的身體也將隨之康復。後來這男人的病就好了。

我們無法驗證竇赫提富戲劇性的說詞是眞是假，但這些效應不只會出現在易受影響的女學生或容易上當的巫毒受害者身上，任何人都可能會被影響，不過誰或是什麼會讓你不舒服，則主要取決於你的社會及文化背景，還有你相信什麼。如果被巫醫詛咒，你或許會一笑置之，但如果新聞報導說恐怖分子就在附近施放毒氣攻擊，或者一名穿著白袍的醫生說你得了癌症，命在旦夕，你會傾向於用更嚴肅的態度去看待這個威脅。

近幾年，美國及英國研究發現，如果跟參與實驗的自願者謊稱他們正暴露在強烈的電磁波環境中，或是正在吸入環境毒素，他們的身體就會出現負面的症狀[15]。二〇〇七年，美國醫生報告了一個案例，這個案例的主角是一名來自密西西比州傑克遜市的二十九歲男性[16]。他當時參加了一個抗憂鬱藥物臨床試驗，而且成效良好。然而，人在當地醫院的他，在跟女友吵架以後，過量吞服了剩下的藥物後昏倒，心跳狂飆，血壓極低。醫療人員在四小時內幫他打了六公升的點滴。後來試驗主辦單位來電，告知患者是被分配在安慰劑對照組。他的症狀在十五分鐘以內消失無蹤。

事實上，在服用藥物的時候，那些讓我們不舒服的副作用大多不是因爲藥物所引起，而是反安慰劑效應搞的鬼。在做憂鬱症、乳癌等臨床試驗時，約有四分之一的患者會表示該藥物有副作用——最常見的是疲倦、頭痛和注意力難以集中——就連服用的是安慰劑也不例外。有一份研究特別指出了這種現象。義大利研究學者追蹤了九十六名因心血管疾病而開立乙型腎上腺素阻斷劑「阿廷諾」的男性，其中一組不知道自己吃的是什麼藥，另一組則被告知服用該藥可能會導致勃起障礙。兩組參與者中，有副作用的人數比例分別爲百分之三點一及百分之三十一點二[17]。這個結果意味著，就診時，如果患者知道服用的是阿廷諾，而且醫師也明白告知此藥的副作用，將會有多達三分之一的病患可能會因此而陽痿。但只有十分之一的個案是受到藥物本身的影響，其他患者的症狀則源於預期心理。

雖然反安慰劑效應看起來有害，但從演化的角度來看卻十分合理。英國劍橋理論心理學家尼可拉斯·韓福瑞曾寫過許多跟安慰劑效應及反安慰劑效應演變有關的論述。他認爲，如果我們看到周遭的人都病懨懨的，或是有充足的理由相信自己被下毒，那麼事實上立刻開始嘔吐是一種聰明的做法[18]。如果我們眞的中毒，那麼及早的應變措施可能會救自己一命。就算是誤判，也不會對身體帶來什麼太大的危害。頭痛、暈眩跟昏迷可能都是警訊，敦促我們逃離有潛在危險的地方，以及我們或許需要醫療方面的救助。

從這樣的角度來看，由環境所觸動的反安慰劑效應是一種不應忽視的生理訊息，是心理在暗示我們有些事情不大對勁。周遭的環境越危險，我們就越容易出現上述的症狀。只要暗示夠強，任何人身上都可能出現這些症狀。這是一種自我防衛的機制，就像卡普查克所說，這就是「當你在到處都是蛇的叢林裡看見一根棍子時，你的大腦看見的會是一條蛇」。

最後，或許也是我們爲什麼能體驗正面的安慰劑效應的理由。如果威脅、焦慮跟負面暗示能夠引起疼痛跟不適的症狀，只要後續安全無虞，或者相信病況將會好轉，我們就能扭轉反安慰劑效應。我們會卸下防備，抑制疼痛等負面症狀，那麼安慰劑效應將進入從遠古至今逐漸演化的神經傳導路徑中。韓福瑞說，受到任何一種醫療照顧——無論是傳統西醫、替代療法或是假裝治療——都會促進舊腦[20]裡的迴路相信有人關愛我們，我們很安全，身體的狀況正在好轉，而且再也不需要覺得不舒服了。

卡普查克認爲，這或許就是爲什麼琳達·波南諾及其他參與他所主導的試驗的人，會在明知服用的是無效藥物的情況下，仍產生了安慰劑效應的原因。一種可能是，他們有意識地期望安慰劑能帶來正面的幫助。但卡普查克認爲原因沒這麼簡單。當琳達從安東尼·倫坡醫師手上接過那罐藥物時，「就等於把安東尼給帶回家，」他說。「不只藥物，她把安東尼的照護、關懷都帶回去了。」

有些人經歷的安慰劑效應比其他人強烈。即使同一個人，也會因爲時間點的不同而產生程度不同的安慰劑效應。上述兩個事實證明，有些人對負面症狀的忍耐力生來就比其他人高，但忍耐力的高低變動則取決於周遭的環境。如果我們認爲自己處於一個滿是蛇類的森林——就像那些面臨無所不在的塔利班威脅的阿富汗女學生，或是像琳達那樣，在照顧孩子並兼顧輪班工作的同時，還得處理棘手的離婚訴訟——身體對於疼痛等生理警訊就會變得愈加敏感。

[20] 也稱為「舊腦皮質」，掌管飲食、呼吸等生存相關原始功能，相對於舊腦的則是覆蓋其上的新腦，負責語言、邏輯、計算等複雜功能。新腦僅人類及其他高等動物擁有。

如果這樣的想法正確，我們就能指望安慰劑可以消除焦慮，根除反安慰劑效應，讓我們對負面症狀的忍耐力恢復到一般狀態。在琳達參與安慰劑試驗後，「環繞在身邊的都是關心她的人，」卡普查克說。「她的身體開通了某種能夠減緩疼痛的機制，她也不再過度聚焦於疼痛。」

貝內戴提在羅薩高原進行了一場巧妙的實驗，二〇一四年發表。實驗結果證實了一個想法：在某些情況下，安慰劑能夠消除已存在的反安慰劑效應[19]。在七十六個去過雪山實驗室的學生當中，那些曾被警告要小心因高山症而引發嚴重頭痛症狀的人，跟那些完全不知道有此風險的人相比，不但頭痛的比例更高，痛楚也更劇烈。貝內戴提發現，兩組學生的頭痛都緣於生理因素——爲了使血管擴張，體內前列腺素的濃度升高，才會引發頭痛。

此實驗結果成了反安慰劑效應的良好案例。在低氧的情況下，基於自衛機制，大腦會分泌出前列腺素，讓身體能儲存更多氧氣。對那些擔心頭痛的學生來說，體內的自衛機制增強了，焦慮使得大腦比正常狀況下更爲謹慎，因而造成防衛過度。

在兩組學生都服用阿斯匹林後，前列腺素濃度下降，頭痛症狀也消失了。最有趣的是，他們在服用僞阿斯匹林時，雖然同樣有效，但不只效果比眞的阿斯匹林差一些，而且只對那些曾經歷反安慰劑效應的人有用。貝內戴提的結論是，安慰劑只對消除因反安慰劑效應所引發的額外頭痛有用。它能緩解焦慮，讓大腦降低前列腺素分泌。

貝內戴提還不確定這樣的原則是否也適用於其他類型的安慰劑反應。如果是的話，他說，這有可能成爲「看待安慰劑的一種新角度」。類似的安慰劑效應或許沒有辦法對潛在疾病的進程帶來影響，但無論我們的身體狀況是好是壞，這些效應都提供了一種管道，讓我們能夠徹底提升生活品質，並證明沒有必要隨時都相信自己所感受到的症狀。

☆

「我會跟自己的藥丸對話，」人類學家丹·摩爾曼高興地承認。「我會說，『喂兄弟，我知道你們一定能夠幫上大忙。』[20]」他說，他的左膝蓋痛得很厲害，但透過這樣的技巧，能加強止痛劑的效果，只要一顆，就能產生效果，不用吃到第二顆。

他說，選擇服用藥物的方法，可能跟藥的外形一樣重要。雖然該領域目前的研究不多，但他跟其他專家建議，怎麼做都沒關係，只要能夠順利幫助我們爲某種治療方式——無論眞實有效或僅是安慰劑療法——附加上更特別的意義，就可能會感受到更強的療效。

換句話說，別在趕公車而腦袋一片空白時隨口吞藥，而是要建立起服藥的儀式。德國奧德河畔法蘭克福歐洲大學的心理學家及科學哲學家哈拉爾·瓦拉何[21]。建議每天服藥的時間要固定，晨浴後，在特別的房間裡，搭配禱告，或是靜默冥想[22]。或者，也可以遵照卡普查克腸躁症研究的合作對象，任職於英國赫爾大學的心理學家厄文·柯爾希的提議，採用視覺心像。怎麼做呢？盡可能明確地想像某種特定的藥物或安慰劑所具備的療效。「去想像身體有好轉。」他這麼說[23]。

或者，你可以選定治療方式後，請別人協助。相關研究並不多，但包含韓福瑞及摩爾曼等專家均認爲，相較於自我照顧，若能從他人手中獲得醫療上的協助，很有機會激起更大的安慰劑反應，因爲這樣的行爲會創造出較強的安全感，也更令人安心。「我認爲跟藥丸說話是件很棒的事，但如果我太太願意跟我一起這麼做就更好了。」摩爾曼說道。

孩子特別願意接受這種類型的安慰劑效應。每個爸媽都知道，不舒服時親親他、膝蓋磨破皮時在傷口旁畫個愛心、在起疹子的地方抹乳液，或者用一湯匙蜂蜜舒緩咳嗽等方法，都能大幅舒緩疼痛及其他不適，即使這些治療方式幾乎或完全沒有任何有效的醫療成分。

這種方法對大人似乎也有效。二〇〇八年，卡普查克發表了一份研究兩百六十二名腸躁症患者的試驗報告[24]。該試驗並無採取任何有效治療，僅提供安慰劑。其中一組患者沒有受到任何治療；第二組則由一名有禮，但冷酷、不會跟人聊天的醫師施行假的針灸療法；第三組同樣接受假的針灸療法，但是醫生很親切，不只陪伴四十五分鐘，還聆聽他們的擔憂，要他們放心。卡普查克想知道針灸本身具備多大的療效，以及醫生格外親切的態度又能有多少益處。

在沒有接受任何治療的一組中，百分之二十八的患者說他們的症狀因爲參與這場試驗而有了「適度的減輕」；接受假針灸治療的那組人症狀減輕的有百分之四十四；至於同時接受假針灸治療及醫師關懷的人症狀緩解的比例則提升到百分之六十二。目前爲止，在所有治療腸躁症的藥物測試當中，這是效果最大的一次。

對卡普查克而言，這場試驗跟其他類似的試驗一樣，都點出了我們從安慰劑研究中得知的、可能是最重要的教訓，也就是醫病關係的重要性。如果有一位富同理心的治療者能讓我們覺得被關心，而非覺得受到威脅的話，就足以激發身體產生巨變，病痛隨之緩解。這就是多年以前，當他還在開針灸診所時所發生的情況。患者因爲與他之間的互動，在尚未接受任何治療以前症狀便有所緩解。

然而，礙於經費與看病時間的限制，以及過度強調藥物及實際治療等做法，使得西醫越來越沒有機會與患者互動。醫師可能只有不到十分鐘能跟患者相處，與其花時間跟患者聊聊，讓他放心，還不如一份雙方都同意的處方箋。卡普查克譴責這樣的做法，然而諷刺的是，醫師的態度會有今天的轉變，乃起源於一九五〇年代出現的安慰劑對照試驗。「在那之前，醫師都知道關懷病人很重要，他們的態度足以讓患者好轉。」他說。如今，醫學界在乎的只剩下數據跟藥物。

無疑地，當代醫界將重心放在生理數據及客觀測量資料的做法使得醫學突飛猛進。但卡普查克卻認為，這同時也讓醫界過度執著在分子結構及生化途徑上，而不去考量實際的感受。「人們會注意安慰劑效應的原因，是因為發現其中牽涉了幾種神經傳導物質，以及因為我的團隊與其他許多團隊都透過神經影像技術而有重大的發現，」他說。「至於患者的體驗則絲毫不重要。」

替代療法填補了這個空隙。類似順勢醫學及靈氣療法等治療方式不但缺乏有效的要素，也禁不起嚴謹的臨床試驗。這些治療方法都根基於一些從科學角度看起來相當荒謬的原理——幾乎能夠斷言治療師所謂的療效根本就不存在。但藉由熟練的長時間問診及對患者的同理心，這些療法得以將安慰劑效應最大化。因此，這些療法或許真的能舒緩患者的病症，特別是針對那些傳統醫療不太能醫治的慢性疾病。

因此，縱使醫學界仍不風行開立誠實安慰劑給患者服用，卡普查克仍希望他的研究能夠引起更多討論，讓更多人思考讓西醫師恢復早年的治療者身分的重要性。如此一來，我們不只能得到醫師的照護，還能獲得經科學驗證確實有效的治療，而非只能擇一，無法同時獲得兩種好處。我們得自問，「要怎麼做，才能讓藥物更具療效，並且降低副作用。」他說。

顯然醫師用來告知藥物療效及其副作用的字句也會影響患者的反應（我們會在第七章談用字遣詞的重要性）。醫師個人的預期心理也會透過更隱晦的方式傳達給患者。在一九八五年的一次經典實驗中，醫師腦海裡想到要開立止痛藥還是安慰劑的思維，就能大大改變患者的疼痛程度——即使他們對患者所說的話並沒有任何的改變[25]。

諸如此類間接的安慰劑效應——無關患者，而是根基於照護者的信念及態度——是為什麼我們會在孩子身上看到安慰劑效應的另一個原因（即使是動物也不例外）[26]。在第一章所提及的山德勒的腸促胰激素研究中，父母正面的預期心理有可能影響自身的行為，因而使得孩子的症狀實際好轉。諸如預防牙疼的琥珀項鍊之類的替代治療方式或許是因為能安撫父母的焦慮，進而使得寶寶的症狀隨之緩解。

二〇一二年，卡普查克透過出現的速度快到患者都還來不及注意的臉部照片，同時誘發安慰劑及反安慰劑效應[27]——也證實了疼痛等症狀的感受很容易受到潛意識暗示影響。「字句、凝視、沉默、肢體語言，全部都很重要。」卡普查克說。雖然醫學界通常都忽略照護患者的層面，但他認為當今的安慰劑研究會協助引發醫界探討醫師的角色定位。

卡普查克說話很有說服力，但在我聽到出神之前，他提醒我有很多事情是正向期待做不到的。「你沒辦法改變潛在的病理機制，」他說。「我在所有的研究裡都沒有看到這件事情發生。」我想，他強調這些限制的做法是對的。自我感覺良好不代表一切，我們也想要好好活著，而對許多症狀，諸如過敏、感染、自體免疫疾病或癌症來說，潛在的病理機制至關重要。

在以上的案例中，僅僅主觀影響患者對症狀的感受是不夠的。因此我決定遠赴德國，當地的實驗人員正在利用心靈的力量滲透身體的前線戰區，與疾病作戰。

第三章　巴夫洛夫的力量

如何訓練免疫系統

卡爾海因茲．威爾伯斯打開一個小塑膠盒，從裡面拿出四條鋁箔包裝的藥物，睦體康、普樂可復……等，他每天都會看到這些藥名，而如今他的生命就靠這些藥物維持。今天還得多吃一顆，這顆白白胖胖的膠囊聞起來有點魚腥味。吞藥之前，他啓動CD隨身聽，播放一首強尼．凱許[21]所唱的〈救救我〉，然後灌下一杯有濃濃薰衣草香的亮綠色液體。

來自北德埃森市的卡爾海因茲是一名退休的精神科醫師。戴著金框眼鏡的他眞誠而具學術風範，渾身散發一種近乎憂傷的安靜氛圍。他的腎臟在十六年前衰竭了，他說，雖然原因不明，但通常都是跟糖尿病及高血壓有關。此後，他成爲了八萬名需要仰賴血液透析機洗腎的患者之一。所謂的洗腎，指的就是患者定期將血液透過一條迴路管輸入一台機器，過濾廢物後，再回到患者

[21] Johnny Cash，創作歌手、演員、作家，公認為二十世紀最具影響力的音樂家之一。曲風多元，曾數度獲頒葛萊美獎。妻子過世後四個月，因糖尿病併發症過世。

體內。

從前，他一星期要洗腎四到五次，每次都得耗上九個小時。卡爾海因茲很幸運，因爲他可以晚上在家裡洗腎。「但你會變得整晚都不能睡，」他說。「警示音一響。就得檢查機器，更換透析液。手上會插著兩個很大的針頭。」他讓我看前臂的大疤痕。夜復一夜，那些針頭就插在那裡，插在他的身體上。

他依然活著，也能遛狗跟畫畫，但仰賴血液透析機的他無法遠行。他原本希望退休後可以跟妻女共享天倫之樂，但活那麼久的機會很渺茫。開始洗腎後，患者的平均預期壽命大概只剩五年。

卡爾海因茲辦到了，他靠洗腎多活了十二年。因此，在他終於有機會進行腎臟移植時，即使害怕，仍說出了「我願意」。「在那之後，我的人生變得截然不同，」他說。「變得很自由，要去哪兒都方便。」他告訴我，腎臟移植後的四年之間，他跟太太一起去英國湖區找女兒，還在洗腎時絕對不可能辦到。他們還搭飛機到紐約兩次，而且計畫要到英國南部一遊。

但他付出了沉重的代價。雖然不再受血液透析機束縛，但爲了讓身體不對外來的器官產生排斥，餘生天天都得服用強效的藥物抑制免疫系統。這些藥物使得他有可能會因感染而致死，而且讓他時時刻刻都活在癌症的威脅之下[1]。副作用也影響了他的神經系統，腳掌會有一種灼燒般的疼痛感。而這些藥物的毒性也威脅他的腎臟。劑量太低，身體會產生排斥作用；劑量太高，藥物本身的毒性可能會導致器官衰竭。

〈救救我〉是卡爾海因茲最愛聽的歌曲之一。會選擇聽這首歌，是因爲能讓他的心靈平穩、沉靜。聽著歌詞的同時，他就著薰衣草飲料吞下大顆的膠囊。他知道，這顆膠囊其實並沒有任何療效，會服用這種藥物，是因爲參與了一場前所未見的試驗，想藉此測試是否有辦法不需要仰賴藥物，憑這個儀式：飲料、藥丸、音樂，就能抑制身體對移植器官的排斥反應。

到目前爲止，我們所看到的安慰劑效用都是根基於有意識的信念或期許。你認爲某顆藥丸或某一針具備某種療效，它便有了療效。雖然這類的僞治療能夠讓身體產生生理上的改變，但大多只能影響主觀症狀，例如疼痛。它們可以影響感覺，但無法影響潛在的疾病。但是卡爾海因茲希望他的心靈能夠激發另一種機制，影響包含免疫系統在內的基礎生理功能。

支持者認爲，這種現象有機會幫助卡爾海因茲這種曾進行過器官移植的患者大幅減輕藥量，也可能讓他免於受過敏、免疫系統失調，或癌症所苦。但這種做法與主流醫學相去甚遠，多數免疫學家幾乎不知道這種做法的存在。

☆

想像你從一盤水果裡拿出一顆飽滿的黃檸檬，檸檬表皮光滑、布滿氣孔。現在，把那顆檸檬放在盤子上，切成四等分。檸檬汁液從刀鋒滴到你的手指上，氣味撲鼻而來：又酸又刺鼻。你拿起一片檸檬，注意到果肉濕潤而明亮，幾百顆飽滿多汁的果粒明晃耀眼。接著你咬了一口，吸吮湧上舌頭的酸溜溜的汁液。

閱讀上面那段文字時，你的嘴巴有嘛起來嗎？你的唾腺是否受到強烈的刺激，準備好讓舌頭面對那即將來臨的酸楚？如果有，表示你以前一定吃過檸檬，而且你的身體也學會了合適的反應。但重點來了，你再也不需要實際品嚐檸檬才能夠體會到這些改變。無須實際去嚐，你的身體只因爲看到、聞到，或只是想到檸檬，就自發性地出現了這些反應。

這種學習方式，也就是藉由心理暗示引發生理反應的情形，稱爲制約作用。這個著名的理論是由俄國生理學家伊凡·巴夫洛夫於一八九〇年代所發現。當時，巴夫洛夫在研究要拿食物給狗群吃時，牠們會開始分泌口水。接著，他注意到只要一進入房間，無論手上有沒有拿著食物，狗群都會分泌口水。狗群已經學會將他的出現跟被餵食連結在一起。一段時間以後，牠們看到他的反應就跟看到肉片一樣。

巴夫洛夫表明他能夠訓練狗將晚餐跟任何刺激產生連結，例如電擊、燈光或是鈴聲。一旦連結產生以後，信號本身就足以讓狗群流下口水。這是一個絕佳的案例，證明身體不會只依照生理狀況與改變去應對，例如一定要等舌頭碰到檸檬汁才會有反應。身體會透過心理暗示搶先一步備戰。

類似的預期反應，會在重要的生理事件（例如吃飯或性交）發生前，先幫我們做好準備。你的肚子會在察覺到訊號，也許是時鐘，或是廣播節目中的新聞提要時咕咕嚕叫，提醒你午餐時間到了。你會因爲聞到愛人的香味，或是聽見他們的聲音而感到興奮（心理學家曾利用槍枝或零錢罐等中性圖片，簡單搭配情色影片，形塑成心理制約，讓志願者看見那些中性圖片就會產生性慾）。而記憶中母親曾哼唱的那首安眠曲總能減緩你的心跳速度，讓你平靜下來。

其他的制約反應則是爲了要保護我們而形成的，它們能夠協助我們逃離險境，或是避開危險。如果有人小時候被狗咬了，長大以後，有可能看見狗，就足以讓他因恐懼而心跳加速（這是許多恐懼症的基本模式）。如果我們吃下一種食物，而那種食物讓我們腸胃不舒服的話，光是想到或嗅到那種食物也可能讓我們再度感受到不適。一些案例中，會讓我們連結到「不舒服」的特定場所，都能讓我們覺得不適，這就是為什麼許多做化療的人才剛踏進醫院，療程都還沒開始，就覺得不舒服了。

這些事情眾所周知。巴夫洛夫對這些流口水的狗所做的實驗舉世聞名，但多數科學家不知道（遑論一般人）的是，制約作用也能觸發安慰劑反應。假使吞下一顆具有療效的藥物後，我們學會將那顆藥物跟特定的生理變化產生連結，那麼在後續服用長得一模一樣的安慰劑時，也能感受到同樣的變化。這是一種自發性的身體反應，無論知不知道那是顆假藥丸都會發生。這種反應是藉由可以感知的心理暗示所產生的，也就是說，假使我們是在麻醉或不知情的狀況下攝取該藥物，這種效果就不會出現。

源於生理制約的安慰劑反應，通常都會隨著源於有意識的期待生理反應出現。例如，貝內戴提曾提到，在他的所有試驗當中，依據當下的情況，受測試者對僞止痛藥產生反應的比例千差萬別，從百分之〇到百分之百都有可能。但如果先幫受測者注射一連串外形相同的實際藥物，隨後對安慰劑產生反應的人數比例便會明確驟增至百分之九十五到一百。「幾乎能夠斷定所有的患者都會產生安慰劑反應。」他說。縱使他們知道那一針並無療效也不例外[2]。

類似的安慰劑反應可以應用在醫學中嗎？在第一章中，我們聽到了北卡羅來納州的小兒科醫師亞德里安·山德勒如何測試腸促胰激素對自閉症的療效，並發現療效並不優於安慰劑，但他仍對兩組孩子病況大幅好轉感到震驚。他無法把這樣的發現拋在腦後，任何在實驗中使用的藥物，哪怕只具備跟安慰劑相同的療效，都忽然一躍而成有效的藥物。然而，因爲這種治療方式涉及心靈而非藥理，因此便遭到忽視。山德勒開始在閒暇的時間閱讀與安慰劑有關的資料，並且思考要如何在不欺騙患者的情況下使用。

在每天的診療過程中，他最常接觸到的是注意力缺失過動症（簡稱過動症）。病如其名，這些孩子有注意力不集中、過動、易衝動等症狀。他們會不停地說話，坐立難安、缺乏耐性，在學校無法專注。藥物能夠幫助他們控制症狀，但仍會帶來問題，例如夜間藥效消失後的暴怒、體重減輕以及發育不良等。「院內的工作變成尋找平衡點，」他說。「我們試著尋找一個恰當的劑量，在不帶來過多副作用的同時也提供足夠的療效[3]。」

山德勒思考著，安慰劑是否有辦法幫助這些孩子減輕藥物劑量的同時也控制自身的症狀。他決定把安慰劑作爲療程的一部分，並且誠實以告，希望能同時利用預期心理及制約作用的力量。有七十名六歲到十二歲的患者完成長達兩個月的試驗。

這些孩子被隨機分成三組。其中一組接受制約療程。第一個月，除了一般藥物以外，還得吞下一顆易於區別的綠白相間膠囊。他們知道那顆膠囊並無療效，但山德勒希望他們能夠學會將那顆膠囊與實際藥物所帶來的生理反應產生連結。第二個月，他們服用的一般藥物只剩下一半的劑量，但仍繼續服用安慰劑膠囊。

山德勒將這些患者與另外兩組皆未受到制約的對照組患者相比，其中一組第一個月會吃下正常劑量的藥物，第二個月則減半，就跟制約組一樣。最後一組的藥物劑量則從頭到尾都維持正常。

山德勒在二〇一〇年發表了他的研究結果。一如預期，在那組減半劑量的對照組中，到了第二個月以後，孩子們的症狀變得嚴重許多，制約組的情況卻維持平穩，就跟劑量正常的患者們一樣。事實上，有證據證明制約組的孩子狀況甚至更好，相較於正常劑量組的孩子，他們面臨的副作用也更少[4]。

這是第一個也是最後一個將誠實安慰劑拿給孩童的試驗。山德勒說，家長跟病童都欣然接受這個想法，超過半數的人在研究結束以後仍想繼續服用安慰劑。「這是我吃過最棒的藥。」一個孩子事後跟他說。「我猜想，安慰劑矇騙了腦袋，讓腦袋相信它有效。」山德勒的研究只是初步，而且規模很小，但結合貝內戴提的發現，顯示出醫師可以在無須欺騙患者的情況下，利用簡單的制約程序增強安慰劑的療效。

對我而言，這個發現令人振奮。透過心理預期及制約作用，符合道德規範的安慰劑將可能幫助世界各地數以百萬計有疼痛、憂鬱症狀，以及罹患帕金森氏症和過動症的患者減輕藥物劑量。

然而，制約反應裡還有一些東西能夠開啓一扇充滿可能性的窗。不只有這些透過一般安慰劑效應就能改變的主觀症狀（如過動症裡的注意力分散）能夠讓身體下意識裡產生連結，這些制約也能影響免疫系統，並提供一條路徑，讓心靈能夠成爲身體對抗病魔的武器。換句話說，心靈不單只能讓我們覺得比較舒服、表現比較好而已。透過制約的方式，心靈或許能夠帶來攸關生死的改變。

直到幾十年以前，科學家都還否認這樣的可能性。後來，他們因爲兩個意外的發現，以及一個名爲梅瑞特的勇敢少女的緣故，而被迫重新去思考自己的想法。

☆

一九七五年，一名紐約羅徹斯特大學的心理學家包柏·艾德正在研究味覺嫌惡的現象。所謂的味覺嫌惡，指的就是某種食物曾讓我們身體不適，現在看見它就會作嘔的現象。他想知道這種大腦已經產生的連結能維持多久，因此他準備了一組老鼠，用加了糖精的甜味水餵食幾次。平時，這比較像是在犒賞牠們，但在這個實驗中，他還在水裡注入一種會讓動物不舒服的東西。不久以後，艾德給這些老鼠單純的甜味水。一如預期，甜甜的味道已經跟不適感產生連結，牠們拒絕食用。

艾德用滴管強制餵食，想試看看要花多久的時間才能讓牠們忘卻負面的連結。依照常理，這是個相當普通的實驗，但實際發生在老鼠身上的事情卻有如巫術一般。實驗的階段，艾德只給牠們喝沒有任何藥物的甜味水，牠們卻仍舊覺得不適。最後都死了[5]。

爲了找出是什麼東西殺死牠們，艾德更仔細地檢視了最早餵食給老鼠並讓牠們覺得不舒服的化學物。那是一種名爲環磷醯胺的藥物，除了會引發胃部疼痛之外，也能抑制免疫系統的功能。艾德在實驗中使用的劑量遠遠低於致死量，因此他下了一個極端的結論。在他制約這些老鼠的時候，牠們不只學習到不適，甜味水帶來的額外「劑量」也抑制了免疫系統的功能，讓牠們因致命性的感染而喪命。這個發現很驚人，顯示出制約作用能夠引發的身體反應遠遠不只唾液分泌、心跳速度以及血流量，就連免疫系統都難逃魔掌。

當時，這樣的論點在免疫學界等同於僞科學。「學界認爲免疫系統及神經系統是完全獨立的，」德國埃森大學醫學心理學家曼弗雷德．蕭洛斯基說[6]。「免疫學家認爲艾德的發現眞是瘋話連篇。」生物學家相信免疫系統乃獨立運作，無須大腦的協助，即可針對侵入或傷害進行反應。艾德在二〇一一年過世，根據他女兒黛博拉的說法，由於從來沒有人教過他這些教條式的思維，因此他是以一名心理學家而非免疫學家的身分貢獻了自己的見解。「我以前眞的不知道，」他這麼說。「我以前不知道原來免疫系統不應該跟大腦之間有連結[7]。」

因此，即使艾德有驚人的發現，學界一開始並沒有辦法接受。主要的問題在於，一九七〇年代，他沒辦法解釋爲什麼可以制約免疫系統。他面對的是一整個世代不相信大腦能跟免疫系統溝通的免疫學家，除非兩者之間有實際的連結能直接證明他的論點，否則他們並沒打算改變自己的想法。

幾年以後，他們有了證據。任職於印第安那大學醫學院的神經科學家大衛．費爾頓，爲了追蹤不同的神經如何在體內運行，透過一台高倍顯微鏡察看解剖過的老鼠的身體組織。他特別對操控諸如心跳、血壓及消化的自律神經系統網絡感興趣。我們的神經可以區分爲包含大腦及脊髓的中樞神經系統，以及貫穿全身的周邊神經系統。周邊神經系統可以進一步再細分爲二，一個是負責在有意識的情況下處理外界訊息的體神經系統——它會將我們的指示送往肌肉，讓我們得以四處移動，並將諸如溫暖或疼痛等感覺傳遞回大腦。另一個則是自律神經系統，掌控了我們通常認爲下意識自行運作的生理系統。

當費爾頓追蹤自律神經系統的不同細部時，一如原先的預期，他看到了神經連接到老鼠的血管。但他接著看見了某個看似完全錯位的景象，神經直接進入諸如脾臟及胸腺（身體裡的白血球就是在這裡發育及儲存）等免疫器官的核心部位。一如他後來告訴美國公共廣播協會的記者：「我們看見那裡到處都是神經纖維，恰好就坐落在免疫系統的細胞中間[8]。」

他一而再、再而三地檢查，確認組織切片的位置正確無誤。「我幾乎什麼也不敢說，我很擔心漏看了什麼，擔心我們看起來會像一群蠢蛋。」但他們仍免不了必須承認事實：神經就直接連接到免疫系統的細胞上。這個不容質疑的證據證明免疫系統與大腦之間密切相連。

費爾頓回憶自己一九八一年發表研究成果時所受到的訕笑[9]。但他也受到了鼓舞。鼓舞他的人叫做喬納斯．沙克，是一名偉大的美國病毒學家，一九五〇年代研發出能根除小兒麻痺的疫苗。沙克所說的話令費爾頓十分感動，因此將這段話背了起來：「這個研究領域說不定會成為醫學界最偉大的生物研究領域之一，」沙克說。「你會遇到一些反對你的人，繼續逆流而上吧[10]。」

費爾頓開始跟艾德及其同事尼可拉斯．柯恩合作，並在不久之後到羅徹斯特大學加入他們的行列。如今，社會大眾普遍認為這三名研究學者是一門叫做「心理神經免疫學」的研究領域創始人。他們相信，為了保護我們、遠離疾病的威脅，大腦跟神經系統會攜手合作。

費爾頓的團隊繼續往前邁進，並發現一個複雜的網絡。除了關係密切的神經連結外，他們還在免疫細胞的表面發現神經傳導物質——由大腦製造出來的訊息分子——的受體，也發現了能夠跟那些細胞對話的新型神經傳導物質。他們還發現溝通的管道是雙向的，諸如壓力等心理因素能夠引起大腦分泌出會影響免疫反應的神經傳導物質，而由免疫系統所分泌的化學物質也會反過來影響大腦，例如會引發困倦、感冒以及沮喪等症狀，讓我們生病時能乖乖地躺在床上。

另一方面，艾德也繼續研究免疫反應的制約作用。巴夫洛夫的制約理論已經融入了大眾文化之中，但其所呈現出來的面貌，通常都是當權者用來對大眾施行洗腦的不正當手段。在阿道斯·赫胥黎於一九三二年出版的《美麗新世界》中，當局利用尖銳的噪音跟輕微的電擊對那些注定未來要在工廠工作的幼兒實行制約，讓他們因而會迴避書本跟花朵；而在安東尼·伯吉斯於一九六二年出版的《發條橘子》裡，主人翁先被餵食一種會讓他產生噁心感的藥物，接著被迫觀看有暴力行爲的影片。艾德想知道我們是否有辦法利用制約作用對抗疾病。

☆

性格開朗的梅瑞特·弗萊斯是來自明尼蘇達州明尼亞波利市的高中生，有一頭又蓬又鬈的深色頭髮，以及一張蒼白的圓臉。她喜歡吹奏的樂器是小號。

一九八三年，當她十一歲時，被診斷出罹患紅斑性狼瘡。這是一種致命的自體免疫疾病，會讓免疫系統誤判，攻擊自身的細胞。有些自體免疫疾病會攻擊特定的器官或細胞類型，例如，類風濕性關節炎會侵蝕關節，糖尿病則會殺害胰臟製造胰島素的細胞。可是一旦罹患紅斑性狼瘡，等同免疫系統跟全身開戰，包括關節、皮膚，在更嚴重的案例中，甚至連心臟、腎臟、肺臟及大腦都無一倖免。

醫生最早使用類固醇治療梅瑞特的疾病，藉此抑制失控的免疫系統。她恨透了服用類固醇。她抱怨說，服用類固醇會讓她的臉看起來就像「吞下一艘飛行船」[11]，也導致她的頭髮開始脫落。早上起床時，她會看到枕頭上到處都是頭髮。接著，吃早餐的時候，會有更多的頭髮掉進食物裡。

雖然已採用藥物治療，梅瑞特的症狀在接下來兩年內迅速惡化。一開始，她還能夠吹小號（在違反醫囑的情況下）。但後來，不但腎臟功能受損，還罹患癲癇、高血壓跟短期的肺炎。她的免疫系統也摧毀了血液中重要的凝血因子，使得她多次嚴重出血。她的症狀嚴重到醫生考慮要幫她切除子宮，因爲他們擔心如果一旦開始有月經，可能會因爲失血過多而死。後來，在一九八五年九月，她的心臟開始衰竭。

由於梅瑞特命在旦夕，治療她的醫師們別無選擇，便決定使用效力更爲強大的免疫抑制劑。這種藥名爲治多善，和艾德在老鼠實驗裡用的藥物一樣。當時，對人類來說，還屬於實驗型藥物，而且含有強烈的毒性。副作用一大串，包含嘔吐、胃痛、嚴重瘀青、流血、傷腎、傷肝，還可能引發嚴重感染與癌症。治多善是罹患紅斑性狼瘡的梅瑞特活下來的唯一希望，但它的危險程度卻不亞於紅斑性狼瘡。

在俄亥俄州的凱斯西儲大學擔任小兒科醫師的凱倫．歐拿斯是當時照顧梅瑞特的醫生之一。她會透過生理回饋療法及催眠幫助這名少女適應她的病症所引起的壓力與疼痛。她很喜歡梅瑞特，掙扎著不願承認她的患者可能沒有辦法撐過這一次的危機。後來，身爲心理學家的梅瑞特的母親拿了一份艾德於一九八二年發表的研究給她看[12]。

在這場最新的研究中，老鼠罹患了齧齒類的紅斑性狼瘡，但可以透過治多善治療。就跟最早的實驗一樣，艾德訓練了一批會將治多善跟糖精溶液連結起來的老鼠。接著，他不停餵食牠們甜味水，以及劑量減半的治多善。和同樣接受減半劑量藥物、卻沒有受到制約的老鼠相比，牠們的症狀減輕了，壽命也比較長，就跟那些攝取完整劑量的老鼠一樣。梅瑞特的母親問歐拿斯類似的事情有沒有可能會發生在她的女兒身上，他們是否有辦法訓練她的免疫系統對較低的藥物劑量產生反應，使她得以免於承受嚴重的副作用之苦。

歐拿斯聯絡了艾德，他同意協助設計一套適用於梅瑞特的制約療程。另一方面，醫院的倫理委員會召開了緊急會議討論她的病情。委員會提到，沒有任何跟成人或孩童有關的資料能夠證實這樣的試驗是否安全或有效。他們通常會以此爲由立刻否決，但由於使用高劑量的治多善對梅瑞特而言會帶來極大的危險，因此即使艾德的治療方法從未應用到人類身上，委員會仍做出一個破天荒的決定。他們同意了。

在規劃梅瑞特的制約療程時，歐拿斯主要的挑戰是要決定用什麼刺激物去跟治多善配對。糖精雖然對老鼠有效，但那是因爲牠們從未嚐過甜食，但對人類來說這樣的味道卻太過熟悉，因此效用不佳。歐拿斯問梅瑞特是否喜歡任何特殊的氣味，例如游泳池或燉肉，這位少女回答，但這些氣味無法裝瓶。爲了讓梅瑞特更清楚而順利地將刺激物與藥品連結，艾德告訴歐拿斯這個東西越特別越好，並建議她可以選擇某種難忘、強烈，而且是梅瑞特之前所不知道的味道。

歐拿斯四處找人給建議，並嘗試了醋、苦薄荷止咳糖漿、尤加利碎木片和幾種利口酒，最後終於選定了魚肝油。她還爲這種有魚腥味的藥物搭配了刺鼻的玫瑰香水，以期增加成功機率，希望能順利讓梅瑞特的嗅覺跟味蕾都記下這種味道。

在獲得倫理委員會的許可後，梅瑞特的療程在隔天一大早展開。醫師在梅瑞特的右腳接上靜脈注射管。在治多善流進梅瑞特體內的同時，她的母親餵她吃了三小口的魚肝油。這位少女皺起了臉。「這味道讓我想吐[13]。」歐拿斯打開玫瑰香水，讓香水的氣味飄蕩在房間之中。

歐拿斯反覆進行這種古怪的儀式——治多善、魚肝油跟玫瑰——每個月一次，連續三個月。在那之後，梅瑞特雖然每個月都還是得吃魚肝油、聞玫瑰香，但藥物卻改成每三個月注射一次。到那年年底時，應該要注射十二次治多善的她只注射了六次。

她的症狀變得穩定，後來更開始好轉[14]。她越來越不需要住院，血壓也恢復正常標準，凝血分子也重新出現在她的血液之中。一如醫師的期盼，身體的反應很好，只需要注射少量的治多善就夠了。梅瑞特仍患有紅斑性狼瘡，但因爲症狀都在可以控制的範圍之內，服用的藥量恢復到早先較少的標準。十五個月過後，她不再需要喝魚肝油了，但仍會持續想像玫瑰的香味，也相信單靠這樣的想像——一如想到檸檬就會讓我們分泌唾液一樣——就足以安撫她的免疫系統。高中畢業後，她上了大學——不只開了一輛跑車，還在大學的樂團裡吹奏小號。

單憑這個案例，很難斷言是歐拿斯成功制約了梅瑞特的免疫系統，或是她的病情就是沒來由地好轉了。但在一九九六年，艾德在十名罹患多發性硬化症的患者身上測試了類似的方法[15]。他將免疫抑制劑治多善與大茴香風味糖漿的味道連結起來。後來，提供安慰劑藥丸及糖漿給患者時，有八名患者出現了免疫系統遭到抑制的反應，近似於正常藥物會產生的效用。雖然只是一場小型的試驗，卻進一步表示梅瑞特身上的制約作用眞的有效。

很不幸地，她沒有辦法活著看到這一切。根據歐拿斯的說法，由於藥物副作用的影響，梅瑞特的心臟終究還是衰竭了[16]。她在一九九五年的情人節這天，二十二歲時去世。

☆

我坐在一間供應咖啡的休息室裡，這裡是德國埃森大學醫院的醫學心理學部門。身旁有兩名年輕的研究學者：尤莉亞．基爾蕭夫和凡妮莎．納斯。我們不是來這裡喝咖啡的，基爾蕭夫從冰箱裡拿出一個塑膠壺，撕開頂端的一層薄膜，裡面裝著一種藍綠色的液體，亮到幾乎就像在發光。她倒出三杯，我們高舉後乾杯。「妳的牙齒跟嘴巴會因此染得綠綠的，」納斯警告我。「但顏色不久就會褪掉。」

基爾蕭夫喝下她那杯飲料後皺著眉頭。「曼弗雷德會說不夠濃。」她說。我心想，對我來說看起來已經夠濃啦，隨即輕啜一口。眼前看見一片綠，但隨即感到一陣紫色衝鼻而來，是濃濃的薰衣草味。除此之外，這杯飲料又濃又甜，也有點苦，像在喝沐浴油。我雙唇緊閉、腸胃翻攪，大腦不知該如何看待這種體驗。濃烈的色彩加上味道及氣味帶來的迷亂，幾乎感覺到自己的神經元在一陣混亂中發射出各種訊息。

這是歐拿斯的魚肝油混搭玫瑰香的更新版，草莓奶昔加綠色食用色素以及一大匙薰衣草精油。這種飲料的發明者是醫學心理學家曼弗雷德．蕭洛斯基，他正在追隨艾德的腳步，進行這些奇特的實驗。

喝完飲料以後，我向他的辦公室走去，心裡期望自己的牙齒不是綠的，不然就太尷尬了。辦公室裡光線明亮、空間寬敞，擺了幾張紅色皮椅和一張黑色方形咖啡桌，牆上還懸掛了一排他太太畫的幾何藝術作品。蕭洛斯基親切地請我入座，接著坐在我的正對面。他又瘦又高，頭髮蓬鬆，蓄著八字鬍。當他的同事進門警告我們，說由於附近建築工地挖出一顆二戰遺留下來的未爆彈，因此院內部分區域已經疏散時，蕭洛斯基無動於衷。「八成是你們英國人留下來的！」他開心地對我說。

過去十五年來，蕭洛斯基都在努力將艾德所發現的制約免疫反應方式從一則奇聞軼事轉變成有科學根據的療法。一開始的做法相當引人注目：他在一群老鼠的腹腔裡植入第二顆心臟。「聽起來很複雜，但其實是非常基本的實驗程序。」他向我擔保。在那些接受移植但沒有注射任何藥物的老鼠身體裡，這顆額外的心臟平均存活了十天，直到宿主的身體產生排斥反應為止。而在那些有注射免疫抑制劑的老鼠身體裡，這顆移植過來的心臟多存活了三天。

接著，在移植心臟進入第三組老鼠的體內之前，蕭洛斯基透過制約的方式，讓藥物跟一種甜味產生連結。移植手術完成後，這些老鼠只有攝取甜味水，沒有任何藥物。在這組老鼠的身體中，這顆心臟平均存活了十三天，就跟施以藥物的那些老鼠一樣[17]。不可思議的是，蕭洛斯基居然不須仰賴藥物，只靠駕馭老鼠的心靈，就能延緩身體對移植的心臟產生排斥。

在當時，「根本沒有人相信我們。」他說。但在那之後，他又在一連串的其他研究中做出相同的結果。他證明如果透過手術的方式切除那條連接至脾臟的神經（也就是費爾頓發現的那條），這種效果就會被阻斷。也證明了透過結合制約療程及少量的免疫抑制劑，就有機會增強其效果。若單靠這些少量的藥物，完全無法延緩移植心臟存於體內的時間。但若搭配制約作用，存活時間就會大幅增加。在一場研究當中，有百分之二十的動物在數月間都保有第二顆心臟，直到蕭洛斯基結束該場試驗為止都相同[18]。甜味加上少量的藥物，能夠產生比一般劑量的藥物更好的移植器官保護效果。

爲了在人體進行試驗，蕭洛斯基發明這種會令人眼花撩亂的綠色飲料。在以健康的自願者進行試驗時，蕭洛斯基證明了制約作用的確也能抑制人類的免疫系統，而且如果搭配少量的藥物，效果可以維持一段很長的時間；也就是，大腦習得的連結不會消失。而後，在以六十二名罹患居家型塵蟎過敏症患者所進行的試驗中，他訓練了患者將綠色飲料與抗組織胺藥物得樂瑞塔定產生連結[19]。

一群接受假制約作用（他們以爲自己已經被制約了，但事實上並沒有）的患者說，他們的過敏症狀有緩解。而在幫他們施行皮膚點刺測試後，隨之形成的紅色蕁麻疹也比較小。明白的期望，也就是一種直接了當的安慰劑效應，舒緩了症狀。不過蕭洛斯基測量身體內部的免疫反應，發現與先前並無不同，只有在額外加上制約作用以後，免疫細胞才會一併受到抑制[20]。

那麼，蕭洛斯基有辦法在人體重現先前幫老鼠進行器官移植時的同樣結果嗎？「這個問題很難回答。」他說。

☆

爲了找出答案，他與埃森大學醫院腎臟科醫師奧利佛・威茲克合作。威茲克說，對腎臟移植的患者而言，宿主體內免疫系統產生排斥現象是個大問題。在十個移植腎臟的人裡，大約會有一個人的腎臟在第一年就報廢；半數的患者會死亡；另外一半的人則得回去洗腎[21]。「你得大幅抑制住免疫系統才能讓移植物存活下來。」他說[22]。他跟威爾伯斯面對的問題一樣，永遠都在尋找平衡點，也就是藥物的劑量要高到能防止排斥現象，但毒性又不能過強，免得反而失去他想拯救的腎臟。

威茲克說，蕭洛斯基的研究打動了他，因為從經驗中了解，心理因素會影響移植器官的穩定度。「免疫系統跟大腦之間很容易互相影響，」他說。「我在自己待的醫院裡看到，如果病人出現心理危機的話，身體就會開始排斥移植器官。」

他說，這種風險特別容易出現在年輕的患者身上，因為他們的生活通常充滿各種變化。舉例來說，如果和情人分手，或者因為自身的疾病而丟了工作，心理狀態可能隨之低落。「如果情緒不穩定，就有可能失去移植器官。」一部分或許是因為如果患者有壓力或心情沮喪的話，就不會按時吃藥。「但我敢以醫生的身分說，在我的患者裡面，有很多人不管怎麼樣都一定會乖乖吃藥。」

威茲克意識到，制約作用或許是一種能夠大幅減輕藥物劑量，同時也能抑制免疫系統的方法。透過制約作用，可以挽救病人免於某些最危險的副作用的侵擾，特別是會對腎臟造成傷害的毒素。他跟蕭洛斯基聯手擬定一種方法，在器官移植的患者身上測試這個想法。首先，讓患者完全不服藥的做法太危險，因此設計出一場先導性研究，看看綠色飲料抑制免疫系統的能力是否比患者一般接受的藥物療程好。

卡爾海因茲即是參加先導研究的患者之一。每天早晚，連續三天，除了平時要吃的藥物之外，還得喝下一杯薰衣草綠的混合飲品。研究的第二階段，要做的事情也一樣，只不過每天要多喝兩次飲料，同時搭配一顆安慰劑藥丸。為了盡可能加強藥物與飲料之間的連結，蕭洛斯基要自願者每次喝飲料配藥時周遭環境、地點都得相同，也得聆聽同樣的音樂。卡爾海因茲一開始嘗試了尚・米歐爾・雅爾[22]那首緩緩起伏的人工合成樂曲〈氧氣〉，後來才固定使用強尼・凱許那首能觸動心靈的歌。

參與實驗的三位患者，包含卡爾海因茲在內，都因爲這兩杯多喝的綠色飲料而使自身的免疫系統得以受到抑制。據蕭洛斯基檢測，所有免疫細胞的數量都減少百分之二十到四十（除了藥物本身的效果以外）。單憑這場實驗，還不足以證實這樣的療程百分之百有效，但已燃起了希望。在我寫作這篇文章的同時，蕭洛斯基跟威茲克已經展開更大型的試驗，參與的患者約爲五十人。如果成功的話，接下來就會在患者減少藥物攝取量的同時測試制約作用的效果。

原則上，蕭洛斯基相信這種技巧也能幫助其他種器官移植患者，以及諸如紅斑性狼瘡和多發性硬化症等自體免疫疾病的患者減少藥物攝取量。在一九八〇及一九九〇年代，研究學者在阿拉巴馬大學舉行了一系列試驗，他們訓練了一批老鼠將樟腦的味道與一種能夠活化自然殺手細胞（一種能夠幫忙對抗癌症的免疫細胞）產生連結，再將具侵略性的腫瘤植入牠們的體內。移植成功後，接受過制約作用的老鼠除了樟腦以外沒有施以其他藥物，存活的時間卻比接受免疫療法的老鼠還長。在其中一場實驗中，即使沒有獲得任何有效藥物，有兩隻接受制約作用的老鼠竟然徹底清除體內癌細胞[23]。研究顯示，若能活化老鼠的免疫系統，單靠制約作用就足以挽救牠們的性命。

[22] Jean Michel Jarre，法國電子音樂前鋒及大師，〈氧氣〉共分為六部曲，收錄於同名專輯中，是他一舉成名的代表作。

利用制約作用爲接受器官移植的患者減輕藥物劑量可能還需要幾年的研究，對抗癌症則需要更久。阿拉巴馬大學的實驗只是初步，至今尚未進行人體實驗。但蕭洛斯基說，如果症狀沒那麼嚴重，醫師們實在找不出實際的理由不立刻開始使用以制約作用強化療效的各種療法。

舉例來說，在艾德的人生最後幾年（於二〇一一年去世）所進行的幾場試驗當中，與對照組的一般劑量相比，搭配制約作用的話，乾癬症患者只需要使用到四分之一或一半劑量的類固醇藥膏就可以了[24]。現階段蕭洛斯基和同事正在設計一款治療氣喘用的吸入器，這種吸入器有時候會噴出安慰劑，有時候則是具療效的藥物。山德勒的過動症試驗顯示，可以幫助數以百萬計的孩童在大幅減少藥物劑量的狀況下控制症狀。

在制約反應的幫助下以安慰劑取代眞實藥物的方法稱爲「安慰劑輔助之劑量減輕」。這種方法除了能降低藥物的副作用以外，還能幫醫療衛生單位省下數十億美元（二〇〇七年，美國花費將近五十三億美元在過動症藥物上）[25]。

不幸的是，科學家找不到經費做相關研究，無法將此療法推廣至醫療院所。山德勒說，他很樂意進行規模更大的過動症試驗，但試驗申請計畫遭到拒絕。「我想是因爲這種研究相當罕見吧，」他說。「利用誠實安慰劑治療疾病的想法過於標新立異，脫離常規。可能部分審查人員沒辦法接受這種研究方法吧。」

除了蕭洛斯基，沒有任何人研究免疫反應的制約化。「我敢說我們是世界第一，」他打趣。「因爲根本就沒有其他競爭對手啊。」理論上來看，或許艾德跟費爾頓打了一場勝仗，成功證明了大腦跟免疫系統之間能夠交流，但實際上，多數免疫學家仍選擇無視這種現象。

蕭洛斯基說，藥廠對這些事情也沒興趣。「他們不喜歡減輕藥物劑量的想法。」和山德勒一樣，他曾經努力說服學術研究審查人員。他說，幾年以前，只能把研究成果發表在專門期刊上。而他也因爲拉不到研究贊助，只好放棄瑞典的工作回到德國。

然而，如今醫學界的風向變了，部分是因爲貝內戴提，他的研究成果讓大家更能接受和安慰劑有關的所有研究。「他開啓了一扇窗，也讓審查人員大開眼界，注意到安慰劑研究的進展。」蕭洛斯基說。他還爲自己正在研究的這種現象取了新的名稱，試著讓它聽起來更順耳。「以前，我們都把這種現象稱爲免疫反應的行爲制約作用。現在，我們把它叫做免疫抑制安慰劑效應。」

不過同時間，數百萬名如同卡爾海因茲的患者卻正在服用或許高於需求的藥物劑量。他隨時都在害怕有一天會失去腎臟。而一旦失去腎臟，他就無法獨立自主、無法遠行，甚至可能喪命。他形容透過制約作用減輕藥物劑量的想法「美妙極了」，並誠摯希望未來還能夠參與相關試驗。

雖然仍在等待進一步的通知，但卡爾海因茲說，在研究人員讓他看見心靈原來也能幫助他守護體內的移植器官時，他就獲得了幫助。「吃藥的時候，我會比以前更謹慎。」他說。多虧那場試驗，現在的他覺得對自己的健康更有主動掌控的能力，而非只是個照醫囑吃藥的被動患者。他也不再像以前那麼擔心藥物的副作用。「有種東西正在我的體內萌芽，」他說。「而我可以相信那個東西。」

第四章　對抗疲勞

終極大逃獄

一九七八年五月八日早晨，兩名男子踏著緩緩的腳步，穿越一個霧氣、冷風及冰雪環繞的地方。他們的鬍子跟一九七〇年代流行的蓬鬆髮型藏在厚厚的連帽外衣底下。其中一人穿著紅色，另一個則是藍色，他們還穿著笨重的靴子、戴著笨重的手套，以及一雙深色護目鏡，免得雙眼因寒風及大雪而看不見前方。身心疲憊、呼吸困難的兩人每走幾步路就要倚在冰斧上歇息。他們張著大口喘息，因爲累到說不出話而以手勢溝通。接著，他們掙扎著，在幾乎沒有意識、手腳沒有知覺的情況下繼續前進。他們知道，除了前進之外，沒有第二條路可走。

幾百公尺的高處就是他們的目標：聖母峰峰頂。這座海拔八千八百四十八公尺的世界第一高峰，最早是在一九五三年，由紐西蘭登山家艾德蒙．希拉里及嚮導雪巴人丹增．諾蓋所征服。但希拉里及後來登頂的人一樣，都透過氧氣瓶獲取額外的氧氣。三十三歲的義大利登山家雷納德．梅斯涅和奧地利夥伴彼得．哈伯勒卻決定要在不使用氧氣瓶的情況下，靠自己爬上去。

其他登山家跟醫生都覺得他們瘋了。在海拔那麼高的地方，人們能吸取到的氧氣只剩下三分之一。沒有人知道在這種情況下身體會發生什麼事，外界普遍認爲他們兩人的大腦可能會因此嚴重受損，或面臨更危險的情況。由希拉里領軍的生理學家，曾在一九六〇年到六一年之間，於先前的一次遠征時研究過登山家的身體狀況，結論是山頂的氧氣非常稀薄，休息時要活命都有點困難，遑論還得費勁攀爬。

梅斯涅曾在喜馬拉雅山上與死神交手。八年前，在穿越惡名昭彰、危機重重的南迦帕爾巴特峰時，他因爲一場雪崩而失去了兄弟，自己的七隻腳趾也因而凍傷。最近一次的挑戰，是在沒有攜帶氧氣瓶的狀況下攀登海拔八千零六十八公尺的加瑟布倫峰。不管能不能登上聖母峰，他都要測試人類體能的極限。

他跟哈伯勒在五月八日清晨從位於海拔七千九百八十五公尺的營地出發。靠近峰頂時，前進的速度變得十分緩慢。由於徒步穿越厚厚的積雪過於耗費體力，他們被迫攀爬山脊。光要持續呼吸就已經耗盡了所有的力氣。他們的雙腿越來越無力，到後來，兩人每走幾步路就得癱倒在雪地上休息，過一會兒再繼續往前爬行。他們知道自己攀爬的每一公尺都可能是奪命的最後一公尺，一旦跨越，將再無法回到人世。「我害怕得要死，害怕到無法呼吸，」哈伯勒後來寫道。「缺氧的奪命效果開始了[1]。」

終於，介於下午一至兩點之間，兩人看見了一根中國測量員在一九七五年留下的金屬測量腳架。他們登頂了。哈伯勒結結巴巴地哭了，眼淚從護目鏡底下流出，流進了鬍子，在臉頰上凍結。梅斯涅說，他只是坐著，兩腳懸空，總算可以什麼事都不用做，只要呼吸就可以了。「我不過就是一副孤單地飄浮在霧氣與山峰之間的，扁扁小小而努力呼吸的肺，除此之外什麼都不是[2]。」

梅斯涅跟哈伯勒的壯舉扎扎實實地證明了人類的耐力有多麼地頑強，縱使身體跟大腦因缺氧而聲嘶力竭地叫喊也不屈從。然而在那之後，科學家針對在高海拔地方運動的人所做的一些生理學實驗揭開了一個自相矛盾的現象。

眾所周知，在高海拔的地方更容易筋疲力竭。舉例來說，體態勻稱、習於登山的人到了海拔五千三百公尺高的地方以後，相較於平地，有氧適能表現會降低約三分之一左右。傳統的解釋是，在低氧的狀況下，我們的血液沒辦法攜帶足夠的氧氣到全身。肌肉會變得疲乏，讓我們沒辦法繼續運動。

在一份二〇〇九年針對攀登聖母峰的登山客所做的研究指出，在靠近山頂，也就是海拔八千四百公尺的地方，血液內的含氧量只剩下平常的四分之三[3]。梅斯涅和哈伯勒的確應該害怕，如果山的高度再高一些，可能會因此喪命。但令人訝異的是，研究人員針對不同海拔（最高到會令人頭暈目眩的海拔七千一百公尺）的登山客抽血檢查，發現所有人血液中的含氧量都跟在平地時一模一樣[4]。

換句話說，在低於海拔七千一百公尺的情況，血液中的含氧量並非登山客體能衰退的原因。那麼是為什麼呢？該份研究報告的作者，同時也是倫敦大學學院高度、空間與極限環境醫學中心主任丹尼爾．馬汀說，可能是因為在高海拔的情況下，氧氣輸送至各部位組織的效果會比較差[5]。因此，雖然血液中的含氧量不變，但細胞能獲得的氧氣量卻減少了。或許還有其他原因。

如果高海拔地區的登山客因為肌肉缺氧而覺得疲憊，可以預期的是，當疲倦感襲來，心臟會猛力跳動，試圖將最大限度的氧氣輸送到全身。能夠預期的是，血液中的乳酸（一種身體缺氧時就會累積在體內的有毒廢棄物）濃度會非常高。不過在接二連三的研究之後，科學家沒有注意到這些情況[6]。縱使心臟仍強健有力，人們也會在抵達高海拔後，要做輕鬆的運動就覺得疲累。而其實爬得越高，筋疲力竭的同時，血液中的乳酸濃度反而下降[7]。

我們覺得呼吸困難、手腳僵硬，但血氧濃度卻沒有改變。既無壓力，大腦、肌肉或心臟也都沒有受損的跡象。

那麼，究竟是什麼東西讓我們的身體不聽使喚呢？

☆

二〇一二年八月十二日，二十九歲來自倫敦的莫．法拉踏上或許可說是人生中最大型比賽的跑道，也就是倫敦奧林匹克運動會田徑五千公尺決賽場地。靠近起跑線時，來自家鄉的一群人興高采烈地起身歡迎他。一個星期前，他們看著他贏得了一萬公尺的金牌，名垂青史。在一場由衣索比亞及肯亞占主導地位的賽事之中，這是英國第一次贏得金牌。現在，他們期望他能再次奪魁。

雖然他是一位厲害的參賽者，不過這次的情況跟上次截然不同。爲了贏得上週的比賽，法拉的身體至今依然處於恢復期，而五千公尺田徑賽更富挑戰。當年，他的速度只能排世界第十一名，而世界排名前七的田徑好手此刻一字排開站在旁邊，還包含了世界最快的德簡．格布雷梅斯克爾。他是衣索比亞的傳奇人物，大家都認爲他是拿下冠軍的熱門人選。

對法拉來說很幸運的是，這場要跑十二圈半的賽事勝負關鍵是在最後。整場比賽中，他大部分時候都輕鬆地跑。最後一公里時，他位居第二，就在格布雷梅斯克爾的後面。此時，他開始加快腳步。看台上，在數千名揮舞英國國旗的觀眾當中，除了法拉的繼女之外，還有他那挺著雙胞胎大肚子的太太塔妮雅。

法拉一馬當先。最後一圈的鈴聲響起，他邁開大步，跟眾人拉開距離。他那穿著白色背心和藍色短褲的修長身影流暢地往前移動，一條金色的項鍊在脖子上不停晃動。接著，在最後一個轉彎處，身穿綠色黃領背心的格布雷梅斯克爾快速逼近。情況看起來，似乎大眾都看好的那位即將拔得頭籌，但觀眾席的嘈雜聲似乎鼓舞了法拉。他露出牙齒，揮動手臂，拉開了與格布雷梅斯克爾之間的距離，飛快衝過終點線的他雙眼大張，興高采烈，一臉不可置信。

最後一公里法拉花了四分鐘完成，最後一圈則只花了五十二點九四秒。曾是長距離跑者的英國廣播公司解說員史帝夫．克蘭情緒非常激動。「文字無法表達我的感受，」他興奮地說。「你們曾目睹這樣的事情嗎？[8]」法拉把兩面金牌獻給他未出世的雙胞胎女兒。

我當時挺著大肚子在家看這場比賽。從我家到全國都因為法拉奪冠而雀躍萬分。英國從來沒有在奧運的長距離田徑比賽裡得到金牌，現在我們有兩面了，法拉成了國家英雄。「觀眾都在鼓勵我，」他事後說道。「要不是因為他們，我不認為自己有辦法跑這麼快[9]。」毫無疑問地，為了幫我們拿下那面金牌，法拉用上每一分精力，每一寸肌肉，每一絲意志力。

而對我來說，跟法拉令人振奮的最後衝刺同樣驚人的，是他在跨越終點線以後做的事。他沒有因為筋疲力竭癱倒地上，他活力充沛地開始做仰臥起坐給現場的觀眾看。接著，再度彈跳起身，沿著跑道慢慢跑向在一旁等候的攝影師們，雙手在頭上彎曲，做出他的招牌M動作。

我們經常在體育競賽中看到同樣的現象。世界紀錄被打破了，最後衝刺奪得勝利。運動員顯然凝聚了每一分精力，讓身體處於巔峰狀態。一旦跨越終點線，他們仍有精神跟氣力活蹦亂跳地繞場一圈。這樣的現象讓人不禁疑惑，相似的問題也出現在那些攀爬聖母峰的登山家身上。為什麼當我們覺得自己已達臨界點時，體內卻仍保留了這麼多的精力？

☆

提姆．諾克斯是南非開普敦大學的運動生理學家，屬於不畏強權的類型。事實上，他經常推翻教條，這種做法有時會為他招來敵人，有時卻能挽救運動員的性命。

舉例來說，在一九八〇年代，他曾進行了一些研究，發現南非的橄欖球員很容易脖子受重傷[10]。當時，科學界強烈否認他的研究結果，但最終導致比賽規則更改。接著，他開始研究為什麼許多馬拉松選手會昏倒。結論是，原因並非大家所想的脫水，而是相反：他們喝下太多水。諾克斯認為，專業人士對跑者的建議，應該在一小時內喝下約一點五公升的水，其實是在毒害他們。

受到運動飲料業的影響，美國專家均否定他的發現。這種說法從未修正，直到二〇〇二年波士頓馬拉松時，有百分之十三的參賽者水中毒——其中一名跑者因而喪命——後才有了改變。「跟每年賺幾十億的美國運動飲料業起衝突的經驗讓我上了一課。醫學很容易用來『為全人類謀取最大的福利』，但也很容易因為商業利益而轉彎。」諾克斯說[11]。

由此可知，說來並不意外，諾克斯也已經花了好幾年的時間抨擊生理學最根本的假設之一。由於自己也是運動員，對疲勞這個主題很感興趣。「運動的時候，你經常會覺得疲累，很想知道原因何在，」他告訴我。「我很快就發現原因跟學校以前教的不同[12]。」

根據傳統說法，運動員會覺得疲累，是因爲身體到達體能的極限——肌肉缺乏氧、能量，或是因爲累積過多諸如乳酸之類的有毒副產品而受到損傷，覺得疼痛與疲累，強迫停止運動，直到身體修復爲止。

自從獲得諾貝爾獎的生理學家阿奇博爾德·希爾於一九二三年提出以後，這個基礎的理論至今未曾有人質疑。然而在諾克斯針對此理論進行測試以後，發現結果並不合理。首先，希爾的理論預測，如果運動員的體能已經到了極限，那麼在他們因筋疲力竭而停止之前，耗氧量應該會呈現平穩的狀態，因爲心臟沒辦法再跳動得更快，無法將各部位組織所需要的氧氣輸送過去。但一如高海拔試驗的結果，這樣的情況並沒有發生。「測試的時候，我們沒有遭遇到運動員氧氣耗盡的狀況，」他說。「沒有這種情況發生。」

另一方面，其他研究顯示，雖然肌肉內部的能量（肝醣、脂肪、三磷酸腺苷）會隨著運動而消耗，但不會有耗盡的情形。諾克斯也要求自行車選手騎飛輪，同時將測量線路連接到腿上，藉此研究肌肉的使用狀況。希爾的理論提到，運動員疲累時，會開始凝集體內所有可用的能量來源，同時也有越來越多的肌纖維加入戰局，直到身體再也無法負荷，來到體力的極限。但是諾克斯的發現正好相反。氣力快要耗盡時，自行車手的肌纖維就會停止動作[13]。在自願者說自己已經累到沒辦法繼續下去時，啓用的肌纖維量從未超過百分之五十。筋疲力竭使他們停止運動，然而體內仍保有大量的肌肉等著要被派上用場。

這些實驗結果讓諾克斯相信從前的想法——疲憊感來自肌肉已達極限——不可能是對的。因此，他跟同事艾倫·聖克萊爾吉普森提出，疲倦感是由大腦中樞所施加的。顯然身體有其體能上的極限，而諾克斯及聖克萊爾吉普森提出的說法是，體能的極限並非直接由肌肉的痠痛來反應，而是透過大腦早一步行動，趕在任何神經末梢因受到傷害而出現徵兆之前，就讓我們覺得疲勞，強迫我們停止運動。換句話說，疲憊並非生理情況，而是一種感覺或情緒，是由大腦創造出來防止嚴重傷害用的。他們把做出這種事情的大腦系統稱之爲「控制中樞」[14]。

從進化的觀點來看，有類似系統存在的可能性十分合理。單靠肌肉受損的徵兆警告我們體力已達極限的話，會使我們在每次耗盡精力時過於靠近昏倒的危險邊緣。早一步停止身體活動，就能提供安全的誤差範圍，並且意味著就算剛剛完成一個筋疲力盡的挑戰，也有辦法繼續行動。「我們相信這就是人類進化的方式，因爲你總會在手邊忙得告一段落後，仍需要一些精力去做其他的事情。」諾克斯說。舉例來說，我們或許忽然需要逃離一隻會獵食我們的動物。「狩獵的時候，我們總需要一些額外的精力把食物帶回家。」這就是爲什麼縱使法拉跑到心臟都快跳出來，好不容易跨越終點線，奪下第二面金牌，仍有餘力去仰臥起坐跟慢跑。

諾克斯說，在高海拔的地方，這種效果會變得更明顯。控制中樞偵測到空氣裡的含氧量減少，並且認爲在那種狀況下做運動會有危險。因此，即使肌肉仍活力滿點，要做運動完全沒有問題，控制中樞仍然會讓我們覺得非常疲倦、寸步難行，轉而要我們把力氣都集中到呼吸上，確保腦袋有充足的氧氣。同樣的情況也發生在另一種潛在危險的環境中。天氣炎熱時，我們會覺得自己行動遲緩，不是因爲我們的肌肉疲乏，而是因爲控制中樞限制了肢體行動，以免體溫過高。生病的時候，免疫系統發送的訊息會讓我們覺得疲累，我們才會休息，將體內的能量儲存起來以對抗傳染病。

在諾克斯十多年前第一次提出控制中樞的理論時，所有人都覺得這種大腦——而非心臟、肺部或肌肉——或許才是決定體能的關鍵想法很荒謬。一直到今天，他的想法仍富爭議性。舉例來說，在聖母峰做過研究的馬汀說，雖然諾克斯「很有可能是對的」，並非缺乏氧氣，而是控制中樞使得我們在高海拔的地方會很快覺得疲憊，但是「沒有任何證據可以證明」這個假說[15]。

雖然運動生理學家持觀望的態度，心理學家則越來越相信大腦的確在人體的疲勞反應上扮演重要的角色。例如，許多能夠增進表現的藥物（例如安非他命、普衛醒及咖啡因）都是藉由影響中樞神經系統而非肌肉本身而達到功效[16]。科學家也曾嘗試直接以電流刺激自行車選手的大腦，促進輸出最大的力量，讓他們比較不容易覺得累[17]。諾克斯說，他希望接下來這幾年能夠透過腦部顯影的研究，幫助直接證明控制中樞的存在。

然而，在疲勞反應乃由大腦控制的想法中，我最感興趣的是意識是否在其中扮演了任何角色。我們有辦法實際操縱控制中樞嗎？

有越來越多的證據證明有時辦得到。大量的研究顯示心理因素可以影響我們對疲勞的感知，調整自身覺得疲累的時間點。舉例來說，運動員的運動表現會受到動機（獎金或競爭對手的存在，或鳴槍的聲響）、處於贏或輸的比率，以及我們認爲自己還要跑多遠所影響。

另一方面，任職於威爾斯的亞伯里斯威斯大學心理學家克里斯·比狄發現，只要讓自行車選手相信自己剛剛吞下的藥丸或飲料能增進體力，平均速度會快上百分之二到三[18]。在許多比賽中，即將贏得金牌的車手和即將落後的車手之間，很容易出現速度上的改變。比狄認爲會有這樣的改變，是因爲安慰劑讓他們變得比較樂觀而有自信，引發控制中樞釋放出更多的能量。「大腦可以做出很多了不起的事情，同時也會讓你受到侷限。」他說[19]。服用安慰劑能解除這些自我的約束。（安慰劑專家法布利奇歐·貝內戴提也很欣賞諾克斯的想法，並在一篇探討疲勞的論文中提到，「安慰劑的功用或許就像是一種信號指示，讓控制中樞停止設限」[20]。）

原來除了溫度、供氧量、體能及運動強度等物理變數之外，大腦也會一併考量信心高低或是事情的輕重緩急等心理變數。接著，大腦會利用疲勞感來框住極限速度。如果我們對自身的健康狀況有所疑慮，或是不確定自己得跑多遠，速度就會比較慢。但如果我們對眼前的目標很明確，或是情況攸關生死，考量這一點後，控制中樞就會解開束縛。

這就是爲什麼情況危急時，人們能夠展現超凡的力氣跟耐力，完成那些平常根本不可能辦得到的事。而若情況改變，我們的疲勞程度也會隨之調整。賽跑時，我們會在看到終點線的那一刻忽然精神百倍；如果面臨威脅，我們會在危機解除後感到筋疲力竭。

當法拉在五千公尺競賽時，動機、自信和群眾的支持全部加總，引發控制中樞讓他有最佳表現，使他能夠強過競爭對手。另一方面，梅斯涅跟哈伯勒那企圖成功的強烈決心似乎將體能推到危險的極限邊緣，使他們能夠破紀錄攀爬到幾乎要奪走性命的海拔高度。

控制中樞的存在或許能夠解釋爲什麼間歇訓練——短時間的高強度運動搭配規律的中斷休息——能有出群的效果。諾克斯說，能夠將體能逼到極限的規律性衝刺不只能提升體能，也會重新訓練大腦。這些衝刺的行爲會教導控制中樞我們可以做到這些困難的舉動，所以就算下一次的難度再高一些，也不會有什麼危險。

但或許知道大腦是多麼過度地保護這具身體，反而讓人覺得放心。「你不需要相信自己的感覺，也不需要相信大腦所說的一字一句，」諾克斯說。「不管有多痛苦，你都可以繼續下去，而且還能做得更好。」

☆

「簡直就被活埋了一樣。」莎曼珊·米勒語氣平淡地說。她的藍眼睛盯著我，嘴裡咀嚼著炸豆丸子[23]。「我當時累壞了，關節又痛得要死，就像是得了久病不癒的感冒一樣。我什麼也做不了。我被困住了。」

今天，四十六歲的莎曼珊看起來青春洋溢，生氣勃勃。她身上穿著一件一九五〇年代風格的衣服，一塵不染的粉紅色上衣還點綴著花朵圖樣。她頭上戴了頂蓬鬆的貝雷帽，唇彩鮮豔明亮；一頭燙得鬈鬈的金髮相當漂亮，還用康乃馨定型。我們在倫敦上街裡的一家具有時尚風味的土耳其餐館裡吃午餐。走路的時候，她看起來精神奕奕、風趣幽默而且反應非常快。很難想像她才剛從數年身處地獄般的日子裡掙扎著回到現在的生活。

一九九〇年代末，住在倫敦漢普斯特區的莎曼珊在一間「人手不足，資金短缺」的中學教藝術課。她發現應付孩子很累。孩童仍保有「無懈可擊的青春年華，」她說，「他們還沒有被任何

㉓ 材料為鷹嘴豆及蠶豆的中東小吃，可單獨食用，也可夾在皮塔餅或薄餅裡吃。

事情壓垮過。」莎曼珊也熱中在山區裡騎自行車以及游泳，社交生活亦相當活絡。如果別人有什麼事情沒做完，她會攬過來把事情做好。她總是追求完美。

後來她生病了。「我的淋巴腺腫了起來，是病毒搞的鬼，」她說。她覺得沒必要為這種事情請假。「我嚴重發燒。事情從那一刻開始變了樣。」雖然病好了，但後來她老覺得昏沉想睡。幾年過去，她到一家醫院動背部手術。住院期間，她染上了腸炎。「超慘的，」她說，「到處都有東西在攻擊我的身體。」

手術的傷口好了，腸炎也沒事了，她卻開始起不了床。她覺得筋疲力竭卻睡不著覺，身體痛個不停，對聲音跟光線都很敏感。由於沒辦法下樓，她的伴侶會在上班前在床邊放些水果給她吃。她覺得自己變得很脆弱，不知所措，她沒辦法坐著，沒辦法聽收音機，也沒辦法應門（回想過去，她說如果自己當時換成雙腳無力，坐在輪椅上，至少還有力氣可以去開門）。

每當她想要鞭策自己，症狀就會變得更糟。因此她在床上躺了好幾個月，記下房間裡的每一道裂縫，同時凝望著牆上的一幅大畫——那幅牛津郡的風景圖是她自己畫的。「真不敢相信那是我畫的，以後哪有辦法再去做任何事情呢？」

雖然伴侶理解她的處境，但她覺得朋友跟家人都沒辦法諒解。他們會說些類似「我也是隨時都累得半死啊」的話，而且她知道，他們認為她是自己選擇臥病在床的。最教她心痛的，是她父親說，「我覺得很煩，妳也差不多該好了吧。」失去了生活，失去了痊癒的希望，莎曼珊找來伴侶跟孿生妹妹。她希望他們幫助她自殺。

☆

慢性疲勞症候群是醫學界最具爭議的疾病之一。研究學者、醫師及患者對它的病名、定義甚至存在與否都有歧異。這種疾病的復元狀況很差。一份二〇〇五年進行的試驗分析追蹤了罹病最長達五年的患者，結果顯示此病症的復元率只有百分之五[21]。

這種疾病是在二十世紀時，因爲出現一連串導致大量民眾沒來由地覺得虛弱且疲累的神祕疾病，才引起醫生注意。兩次特別嚴重的爆發分別發生於一九五〇年代倫敦皇家自由醫院，以及一九八〇年代內華達州太浩湖地區（當時的美國人爲此疾病取了個別名，叫「紅髮安症候群[24]」）。後來其他地方的醫生也開始接到一些突然出現的零星案例。

慢性疲勞症候群也稱爲肌痛性腦脊髓炎（雖然不是所有人都同意兩種疾病有相同的症狀）。此病無明確成因，也沒有既定的診斷方式[22]，但其症狀被界定爲六個月以上的長期疲勞，不僅生活受到干擾，休息也不會好轉。症狀包含記憶力或注意力受損、喉嚨疼痛、疼痛性淋巴腺腫大、頭痛，以及關節和肌肉疼痛。在如莎曼珊這樣的嚴重案例中，患者必須長時間躺在床上，動彈不得。

[24] Raggedy Ann Syndrome。Raggedy Ann 有一頭紅髮及三角形的鼻子，是美國著名的童書主角，及常見的玩偶。名稱源自童書作者的女兒在奶奶家閣樓裡找到的一個老舊且未完成的娃娃。經作者修復後，這個娃娃成了女兒的玩伴，而作者也據此創作了一系列的故事。由於該娃娃經常垂著手坐在地上或椅子上，看起來虛弱無力的樣子，才會有這個別名的由來。

這種疾病的症狀跟流感很像。而且在許多案例中，慢性疲勞症候群看起來似乎是因爲諸如淋巴腺熱（雖然淋巴腺熱跟流感不同）等病毒感染所引起的。身體似乎是清除了病毒的感染，但疲倦感卻殘留下來。從成人的案例來看，在罹患淋巴腺熱之後，約有百分之十二的人會在六個月以後產生慢性疲勞症候群[23]。

由於缺乏明確的生理機制，使得這種疾病經常被認爲乃由心理因素所導致：一九七〇年代的精神科醫師將其歸結爲「集體歇斯底里」，而一九八〇年代的媒體則殘忍地稱其爲「雅痞流感」，暗諷此病的患者都是些嬌生慣養、懶惰而不願工作的年輕人。醫療機構現在都同意這是一種獨立的疾病，即使成因仍有爭議，但許多患者依然覺得醫師會把他們當作罹患焦慮病症的人對待，因此並不把他們的病當一回事，只會要他們打起精神好好過日子。

在見過一些罹患慢性疲勞症候群的運動員以後，諾克斯對這種疾病產生了興趣，並發現他們的狀況並不符合傳統說法。「我見過太多還想跑步的職業運動員，他們正在失去一切，然而他們仍舊跑不動，」他說。「而他們最不想要的就是生病。」

他相信這種疾病的成因就藏在大腦中。「控制中樞的設定出了問題，錯估了疲累程度。」多數跟控制中樞理論有關的研究都牽涉到體能極限的微妙改變，通常都發生在頂尖運動員身上。但如果整套系統壞了會發生什麼事呢？通常用來保護我們免於運動過度的疲勞或許反而會成爲一副枷鎖。

無論成因爲何——病毒、過勞、遺傳體質，或（最有可能的）多種因素的總和——諾克斯說，罹患慢性疲勞症候群後，身體能夠活動的限度會大幅縮減，致使病人幾乎無法行動。如果他的理論正確的話，就代表像莎曼珊這樣的患者無法「決定」自己想要變得更有活力，就如同梅斯涅無法在聖母峰的峰頂跳一支吉格舞[25]，或法拉無法將倫敦奧運會奪得金牌的時間再減少二十秒一樣。

但這也暗示了他們的症狀可能會受到心理因素影響。的確，在跟慢性疲勞症候群有關的科學發現中，最強而有力的其中一個就是，當患者相信自己的症狀源於生理因素、無法治療，而且擔心參與任何活動都有可能使病況惡化時，康復的機率會降低許多。「如果他們相信治不好，就眞的治不好。」諾克斯說。雖然身體發出的訊息顯然對我們決定自己是否疲累至關重要，但最後做決定的依然是大腦。

這就引發了另一個問題：是否有辦法透過認知治療跟行爲治療慢慢將大腦過於苛刻的限制往後拉。如果間歇訓練能夠幫助運動員，教導其控制中樞，其實難度更高的運動仍然安全無虞，那麼或許這樣的方法也能夠套用在慢性疲勞症候群的患者身上？

☆

莎曼珊跟伴侶及妹妹做了一個約定。她被轉診到倫敦聖巴索羅繆醫院專科醫師彼得．懷特的手中。只要給他六個月的時間就好，他們說。如果妳覺得病情還是沒有起色，我們會幫妳結束性命。

㉕ 愛爾蘭舞蹈的一種，舞步輕快，節奏簡單，節奏分明的踢踏聲響為其特徵。

與諾克斯無關，針對慢性疲勞症候群，懷特也發展出了類似的想法。他不稱它爲控制中樞，但他認爲是一些原因——基因、環境、心理——綜合起來壓垮了身體，使得神經系統失衡，讓腦部大幅縮減它認定的身體活動安全限度。爲了要逆轉這樣的改變，他跟同事一起發展出一套漸進式運動療法。這種療法的功用跟間歇訓練很像，只不過難度變得非常非常低。

其概念是設立一個讓患者可以安全運動的底線，再逐步增加強度。每一次都不能前進得太快，但同時也得注意不能讓患者回到先前的狀態。根據慢性疲勞症候群患者的說法，比起健康的人而言，只需要一定程度的運動，就能讓他們覺得萬分疲累。但懷特指出，在完成漸進式運動療法的療程以後，雖然體能沒有改變，但若再做一次等量的運動，他們的疲勞程度卻會減輕。就如同運動員會重複衝刺一樣，這種運動方式能夠緩慢地重新訓練患者的大腦，讓大腦知道每一次療程裡所做的一連串運動強度都在安全範圍內。

同時，懷特也會採用認知行爲治療。所謂的認知行爲治療，就是治療師會跟患者一起對抗他們對自身疾病所抱持的負面認知及想法。會這麼做的根據在於，研究發現，如果患者害怕任何費勁的運動都會使得身體隨之崩塌的話，疲倦就會如老虎鉗般繼續緊咬不放。認知行爲治療能夠鼓勵他們試著換換不同的想法，用不同的心態面對自己的疾病，並要他們測試自己的身體是否能夠承受些許的運動。治療師希望透過這種方式減輕他們的恐懼，幫助他們認清或許稍微費點力氣的運動終究是安全的，他們仍有機會痊癒。

懷特建議莎曼珊試試綜合漸進式運動療法與認知行爲治療。「我的狀況會改善嗎？」莎曼珊問治療師。「當然啦。」她說。莎曼珊第一次相信這眞的有可能會發生。

她的第一個運動目標很簡單：每小時在床上翻身一次。每隔幾天，治療師都會稍微增加運動的強度，直到能夠一次坐五分鐘為止。接著，在她能夠下床以後，她會試試烹調餐點，這件事會分成好幾個部分：下樓、切洋蔥、上樓、躺下。身為一個有創意腦袋的人，她發現自己很難接受這些完全缺乏自發性的行為，但那導致她生病的完美主義就在此時幫上忙。

她有一本運動日記，一個月又一個月過去以後，她能做的事情越來越多。「我能在街上散步兩分鐘，」她回憶。「接著是三分鐘。但如果走五分鐘的話，我可能就得在床上躺三個星期。」她得按照計畫走，不管覺得自己情況有多好，都要遵照醫師規定的強度去做，不要做太多，但也不能做太少。

如果她讓自己太勞累，身體會承受不了。「我得要非常自制，」她說。「走錯一步，我就回到起點。」如果她破壞規定，試圖做更多運動，就會開始覺得身體不聽使喚。「我會從腳底開始感受到一陣熱度，簡直就像有人對我下毒一樣，然後我就得癱在床上好幾個星期。」

在強韌的意志力堅持下，她花了五年的時間，總算爬出了疲倦的牢籠，回到正常的人生。

☆

幾個小型的臨床試驗暗示莎曼珊或許並不孤單[24]。試驗結果顯示認知行為治療及漸進式運動療法的確有幫助。然而，病友團體非但不喜歡這些發現，甚至還痛恨它們。「幾乎所有英國及海外那些幫助慢性疲勞症候群募款的慈善團體都不喜歡這個結論。」懷特說[25]。這些團體非常懷疑類似認知行為治療的這種「心理」療法有辦法幫助罹患慢性疲勞症候群的人，並且相信漸進式運動療法的運動目標極其危險。他們說，慢性疲勞症候群單純就是一種找不到明確治療方式的生理疾病，因此任何接受懷特的治療以後病情有所進展的人顯然沒有罹患這種病。

取而代之的是，病友團體推崇一種稱爲慢行的生活方式。雖然患者的體能因慢性疲勞症候群而受到限制，但慢行能夠幫助患者適應這種受限的生活，同時鼓勵他們不要做任何會讓自己太累的事情。如果慢性疲勞症候群是一種不治之症，這樣的做法的確非常合理。但根據懷特的理論，這種做法會帶來相反的效果。慢行會強化患者的負面思維，讓患者的病症維持在原點，而非幫助他們痊癒。

誰是對的？懷特跟他的同事決定要做一場決定性的試驗。他們跟英國最大的疾病慈善團體「搶救肌痛性腦脊髓炎」合作，設計並進行一場長達五年的研究。這項研究計畫包含六百四十一名患者，共分成四組。單一對照組只接受一般的醫療——建議避免激烈運動，加上針對各症狀諸如憂鬱、失眠及疼痛等開立藥物。其他組則除了一般醫療之外，各別再加上認知行爲治療、漸進式運動療法，或是由慢行發展而來的適應性步調療法。

研究學者於二〇一一年將結果發表在醫學期刊《刺胳針》上。他們發現適應性步調療法毫無任何療效；這組患者的表現並沒有優於對照組[26]。但是漸進式運動療法與認知行爲治療都有一定的功效。相較於另外兩組，這兩組患者的疲勞及行動不便指數都有顯著下降。不只如此，在接受認知行爲治療與漸進式運動療法後，有百分之二十二的患者痊癒了，另外兩組的痊癒率僅百分之七到八。雖然不算大成功，結果卻顯示出懷特的治療方式是目前最有效的，而且證實了這種疾病有辦法治癒。

若說先前的試驗結果不受歡迎，這次的結果則是引來極端的憤怒。《刺胳針》收到潮水般的批評信件，全部都是在批評懷特的治療方法。搶救肌痛性腦脊髓炎團體拒絕相信這次的發現。其中一名教授寫了封長達四十三頁的抱怨信寄到《刺胳針》，信中指出這場試驗「既不道德又不科學」。同時，患者則利用臉書發問：「《刺胳針》什麼時候才要撤回這場騙人的研究？」

情況正好相反。《刺胳針》發表了一封編輯信，信中支持懷特及其同事，並說他們「應該要因爲願意測試其他競爭想法，以及在隨機對照試驗中所受到的干預而獲得讚揚」[27]。但這封信並沒有改變病友團體的態度，在經歷多年找贊助、規劃及進行決定性試驗後，懷特終於收集到他相信足以幫助像莎曼珊這種慢性疲勞症候群患者的資料。來找他看病的患者都欣然接受他的發現，但他卻說服不了由肌痛性腦脊髓炎患者所組成的團體。

☆

至今，關於慢性疲勞症候群是生理或是心理疾病的爭論仍沸沸揚揚。二〇一四年六月，兩名來自英國紹森德大學醫院艾塞克斯郡慢性疲勞症候群/肌痛性腦脊髓炎服務中心的學者在《英國醫學期刊》的網站上發表了一篇文章，推測慢性疲勞症候群可能是一種「瀰」[28]。這個詞是由遺傳學家理察·道金斯在一九七六年出版的《自私的基因》一書中所發明，用來形容一種在人與人之間互相傳播的心理或行爲。

該文的兩位作者認爲，歷史上有幾種醫學疾病都有可能是由瀰所引起的，例如「鐵道型腦損傷」，這是一種綜合疲勞及精神症狀的疾病，對十九世紀搭火車旅行的人帶來了影響（火車是當時的新發明），同時代的人認爲可能是由於乘車過程過於顛簸而無形中造成了腦部的損傷。他們說，慢性疲勞症候群的某些症狀可能也透過類似瀰的方式擴散出去。

在當時，立即出現要求撤除該篇文章的活動。肌痛性腦脊髓炎協會提到他們的成員對這種說法感到訝異、憤怒及擔心。在該篇線上文章的回應區裡，慢性疲勞症候群的患者控訴文章作者「自大、偏執、十分殘忍」。同時，他們的論點被斥爲「駭人聽聞」、「扭曲又病態」以及「瘋狂透頂」[29]。幾天過後，艾塞克斯慢性疲勞症候群/肌痛性腦脊髓炎服務中心寫了一封信到肌痛性腦脊髓炎協會，表明這篇文章的立場與服務中心無關，並說兩名作者「對於自己可能造成的不便感到萬分抱歉」。

根據懷特的說法，問題一直都出在醫學界隨處可見的慣有思維：疾病若非來自生理問題，就是來自心理問題。「大多數的醫師都將心靈及身體拆成兩邊來看，」他說。「心理問題，就去看精神科。生理問題，就看一般醫師。」這種分類方式讓慢性疲勞症候群只有兩個選擇——若不是罹患了跟心理因素毫無關係、只是目前還沒辦法治癒的生理性疾病，就是得了慮病症，所有的症狀都是自己幻想出來的，難怪防備心會這麼重。

懷特說，事實上，這是一種錯誤的分類方式。心靈與身體的互動是必然的，而且兩者會相互影響：「跟心理有關的，一定也跟生理有關，任何生理問題都有其心理的層面。」科學家逐漸發現，諸如思覺失調症或憂鬱症等精神疾病，都會反映到腦部的結構異常，而神經性疾病如帕金森氏症會同時產生心理與生理的症狀。

懷特指出，雖然人們認為行為治療是屬於一種心理治療的方法，但它也能對身體帶來生理影響。例如，一些研究發現，在做完認知行為治療的療程以後，大腦的質量會有顯著的增加，或能夠影響如皮質醇一類的壓力荷爾蒙濃度。

他認為，如果罹患慢性疲勞症候群的人能夠在態度上有較大的轉變，或許能讓他們接受自身的疾病乃結合生理與心理雙方面的成因，而無須擔心遭到汙名化。慢性疲勞症候群既非生理疾病，也非精神疾病。它是兩者的結合。

☆

莎曼珊的慢性疲勞症候群已經治好兩年了。「我做的事情比同年齡的女性多很多，」說這話的同時，她撕了薄餅去沾鷹嘴豆泥。「我是騎腳踏車過來的，我成功地讓自己的裝扮看起來不會太突兀！」她還是得當心，如果騎得太費勁，或是工作壓力太大，都有可能使她再次發病。「不管身體還是心理，我都得保留一分餘地。」她說。

因此，現在如果她生病，就會請病假，而且也懂得說「不」。她兼差當藝術治療師，帶著獄囚及罹患諸如躁鬱症和思覺失調症等精神疾病的人做陶藝。她說，做陶藝能夠提供他們一個安全的空間，讓他們得以說說話。「如果聊得不順，還可以立刻回去繼續捏陶土。」

她同時也是一名藝術家[30]。在一系列的作品中，她將老舊的紀念品——娃娃、松果、動物頭骨——整整齊齊地放置在裝飾過的框架裡。她說，她喜歡拯救那些曾經被人當作寶貝、如今成了累贅的東西，然後賦予它們新生命跟意義。她也畫畫，畫些縈繞心中久久不去的景象，包括一幅用灰黑色及血紅色病床和拱窗排列而成的迷宮，交疊寫上湯瑪斯・哈代[26]詩作〈朦朧的畫眉〉的頭幾行：「身倚柵籬往外望，灰白冰霜鬼魅樣。冬雪大地滿淒涼，晝日昏暗猶無光。」

這首詩的結尾是虛弱衰老的畫眉唱著歡快的曲調，在帶來死亡的黑色寒冬中，正是「幸福希望」的象徵。

[26] Thomas Hardy，英國重要作家，創作包含小說、詩與劇本。作品師承英國批判現實主義的優良傳統，為英國文學開拓一條新道路。

第五章　恍惚之間

想像腸道有如一條河流

我站在一間位於英格蘭北部的小小病房中。病床上躺著一位緊抓著腹部的年輕母親。她喘著氣，發出呻吟，看起來很害怕。

艾瑪二十一歲，家裡還有個年紀很小的兒子。一頭金髮的她戴了條銀色的墜飾項鍊。艾瑪的母親坐在旁邊的椅子上。她輕撫著女兒的手臂，一雙無助的藍色大眼緊緊盯著醫師，看起來彷彿好幾個星期沒有睡了。

艾瑪側抱著紫色熱水袋，即使手臂的皮膚被燙得又紅又痛，仍然拒絕放手。她呻吟著，身體變換各種姿勢，想藉此減輕疼痛。她試著坐在床沿，接著往前彎身，重重地呼吸，手捂著臉。

「喔噢噢噢，」她發出呻吟聲，隨後轉過頭來道歉。「天啊，抱歉，真的超痛，越來越痛。」疼痛、收縮跟焦慮，艾瑪看起來就像在生孩子，差別只在沒有嬰兒的存在。而且，她每天都得經歷這一切。

☆

我們在英國曼徹斯特的懷森修私人醫院，而這個早晨對顧問醫師[27]彼得．沃維爾來說跟其他日子沒兩樣。離開艾瑪那邊以後，他去探視弗雷澤。將近五十歲的弗雷澤被診斷罹患充血性肌肉病變。這是一種心臟疾病，他的父親近五十歲時即因此病而喪命，現在弗雷澤可能很快就會因爲同樣的疾病而心臟衰竭。

但這不是他爲什麼在這裡的原因。他說，自己能夠應付這個心臟缺陷——就算情況變得很糟，只要植入去顫器，應該就能活過來。眞正讓他覺得沮喪又無望的，是揮之不去又無法控制的腹瀉。弗雷澤讓沃維爾看了一張照片，照片上有一條髒兮兮的牛仔褲。他穿著這條牛仔褲去參加一個派對，接著就只能背部靠牆站著，直到所有人統統都回家爲止。

三十八歲的吉娜是第一次來這家醫院。「跟我說是什麼情況吧。」沃維爾說，而吉娜講了大約半小時。她在十八歲時生下女兒，接著下腹就開始疼痛。一開始不確定是腸胃問題還是婦科問題，二十七歲那年她切除了子宮，在那之後動過幾次腸道手術，但症狀卻越來越嚴重。現在她罹患嚴重便祕，得吃十種不同的藥物，包含緩瀉劑及強效止痛藥，問題卻解決不了。除非使用有局部麻醉作用的苦息樂卡因凝膠及浣腸器，否則會好幾個星期都大不出便來。

她還有嚴重的背部疼痛、肩膀疼痛、偏頭痛及胃痛等問題。疼痛使她夜不成眠，累得筋疲力

[27] 英國稱呼某醫學領域專精的資深醫師為顧問醫師。

竭。她有一份全職的工作，這份工作讓她沒有精力再去做其他事情，但她想要自力更生，不想靠社會福利制度過活。「我想證明給女兒看，人活著就是要工作。」她平靜地要求沃維爾切除她的結腸，「如果結腸造口手術能解決問題，那就做吧。」她說。

艾瑪、弗雷澤和吉娜罹患的都是腸躁症，和第二章見過的琳達．波南諾一模一樣。腸躁症通常會被歸類爲心理疾病，雖然麻煩但不至於攸關生死。但是只要在沃維爾任職的醫院待一個早上，你就會發現這種疾病能夠摧毀人們的生活。

世界上約有百分之十到十五的人口必須承受腸躁症引起的疼痛、脹氣、腹瀉以及便祕等症狀。傳統的治療方式並不特別有效。醫師會建議患者改變生活形態（例如節食或運動）或開些包含緩瀉劑、肌肉鬆弛劑和抗憂鬱藥物給病患，但多數患者的腸躁症並沒有因此改善。

就跟慢性疲勞症候群一樣，腸躁症是一種「功能性」的失調。也就是說，醫師無法透過診斷檢驗看出腸胃有什麼實際的問題。而且一如慢性疲勞症候群的患者，腸躁症病患經常會覺得對方不把他們的病情當一回事。「我寧可斷條腿，這樣的話，只要六個星期過後，一切就沒事，」吉娜說。「而且大家看得到腳上的石膏，會知道我是哪裡不舒服。但是人們根本沒辦法理解腸躁症。」

身爲腸躁症的世界級專家，沃維爾認爲這些找不出原因的疾病或許反映出醫療測試的不足，而醫學界遲早都會發現這些病都有其生物基礎。但是現階段來講，患者通常都得面對醫師用「功能性」這個字眼掩蓋隱藏於其下的羞辱，暗諷他們只要打起精神，病就會自然康復。「醫生通常會說這種病其實是他們自己想像出來的[1]。」

他身形修長，穿了件襯衫，看起來很時髦，髮色深褐中帶點灰色，口音聽起來很有教養，但語句中參雜了些輕微的髒話，例如「嚇死人的」、「該死的」——還有「媽的」，這個詞有一次害他被客人申訴，主管還訓了他一頓。不過多數時候，病人似乎都很欣賞他的直言不諱和幽默感。

沃維爾是在一九八〇年代得到腸胃科醫師的資格。當時，他被腸躁症患者的困境所打動，覺得醫療專家辜負了他們。多數的顧問醫師都是診斷出病名以後就讓他們出院，但沃維爾決定找出辦法幫助他們。他曾經讀過催眠是種讓肌肉放鬆的好方法，並且好奇催眠是否也有辦法放鬆腸道，因此就去上了訓練課程。學成以後，他催眠了自己的祕書。「她差點從椅子上跌下來，」他說，「我心想，天啊，效果還眞好。」

☆

讓人聯想到催眠的恍惚狀態從人類甫誕生就已存在，至今也仍出現在世界各地的民俗文化之中。住在喀拉哈里沙漠的布希曼人會跳儀式性的治療舞蹈，舞蹈過程中，腹部會湧起一股「滾燙的能量」。峇里島上的村民會透過跳一種手上持刀、腳踩熱煤炭的意識恍惚舞蹈改變自己的社會地位。西藏的年輕男子在將或粗或細的針穿過臉頰、舌頭跟背部後，會隨著鼓聲起舞——而且顯然傷口不但不會疼痛，也不會流血。然而，若說到當代的催眠史，普遍認爲是從十八世紀起始，發明者爲奧地利醫師弗朗茨．梅斯莫。這個不幸的起源使得催眠成了理性主義和科學的永恆敵人。

梅斯莫編造出一種稱爲「動物磁性」的神祕液體，它流淌在所有的生物體內，將我們連結在一起。他聲稱人們會生病，就是因爲這種液體堵住了，而他可以藉由重新讓其正常流動而治好各種疾病。一開始，他利用磁鐵操縱此液體。但最後，他只要輕輕揮動雙手，就可以讓動物磁性直接流穿過病人的身體。現代的舞台催眠師所使用的那些誇張手勢就是向他學的。他的患者，包括肢體麻痺或眼盲，通常會變得越來越激動，接著就會渾身抽搐或暈倒。醒來以後，都會宣告自己的病痊癒了。

赴巴黎從事催眠工作後，他吸引了一大批忠實的客戶，而催眠術（「催眠」這個動詞的起源）也成了當時的潮流。一群一群患者（多數是女性）坐進放滿了水和鐵屑的木造浴缸中。醫師繞著她們走，同時用手摩擦她們的身體，讓她們失去意識，渾身痙攣。

巴黎的傳統醫師都痛恨梅斯莫遊走道德邊緣的治療方式，更別提是在搶走他們的飯碗，因此處心積慮地想讓他名譽掃地。一七八四年，法國國王路易十六召集了一組頂尖的科學家驗證梅斯莫所使用的技巧[2]，成員包括班傑明．富蘭克林，他是才剛發現電流的專家兼美國駐法國宮廷大使；以及氧氣發現者、常被形容爲近代化學之父的安東萬．拉瓦節。

國王那廣受愛戴的科學家小組使用了靜電計和指南針，卻怎麼也偵測不到梅斯莫的磁場。他們也沒有辦法讓自己或大眾變得帶有磁性。因此，拉瓦節設計了一系列巧妙的試驗證明梅斯莫聲稱的效果是假的。在其中一個測試裡，梅斯莫的同事讓單一棵杏樹帶有磁性，一名蒙眼的自願者在未被告知哪棵樹帶有磁性的情況下，被要求接連擁抱好幾棵樹。一棵又一棵的樹所帶來的影響越來越強，他在擁抱第四棵樹時昏厥過去。問題是催眠師只磁化了第五棵樹。

「沒有任何液體存在的證據，」富蘭克林在針對梅斯莫的報告上這樣寫。「磁化不過是一種逐步增加患者空想的技巧而已。」

檢驗委員會採用的狡猾驗證技巧讓我們看見形成現代科學基礎的臨床試驗典範。如同第一章所看到的，爲了測試一種治療方式有效與否，科學家會用另一種假的治療方式或者安慰劑去比對，而受測對象則跟在杏園裡的年輕人一樣「盲然不知」自己獲得的是哪一種。科學界普遍讚揚富蘭克林還有那些一起合作者是實證科學獲勝的首例。

但就跟對照試驗會導致醫師忽視安慰劑效應的力量一樣，或許國王召集的委員會也犯了類似的錯誤。拆穿梅斯莫的磁性液體論的做法固然沒錯，但就因爲他只單純仰賴暗示的力量，就不把他的治療當作一回事。他們這麼做，是否有可能忽略了暗示的確具有治癒能力的事實呢？

☆

什麼都不用想，放輕鬆就好。

我一開始注意到的是那些卡片。卡片到處都是，約莫五、六十張，上面的圖案有蝴蝶、花朵、海岸、戴著帽子的狗等。卡片平放在桌面、立在書架、釘在牆上。卡片上有人寫了些很長的訊息：「謝謝你們爲我做的一切……我希望你們知道我有多感謝……我的人生有了極大的轉變。」

讓放鬆的感覺在體內擴散。

牆上釘著海報，圖案是腸道的結構，以及一扇厚重的淺綠色的門，同時寫了句告示：「催眠中。勿擾。」四周很安靜，只聽得見時鐘發出的滴答聲。停在外面的車映照著陽光。穿過百葉窗的陽光斜斜地射進室內。

擴散到腳掌跟腳踝。擴散到膝蓋，到大腿，到肚子。

這間辦公室裡大多數的空間都被兩張面對面的皮椅占據。坐在比較小的那張椅子上的人是帕梅拉．庫魯克山克斯。她是一位催眠治療師，過去二十年來都在懷森修醫院和沃維爾共事。

覺得擴散到哪裡舒服，就任由那種感覺流淌到那裡。

庫魯克山克斯雙臂交叉，傾身向前，放在大腿上的筆記本裡寫了些東西。她閉著雙眼。頂著一頭硬邦邦的深色頭髮，戴了條綠色方形串珠項鍊及半框眼鏡的她看起來像名圖書館員或慈祥的阿姨。她說話的聲音很輕柔，帶有一種北方的腔調，聽起來很舒服，讓人想到焦糖。

想像那種舒服的感覺擴散到了妳的肩膀。沿著妳的手臂擴散到手掌及指尖。擴散到了妳的脖子跟頭部，再往內滲透進妳的臉部肌肉。

幾十公分以外有一張巨大的扶手躺椅，把腳墊高的妮可就躺在那上面。她也閉著雙眼，並且緩慢地深呼吸。四十八歲的她身材苗條，頭髮是核桃般的棕色，耳上戴著針式耳環，搽了唇蜜。

一切都變得更爲舒服而放鬆。享受那美好的感受吧。

十四年前，妮可是個期盼第一個孩子出生的快樂空服員。但她的兒子不只出現唇顎裂，還有聽力跟語言障礙。後來孩子的父親離開，還把兩人存的錢都帶走。付不起房租的她因而成了街友。

想像妳正輕鬆自在地準備享用一頓餐點。餐點很可口。慢慢吃，細細嚼，感受食物舒服地滑進妳的胃。

不過幾個星期，妮可忽然成了沒有工作，沒有錢，沒有伴侶，沒有家，而且還有個需要特別照顧的孩子的單親媽媽。她想辦法讓孩子跟自己住進福利住宅，陪著孩子動過幾次手術，同時學習如何當個牙醫助理。她得在孩子還在睡覺的清晨五點起床念書，並在上班之前把他送到托兒所。

妳的胃送出了小小的波浪，就像一座美麗、平靜的沙灘上的海浪一樣。想像妳的腸道也感知到這股海浪。

但壓力找上門。她覺得渾身不舒服，疼痛處處，宛如刀片在割。而且她有嚴重脹氣，天生苗條的她如今看起來有如懷胎九月。

想像小小的波浪流進小腸，將食物往前推送，讓食物能夠被身體吸收。

妮可花了十二年的時間才檢驗出自己有腸躁症。顧問醫師開的藥越來越多，導致她後來根本不知道哪種藥的功效是什麼。但疼痛、嘔吐跟持續腹瀉的狀況仍未改善。最嚴重的那一次，她被送進醫院，呼吸困難，血壓飆高，需要急救。她的肚子脹得很厲害，醫療人員無法相信她沒有懷孕。

一切都平靜而舒服。看看海水如何在陽光的照射下閃閃發亮。

妮可成爲彼得．沃維爾的病人。他建議催眠療法或許有幫助，她則對此充滿懷疑，但因爲沒有別的方法，她什麼都願意嘗試。今天是庫魯克山克斯爲她施行的第六次療程。她臉上的紋路都消失了，表情看起來很安詳。

不是肚子控制妳，而是妳控制了自己的肚子。請妳的潛意識伸出援手吧，請讓腸胃的運作恢復正常。

庫魯克山克斯的治療結束以後，妮可深深地吸了一口氣。她搔了搔身體，往上伸展雙手，張開雙眼。

☆

被法國國王召集的委員會評爲一文不值的催眠術並未就此消失。事實上，它改頭換面，而且有了新的名字。

雖然富蘭克林的報告用字苛刻，但催眠師仍繼續執業，足跡遍布十九世紀的歐洲和美國。然而，和往年歐斯底里的抽搐反應不同，患者大多陷入如睡眠般的恍惚狀態。我們可以在極具說服力的舞台表演看到這樣的畫面。與此同時，施術者經常宣稱恍惚狀態能誘發諸如心電感應及靈視等超自然能力。毫不意外地，醫學界仍深信這整件事都是騙局。

一八四一年，一個名叫詹姆士．布雷德的蘇格蘭醫師出席了一場類似的演出，想要藉此揭穿它的假面具，然而在檢查受到催眠的人以後，他認爲雖然一切看起來都很戲劇化，但其中暗藏了一些值得研究的東西。他的結論是，手部揮舞的動作並無必要，只要叫對方把精神集中在諸如瓶蓋或燭火上，就能引發恍惚狀態。一切都跟超自然現象無關，只不過是種可以透過科學方式研究的物理現象而已。他以希臘睡神西普諾斯（Hypnos）爲名，稱這種方法爲「神經催眠術」（Neurohypnosis）。

後來，催眠受到一些心理治療師的擁戴。擁護者如事業初期曾用催眠來找出潛在原因，藉此解決患者精神問題的西格蒙德．佛洛伊德，以及放棄早期催眠師那些過於威權式的治療方法的米爾頓．艾瑞克森。後者發明了一種間接的暗示手法，讓患者克服對於被催眠的抗拒心理。並在引導的過程中，反覆述說眞實的情況——例如「你坐得很舒適」——來獲得患者的信任。兩者都深信潛意識對身體健康非常重要。

不過，當今醫療專業人員多半仍不把催眠當一回事。他們會將催眠連結到一些例如前世回溯等古怪做法，或是治療師不小心將受虐等錯誤記憶植入患者大腦等案件，以及仍舊大受歡迎的舞台表演等。所有這些加起來，讓催眠變得聲名狼藉又不科學。

另一個問題是，科學家仍無法徹底了解催眠會對大腦帶來什麼影響。實際情況是，被催眠的感受很容易說明，卻難以解釋。「就像進入一個想像的世界，」首屈一指的催眠療法研究學者，同時本身也是史丹福大學精神病學家的大衛．史畢格說：「那個世界裡的批判較少，對照跟比較也較少，你只是身處過往的經驗當中，會覺得自己正在體驗的一切既生動又眞實。你對這樣的世界並不排斥，也與現實時間的流動脫鉤。就像在搭乘一輛心靈雲霄飛車。你就只是坐著，觀看周遭正在發生的一切[3]。」

心理學家的形容方式通常都比較平淡，例如「一種注意力高度集中加上周邊感知能力暫時停擺的狀態」。受到催眠時，人們似乎變得比平常更容易受到影響，對扭曲過後的現實的接受度也比較大，例如爲患者植入虛假的記憶、讓此人忘掉某件事，或者讓對方看到幻象等。他們也會感覺對自己所做的動作失去了明確的意識。舉例來說，如果催眠師暗示他們將會舉起手臂，他們會覺得手彷彿有自我意識般舉了起來[4]。

針對這些催眠過程所產生的奇特效果，最常見的解釋是，我們針對不同部位之間的意識統御能力分散而無法統合。這就意味著我們的大腦能夠在潛意識的狀況下，在缺乏自我知覺的狀況下服從暗示。催眠師要我們舉起手臂，我們也照著做了，但感覺卻像是有人幫我們把手抬起來似的。失憶的時候，潛意識會記下發生的情況，但這些感覺卻無法進入意識之中。

我們或許隨時都在催眠狀態中來來去去。你有過這樣的經驗嗎？開車從甲地到乙地，雖然已經到了乙地，卻怎麼也記不起中間發生的一切。或者因爲太認眞看一本很好看的書或是電影，沒聽見別人叫你的名字。

這可能表示過程中沒發生什麼特別的情況。的確，也有研究學者認爲催眠這種東西並不存在，而那些顯然受到催眠的人所做出的特殊動作有其他的解釋，從同伴壓力、表演，到眼前出現生動的想像畫面等說法都有。或者說，催眠不只會使得我們對某事即將發生的預期心理變得很強，就像加強版的安慰劑效應一樣。這種說法巧妙地解釋了為什麼催眠會有這麼多種形式：從歇斯底里的痙攣到昏迷不醒到布希曼人腹中的那股沸騰能量。催眠不過是種自我實現的預言，無論人們有任何預想都會成眞。

然而，近年的腦部掃描研究卻顯示，被催眠時，大腦的確產生了巨大的變化。其中一個例子是史畢格稱爲「眼見爲憑」的試驗[5]。他讓受試者看一系列的方格——有些是彩色的，有些是黑白——同時掃描他們的大腦。接著（在他們仍然看著那些方格的情況下），他告訴受試者彩色的方格是黑白的，黑白的方格是彩色的。

在那些受到催眠的人當中，大腦裡負責處理彩色影像的區域在接收到史畢格的指示後產生了變化。當他告訴他們眼前的彩色方格其實是黑白方格時，這個區域就變得比較不活躍；而當他告訴他們眼前的黑白方格其實是彩色方格時，這個區域則變得較爲活躍。這個結果非常重要，顯示受試者並沒有假裝眼前的彩色方格忽然失去所有的色彩（反之亦然），他們眞的看到了。相同的情況並沒有發生在那些不容易受到催眠，或者被指示要假裝自己的反應的人身上。

受到催眠的人行爲也會有所不同。受試者如果接收到看不見眼前的椅子的指示，他們就會堅稱那張椅子消失了。然而，如果要他們穿過房間，他們仍會避開它（這種行爲符合潛意識仍知道椅子在那裡的想法）。相反地，沒有受到催眠，但被要求假裝看不見的人則通常都會撞到椅子。

幸虧有類似的研究，使得醫生普遍承認催眠能夠超越自我意識，進入更深層的思想模式及信念之中。英國與美國醫療協會承認催眠是一種合法的醫療工作，至少在治療諸如上癮、恐懼症及飲食失調等病症時是如此。但教我感興趣的，則是催眠的暗示是否能夠直接影響身體——尤其是在醫療的層面上。

還記得那位利用魚肝油和玫瑰香水治療梅瑞特的紅斑性狼瘡的小兒科醫師凱倫．歐拿斯嗎？她現在除了是一名聲譽卓著的催眠研究學者之外，也在國家衛生研究院輔助醫學與替代療法委員會擔任其他職位。她聲稱催眠就跟制約反應一樣，能夠幫助我們抵達大腦的潛意識區域，進入自律神經系統影響通常無法自行控制的生理系統。

她對孩子進行的研究顯示他們可以自發影響血液的流動，藉此改變指尖的溫度[6]。雖然指尖的溫度通常都是在放鬆時才會升高，「比起一般人，這些孩子能夠大幅提高人體末梢的溫度，而同樣的溫度通常只有在放鬆的時候才有辦法達到，」她說[7]。「他們會塑造出不同的影像。其中一人說，他當時是在想像要碰觸太陽。」歐拿斯相信，當我們進入催眠狀態時所創造出的生動的心靈圖像，是我們能夠影響身體的重要因素。或許這些心靈圖像能夠活化除了抽象與理性思維之外的大腦的不同區域。「但要能夠確定這件事還久的呢。」她承認。

其他研究學者也有重現「催眠時的暗示能夠影響體溫及血流」的這個發現，其中包含一名來自義大利帕多瓦大學的心臟病學家艾德瓦多．卡西利亞。在其中一場實驗當中，他告訴受催眠的志願者說，他從他們的手臂抽出了約三百毫升的血，他們便出現低血壓及血管收縮等現象，就跟實際有被抽血的第二組志願者一樣[8]。在另一場試驗中，他告訴志願者他們現在坐在溫暖的浴缸裡，他們全身的血管隨即擴張，彷彿坐在一個真的浴缸當中；當他告訴志願者前臂泡在溫水中時，就只剩下前臂的血管出現擴張現象[9]。

在第三場研究中，卡西利亞要志願者把右手伸進裝了冰水的桶子中[10]。這是一種非常痛苦的任務，通常會激發強烈的「攻擊或逃離」（簡稱戰或逃）反應：包含血管收縮，血壓升高，心跳加速等。這是我們的本能反應；從傳統醫學的觀點來看，我們沒辦法刻意壓抑這種本能。然而，在告知受到催眠的受試者他們的右手對痛覺沒有反應以後，卻能在沒有任何生理反應中完成這項任務。

據卡西利亞所說，如果我們能對這種效果多些了解，也許能將它們應用在一系列的醫療行為上。我們或許能利用催眠來刺激更多的血液流進腦部（保護年長者免於罹患認知障礙）；流進四肢（能幫助那些手腳循環不良的人）；或甚至將具有毒性的藥物導向身體的特定部位。卡西利亞承認，在當下，最後一種做法可說是「天方夜譚」，但倒也不是全然不可能——他說，他最近發現，如果提出要求的話，那些受到催眠的志願者能夠增加腸道的血液流量[11]。

其他小組的實驗室研究則報告說，如果在催眠過程中提出放鬆的暗示，就能影響許多和壓力有關的免疫反應，例如能夠降低面臨考試的醫科學生的發炎反應[12]。此外，有些小型的試驗顯示，催眠療法或許能夠改善自體免疫失調所帶來的疾病，例如濕疹跟乾癬，還能讓上呼吸道感染早點好，甚至還可以清除肉瘤[13]。然而，實驗的結果有各式各樣。不同的研究會測量免疫系統不同面向的功能，因此不會出現一致的結果。而若從整體角度來看催眠研究，在進行統合分析後，得出的結果通常都一樣：品質優良的研究實在太少，無法強而有力地證明催眠的益處，或是哪種催眠技巧最有效。對我這種圈外人來說，搜索相關的資料讓我心灰意冷；儘管偶爾會看見一絲令人振奮的催眠潛力，在多數情況下，這個領域只會讓人覺得不清不楚，模模糊糊。

接著要來談腸躁症的催眠療法。

☆

雖然很多催眠治療師都會深入人們的童年或心理障礙中，但沃維爾對解決患者的個人問題興趣缺缺。他看見患者的悽慘狀況，把目標放在他判斷的根源，腸道上。

他告訴我，大腦與腸道之間的連結相當精密。兩者之間能透過自律神經系統緊密連結，以及不停地在血液中循環的荷爾蒙互相聯繫，說明腸道的信號會傳送至大腦處，接著大腦會針對該則資訊發送出調整腸道功能的回應。雖然我們通常不會意識到這些事情。

舉例來說，來自胃部的信號會告訴我們是否餓了，該不該吃點東西；或告訴我們肚子很飽，得分泌胃酸，或將血液轉向幫助消化；或我們是否攝取有毒物質，需要嘔吐。而在這個程序的另外一端，來自結腸及直腸的信號則會在需要排便的時候通知我們。我們就可以決定是要立刻解放，或是壓抑這個衝動，等待一個更好的時間點。

大多數的人都曾經體驗過心理狀態如何影響腸道功能。如果廁所的擺設令人不舒服，我們可能好幾天都解放不了；倘若心情緊張，就會胃抽筋或拉肚子。「進化的過程教導我們，如果你在大草原上亂晃時，出現了什麼東西要來把你吃掉，最好快把腸道裡的東西清乾淨，讓流往腸道的血液迅速減少，」沃維爾說，「接著就能將所有的血液都送往肌肉，讓你跑離此地。」

然而，在腸躁症患者的體內，大腦與腸道的溝通管道混亂了。例如，慢性壓力會導致長期腹瀉、嘔吐或腸絞痛。這種情況可能會造成一種惡性循環：人們越擔心症狀，其症狀就會越趨嚴重。「疼痛出現，接著產生的就是焦慮，」芳齡二十一，在母親陪同下來到沃維爾任職的醫院看診的艾瑪說，「我知道事情是怎麼運作的，但就是打破不了這樣的循環。」

在接受催眠療法訓練後，沃維爾相信這種技巧或許能減輕壓力和焦慮，幫助患者不要對腸道發出的信號過度反應，同時也希望能直接影響腸道的功能。他會先說明腸道運作的方式讓患者了解，接著在催眠時，他會要患者想像一個平穩、沒有異常的消化流程，藉此達到控制腸道的目的。常見的方法是把腸道想像成一條河流。有便祕困擾的人可能會變出一道洶湧的瀑布，而腹瀉的患者或許會選擇另一種景象：一艘艘小船行駛在緩慢的運河之中。

爲了能夠在鑽研催眠療法的同時保障自己的聲譽，沃維爾知道得在極具說服力的科學試驗中記錄成果。他在一九八四年時發表了第一篇論文，那是一場隨機對照試驗，參與者共有三十人，這些人都會在接下來的十二個星期裡接受每週一次的療程。他們接受的治療不是專注於腸道功能的催眠療法就是心理治療（過程包含討論可能跟自身疾病有關的壓力和情緒問題）[14]。這些絕望的患者已罹患嚴重腸躁症多年，傳統療法對他們都沒有任何幫助。他拿出一份最高二十一分的評量表，要他們針對自己的腸道功能評分，分數越高表示症狀越嚴重。心理治療組最初的平均分數是十三分，三個月之後分數毫無減少。催眠療法組最初的平均分數是十七分，療程結束之後平均分數只剩下一分。

初步的實驗就這樣造就了他的使命。沃維爾下定決心改變大家對催眠的看法，同時也要獲得科學界的認同。從那時候開始，他就在懷森修醫院設立催眠療法專門研究單位（該單位如今已有六名治療師），而且也已經建立一系列相當可觀的證據證實他所使用的技巧確實有效。

腸道催眠療法並非對所有人都有效。艾瑪參加過一系列的療程，病況卻依舊嚴重。但在經過幾次的試驗和審核後，沃維爾證實了催眠療法能夠幫助百分之七十到八十的患者，而這些患者先前接受的任何治療都無法給予他們任何幫助[15]。而接受過催眠療法的病患也越來越少去看一般醫生跟顧問醫師，除了腸躁症，其他的症狀，諸如頭痛及疲勞也跟著腸道問題一同緩解。小型的試驗顯示，此種療法也能給其他功能性腸胃失調帶來幫助，包括功能性消化不良症候群以及非心因性胸痛[16]，還可能幫助罹患嚴重自體免疫失調疾病如克隆氏症及潰瘍性大腸炎（此疾病的成因為免疫系統攻擊自身的腸壁）的人[17]。

至少對腸躁症而言，成效是長期的。在追蹤超過兩百名對催眠療法有反應的腸躁症患者長達五年以後，沃維爾發現百分之八十一的人情況依舊良好，事實上多數人的症狀仍在持續好轉[18]。這種長期的效果，以及在進行實驗時，相較於對照組，接受催眠療法的患者症狀大幅好轉的事實，顯示催眠療法絕非僅是安慰劑療法。

如第二章所呈現的例證，雖然腸躁症患者可能體驗到驚人的安慰劑效應，但效果通常都是暫時的。沃維爾注意到，如果患者動手術，一開始通常都會覺得有好轉，但不久後又會舊病復發。相較之下，他相信催眠療法能改變患者對腸道的思考模式，讓他們得以減輕症狀。療程中，他會提供患者CD，讓他們回家繼續練習，想練多久就練多久。

沃維爾的研究也協助證實催眠療法的效果比減輕壓力有效。腸躁症患者的腸壁通常對疼痛過於敏感。檢測方法是將氣球置入直腸後開始打氣，直到對方喊痛為止。健康的人會在壓力達到約四十毫米汞柱時覺得疼痛；腸躁症患者通常則連一半都還沒到就已經覺得很不舒服。催眠療法似乎能修正這種過敏反應。沃維爾在患者接受一系列療程後進行測試，他們的疼痛敏感反應回復正常的範圍[19]。

更重要的是，患者接受催眠以後，就有辦法影響胃部將物質送進小腸的速度（以即時超音波影像進行測量）[20]，以及結腸收縮的頻率[21]。就像歐拿斯和卡西利亞所做的關於血液流動的實驗一樣，這些事情都不是那麼輕而易舉就能辦得到的。

「你沒辦法坐在那兒直接跟患者說，『你要放鬆一下肌肉嘛，』」沃維爾說。「但是，在這種極容易受影響的狀況下，人們似乎比較能夠操縱自己的身體，做那些在清醒的狀況下不一定有辦法做到的事情。」

☆

在庫魯克山克斯那間擺滿卡片的辦公室裡，我問曾經當過空服員的妮可被催眠是什麼樣的感覺。「輕飄飄的，」她說。「潘[28]說話的時候，我想像出一片介於綠色和藍綠色之間的暖呼呼的水。背景是豔陽高照的假日，平靜和緩的水。我感覺自己在那個世界裡歡笑。」

催眠療法對她真的有幫助嗎？她說，即使自己很努力，一開始還是沒什麼感覺。直到上禮拜……她停頓一下，看著我們，那雙眼睛有如準備跟我們分享什麼祕密似的興奮而明亮。

[28] Pam，帕梅拉的暱稱。

「奇蹟發生了，」她說。「以前，那種又膨又脹的感覺會往上擠壓到胸口處，隨時都覺得很不舒服。現在，脹氣都消失了，我已經沒吃任何止痛藥了。」她轉身面向潘，眼淚在眼中打轉。「我好想親親妳！我痛苦了好久好久。對我來說，過去那沒有疼痛的一星期實在是太棒了。」

妮可離開以前，庫魯克山克斯問她上週過得怎麼樣。「我又得癌症了。」她平靜地說。她的背部出現腫瘤，以前就曾有過，如今癌症又復發了。「聽到這樣的消息我也很難過。」我說，但是妮可搖搖頭。「發現得很早，」她說。「我倒覺得還好。」接著她指著自己的胃。「這裡才是最可怕的。這裡才是痛苦的根源，連靈魂都快被它給毀了。」

起身要離開時，她深深地擁抱了庫魯克山克斯。那面牆很快就會再增加一張謝卡。

☆

結束催眠療法機構拜訪後，我回到了彼得．沃維爾的辦公室。他強調腸躁症的病因不只有壓力和焦慮。其他因素包含基因、飲食、腸道菌、大腦如何處理疼痛感，以及腸道本身。

他指出，每名患者的腸躁症都是由不同的病因組合而成。在一些案例中，例如艾瑪的疼痛或妮可的脹氣，主要的問題似乎源自心理。其他案例，例如吉娜的便祕，心理問題或許根本無足輕重。

他認爲吉娜的毛病主要和反覆的腹部手術有關，這種做法會損害能讓腸道正常運作的神經群。她還切除了子宮和膽囊，「她動了好幾次下半身的手術，」他說。「難怪下半身會無法正常運作。」

這就是爲什麼他堅持催眠療法應該搭配傳統醫療方式。雖然催眠療法能夠幫助吉娜去控制和她的症狀有關的壓力，沃維爾同時也建議輔以強效的肌肉鬆弛劑及緩瀉劑，若上述兩種藥物都無效，就需要接受人工肛門手術。

聽到轉診來讓沃維爾治療的患者先前動過腹腔手術的人數有多少，讓我很訝異——我那天遇到的十個人裡面就有七個。他證實這的確是引發腸道症的主因之一。如果腸道在手術過程中移位或是受到推擠，就可能導致腸道變得過於敏感，開始傳送過度疼痛的訊號到大腦。這通常是最早觸發腸躁症的原因。在其他案例中，腸胃科醫師也會試圖通過手術緩解患者的症狀，但最後卻只會使情況變得更糟。

「外科醫師是開刀的專家，」沃維爾說。「在許多情況下，開刀具有極大的療效。如果你罹患盲腸炎、膽囊炎或腸穿孔，外科醫師能救你一命。」但如果有人下腹疼痛，他們的第一個反應就是動手把什麼東西切掉。不幸的是，這麼做只會使情況惡化。「動手術的理由非常正當，」沃維爾說。「但是一旦腸道的結構遭到改變，有了傷疤和沾黏，催眠就幫不上忙了。」

這讓我想起慢性疲勞症候群患者面臨的兩難：他們被兩邊的醫生推來推去，一邊認爲他們罹患的是生理方面的不治之症，另一邊則認爲他們得的是心理方面的焦慮病症。我問沃維爾，腸躁症的患者是否也處於身體和心理的兩個極端之中。有些醫師會將腸躁症視爲純粹的生理疾病，會將他們的腸子切掉一段又一段，而其他醫師則告訴患者這種疾病是他們自己想像出來的。但其實，腸躁症患者眞正需要的明明就是要從身心兩方面同時著手，對不對？

沃維爾盯著我看了一會兒。「沒錯，就是這麼一回事。」他說。

☆

你或許會想，沃維爾完成這麼多成就，應該對自己的職業選擇感到很滿足吧。他研發出一種非常有效率的治療方法，幫助了數以千計被其他醫師放棄的病患。世界各地的醫療團隊都以隨機對照試驗檢驗這種專注於腸道的催眠療法，也都得到了正面——縱使療效不總是那麼驚人——的結果[22]，而最近一次的系統性回顧也總結此種治療方式既有效又持久[23]。

多虧這些證據，讓負責審核英國國民健康服務體系（簡稱為ＮＨＳ）採用之治療方式的國家健康與照顧卓越研究院（National Institute for Health and Clinical Excellence，簡稱為ＮＩＣＥ），推薦使用催眠療法治療傳統醫療無法治癒的腸躁症疾病。這是少數由ＮＩＣＥ背書的輔助療法，也是ＮＩＣＥ唯一推薦適用於生理疾病的催眠療法。

但沃維爾看起來並不快樂，事實上相當失望。因爲雖然有那麼多人去做試驗，雖然獲得ＮＩＣＥ的推薦，但許多負責支付診療費用的英國行政機關依然不願意買帳，同時ＮＨＳ也在網站上警告患者，催眠療法對腸躁症的研究調查「無法針對其療效提供有力的證據」[24]。

沃維爾說，其中一個問題在於，催眠療法禁不起那些設計來測試藥物的試驗的嚴格標準。在推薦某種療法之前，倡導「讓證據說話」的醫學界會期待有雙盲試驗。也就是說，必須在患者和醫師都不知道自己得到的是眞藥還是假藥的情況下試驗。的確，測試藥物時若透過這種方法，就有辦法排除患者感受到的療效不只是安慰劑效應。

我們不可能不知道自己催眠了別人，或被別人所催眠。因此審查員或提供資金的單位或許會查看腸躁症催眠療法的資料，發現沒有做過雙盲試驗，便斷定證據薄弱。「這根本就不合理啊。」沃維爾說。而且，在藥物試驗中，爲了區分是藥物的療效還是患者的心理作用，而不讓受試者知道自己服用的是眞藥或假藥的做法的確有其道理。但如果你把相同的試驗標準套用在催眠，這種患者的信念和期望與療效密不可分的治療方法上，就失去試驗本身的意義了。

沃維爾認爲，檢視身心症療法時，審查員理應願意從更寬廣的角度接受針對該療法設計的試驗所提供的證明才對，然而他們卻仍固守醫學界的黃金標準。舉例來說，研究學者可以進行單盲試驗，讓接受催眠療法的一組測試者和對照組比較，再由一名不知道哪一組患者接受何種治療的研究人員各別評估患者的症狀是否有任何改變。

任職於牛津實證醫學中心的流行病學家及科學哲學家傑瑞米·霍威克，同意要針對身心症療法做雙盲試驗很困難，甚至是不可能的看法，但也指出某些傳統的治療方式也面臨了相同的困難，例如手術或物理治療。他建議遇到類似案例時，我們的確應該徹底忘掉安慰劑組的存在，改爲與另一種已知的有效治療方式相互對照。「如果你有健康方面的問題，你只想知道在這麼多的選擇裡，哪種療效最好。」他說，「病人在乎的是這個。」[25]。

更深一層的問題在於，在大多數的科學及醫療圈中，催眠療法非常不受重視，且仍被視爲江湖騙術。支持者抱怨，醫療人員能夠拿到的催眠研究經費少之又少，甚至比其他身心療法（例如冥想）還少[26]，而且也沒什麼人在乎催眠療法對患者可能帶來的幫助。「絕大多數的醫療專業人員覺得催眠沒有什麼存在的必要，或無足輕重。」催眠研究學者凱倫·歐拿斯如此說道。

多年以來，沃維爾都在試圖將催眠療法模式延伸套用到腸胃失調疾病之外的領域。他說，他跟許多不同領域的專家接觸，提出或許同樣的技巧能幫助罹患濕疹或癌症等疾病的患者處理疼痛及焦慮的問題。所有的人都拒絕了他的提議，其中一個人還說，「我不認爲你在做的事情對患者有什麼幫助。」

沃維爾的結論是：「大家都對催眠帶有極大的偏見。醫學界變得汲汲於追求新技術，致力於使用藥物、掃描，還有這些高科技的器材。他們覺得像催眠這種平實簡單的療法沒有什麼療效。」他說，接受催眠療法不只是重新思考設計試驗的方法，還得重新思考治療患者的方式。「醫學界標準的治療方法，就是檢視患者的病史，開立處方藥物，請他們回家。如果該種藥物治不好，就再讓他們嘗試另一種藥物，周而復始。催眠療法完全不同。你要拋開處方箋，拋開診間裡的桌子，拋開所有的東西。你就是患者能否好轉的關鍵。」

沃維爾剛發表了一篇稽核報告，該報告提及一千名接受腸道催眠療法的患者[27]。他想都不用想就背出統計數字：臨床患者中，百分之七十六有顯著的症狀緩解；在病齡從一年到五年、對催眠療法有反應的患者當中，有百分之八十三的人病況依舊穩定；百分之五十九的患者無須服藥，百分之四十一的患者藥物攝取量減少；百分之七十九較少或根本不再去看醫生。」不過他很快就要退休了，而且也沒打算再做更多的試驗。「我想到了那時候，我們大概也放棄了吧。」他說。

「我們做出很多優秀的研究報告，報告上的數據都非常清楚，無庸置疑。然而，我們卻總是在跟那些提供治療補助的人抗戰，他們總說證據還不夠。他們到底還需要多少證據啊？」

或許他說得沒錯，催眠療法的歷史起起伏伏，阻擋在醫學界面前的那堵牆過於沉厚，使得大家無法接受它的療效。但遠在大西洋的另一端，卻有人正在徹底改造催眠這種東西。

第六章　重新思考疼痛

進入冰谷

我緩緩地飄浮過一座閃閃發光的冰谷。周遭有陡峭的懸崖，底下有一條絲帶般的藍色河流。冰谷底部凸出的地方站著揮動鰭狀肢的企鵝，以及帶著用煤塊拼組而成的微笑雪人。我朝雪人扔雪球，如果直接命中，它們會炸開，化成三角形碎片，只剩下笑容停駐在空中，像成排結凍，《愛麗絲夢遊仙境》裡的柴郡貓。背景音樂是保羅．賽門演唱的〈你可以叫我艾爾〉。

抬起頭，眼前是雪花以及夜空；往下是水流；接著看看四周。我任由自己往前移動。四周是一座座冰橋，點綴著幾間外形光滑的冰屋。雪人開始朝我丟雪球，於是我不再試著丟雪人，而是把目標放在它們丟過來的雪球上。雙方的雪球在空中交會、碰撞，我對這樣的成績感到滿意。

飛過彎曲處，我看見一家子長了又大又彎的象牙的長毛象站在及膝的水裡。我朝其中一隻丟了顆雪球，他發出喇叭般的叫聲。接著，一些藍銀色飛魚現身，往下游躍跳而去，在身後留下一道道雪花的痕跡。

有些時候，往冰谷下方前進時，會隱約注意到自己的腳有些狀況。先是麻麻的，然後是一種如果留心，會有如燒灼般的感覺。但那是發生在另外一個世界的事情，跟這座魔幻冰谷無關，而我現在沒空去想那些事情。我更想知道自己有沒有辦法讓那些長毛象爆炸。

☆

二○○八年，山姆·布朗中尉第一次被派往阿富汗坎達哈。任務最後一天的黃昏，附近的小隊打了電話，說他們遭到突襲。布朗率領手下穿越沙漠前往支援，但在途中，他坐的那輛悍馬車撞到一顆路旁的炸彈[1]。

他看見一陣明亮的閃光，裝甲車隨之飛上天；幾秒後，車子就成了扭曲變形的廢鐵。他不記得自己是怎麼出來的，他的身體在燃燒，心想自己可能要在炸彈炸出的坑裡燒死了，但在砲手的幫助下，他用幾把砂土滅掉了身上的火。火焰撲滅時，制服的袖子已經燒光，他燒得體無完膚，渾身上下都燒成鮮紅或焦黑色。

布朗被送往德州聖安東尼奧的布魯克軍事醫療中心。他的身體大多數三度燒傷，也稱爲全層皮膚灼傷的三度燒傷燒光他皮膚的每一層。醫師幫他上了麻藥，讓他昏迷了好幾個禮拜。其間，他們將他的背部跟肩膀的皮膚移植到身上最嚴重的地方。甦醒以後，他又接受了一連串的手術，包含切除左手的食指。但最痛苦的，莫過於每天忍受護士將壞死的組織從傷口上清除。那種痛彷彿渾身又一次被燒傷。

在燒傷開始痊癒以後，他每天都需要做物理治療，這件事帶來了更大的痛苦。像布朗這種傷口面積非常大的人，疤痕組織會很厚，還會收縮。在燒傷的地方痊癒並形成疤痕之後，爲了確保之後能自由活動，治療師得強迫他大幅伸展身體與四肢，伸展到將疤痕撕裂爲止。

美國每年約七十萬人因燒燙傷被送到急診室，其中約有四萬五千人因此住院[2]。爲了幫他們度過痛苦的傷口護理及物理治療，院方會爲他們施打醫學界最高劑量的鴉片類藥物。但能夠施打的劑量也因其副作用而受到限制。這些副作用包含發癢、無法排尿、失去意識或死亡。即使給予最高安全劑量，患者依然痛不欲生。如果攝取鴉片類藥物超過幾個月的話，患者還有可能因此上癮。

布朗想盡辦法控制鴉片類藥物攝取量。有時候，他會覺得物理治療痛苦到難以忍受。這種情況發生時，他的上級會強迫他去接受治療，但他更害怕自己鴉片上癮。後來，有人問他是否願意參加一場開創性的研究試驗。

☆

在醫療產業裡，我們從來不缺止痛藥。有類似阿斯匹靈和布洛芬等成藥錠；嗎啡和可待因等強效麻醉藥，以及類似氯胺酮等鎮定劑。抗憂鬱、抗痙攣劑和皮質類固醇都可以用來舒緩疼痛。醫師可以麻醉一小塊皮膚、身體的一整個區塊，或讓患者完全失去意識。不幸的是，這些東西不代表我們能夠透過醫藥消除疼痛。

疼痛，是患者在清醒的狀況下接受醫療介入及手術時主要遇到的問題之一。例如，像布朗這種燒燙傷患者的傷口護理，或微創手術（一種慢慢取代切片檢查、診斷檢驗、植入醫療設備以及清除腫瘤等開放性手術的方式）即是。正如布朗這個案例所顯示出的問題，止痛藥的效力通常不夠；就算已經施打止痛藥，患者仍須承受極大的痛苦。

還有數以百萬受慢性疼痛影響的患者，他們罹患的疾病從關節炎到纖維肌痛症都有。過去幾十年，類似奧施康定——安慰劑效應發生時，大腦會分泌腦內啡，而人工製成的奧施康定的效用就跟腦內啡一樣——這種鴉片類藥物大行其道。針對上述疾病的患者，醫師會開立這種藥物給他們。早年，這些藥物通常屬於最後手段，只會開給癌症末期的重症患者。但如今，這種藥物經常開給輕微，乃至一般疼痛的患者，使得他們接下來的幾個月或幾年都在服用這類型的藥物。

問題在於，不同於腦內啡是屬於大腦內的天然物質，這些人工製成的藥物會讓大腦內的鴉片類受體忙得不可開交，導致該受體對此類藥物的敏感度降低，產生耐藥性，劑量得越來越高才能得到相同的效果。這也意味著此類藥物非常容易讓人上癮。切斷此藥的供給會讓人產生焦慮及疼痛過敏等可怕的戒斷症狀，因爲感覺遲鈍的受體無法跟常人一樣對天然的腦內啡有所反應。

由於開立給患者的情況增加，使得鴉片類藥物上癮及攝取過量致死的案例層出不窮，有人形容這件事「演變爲我們這個時代最嚴重的慘劇之一」[3]。美國的問題尤其嚴重，這個人口不到全球5%的國家消耗掉全世界鴉片類處方藥物供給量的百分之八十[4]。到了二〇一二年，美國每年都有一萬五千人因服用過量的處方藥物而喪命，數量比因服用海洛因及古柯鹼喪命的人數還多[5]。二〇一三年，美國疾病管制中心將止痛藥上癮列爲美國史上最嚴重的藥物濫用事件[6]。

這件事引發一個問題，我們處理疼痛的方式是否全盤皆錯？一些研究學者聲稱，除了不停開立劑量越來越高、而且容易上癮的止痛藥讓病人服用之外，其實還有另外一種方法。他們利用幻覺的力量降低藥物使用，同時緩解疼痛。

☆

抵達位於西雅圖華盛頓大學醫學中心的實驗性疼痛研究室時，歡迎我的人是研究助理克莉絲汀．侯福。她要我脫掉右腳的鞋子跟襪子，接著把一個黑色的小盒子綁在我的腳上。她解釋說，這種會快速加熱的裝置是設計來產生痛覺的。侯福通常會不停電擊受試者，我很幸運，那個設備今天無法正常運作。

她開啓那個裝置三十秒，要我用一到十評量自己的疼痛程度。接著她把熱度調升半度，希望能讓我的疼痛程度來到中間左右。最不適感的評分都是六分。感覺刺刺燙燙的，不至於燙到起水泡，但很激烈，沒辦法忽視。稍後在進行試驗時，侯福會採用同樣的溫度。

她為我戴好能投射出高解析度3D影像的虛擬實境眼鏡，並且幫我戴上有隔音效果的立體環繞耳機。我忽然間飄浮在雪地上，欣賞著冰谷閃閃發亮的壁面。侯福用電腦滑鼠跟我說明要怎麼移動和發射雪球。眼前的畫面很可愛，但談不上非常寫實，特別是在這個許多電玩遊戲畫面都精美得不得了的年代更是如此。不過有我從未體驗的身歷其境感。外界的景象跟聲音都被阻隔，我往四周觀看時，虛擬的世界也會隨之延伸出去。雖然景色有點卡通的感覺，但我覺得自己身在其中。

我花了十分鐘跟雪人還有企鵝在一起，同時間侯福會啓動發燙的盒子三次。在那之後，她要我再次評量疼痛感。我的疼痛程度略微下降，從六降到五（相較於之前會痛一陣子，這三次痛的時間非常短暫）。同時，我的不適感從六大幅下降到二。我給這趟旅程的愉悅程度打了八分，相當快樂，也很樂意再來一次。

麻醉醫師山姆．謝勒是這間研究室的負責人。他說這一切都跟注意力有關。在有知覺的情況下，大腦有注意力的限度。他說，我們沒辦法增加或降低這個限度，但可以決定要把注意力放在什麼地方。如果去想其他事情，想一些安全的、愉快的，能讓我們到遠方的事情的話，疼痛感會變得較爲模糊。

視覺形象特別能夠分散我們的注意力。謝勒讓我看了一段影片。影片中，登山客艾倫．羅斯頓——二〇〇三年時，他在猶他州境內一座偏僻的峽谷中受困五天，被迫用摺疊刀切斷自己的前臂。事後他描述心靈圖像如何幫他度過這段痛苦的考驗[7]。

待在峽谷的第五天晚上，嚴重脫水的羅斯頓因寒冷而顫抖。早先，一顆落石掉下來砸斷了他的手臂，這種痛楚讓他非常不舒服。他知道自己快死了。接著，他看見了一個景象，那個景象遮蔽了周遭那些帶來痛苦的事物。「有一個差不多三歲左右的小男孩，」羅斯頓描述。「穿著一件紅色的襯衫，正在玩一輛小卡車。他把卡車移過來移過去，嘴裡發出小小的轟轟聲。」

「然後他停下來，回過頭，朝我跑過來。我看見自己抱起小男孩，將他高舉過肩。我們四目相望，我知道自己看見了未來的兒子。後來那個影像消失了，我回到峽谷，因體溫過低而發抖。」

羅斯頓說，藉由想像出所愛的人，幫助他承受割除手臂的疼痛。「割除手臂是我這輩子最慘痛的經驗。有三十秒的時間，我所能做的只有閉上雙眼和呼吸。但我從頭到尾沒發出過噢的聲音，沒滴下眼淚，也沒大聲叫喊。不是因爲我是超人，而是因爲睜開雙眼，我能夠想像得到的，就只有再次見到自己的家人。」

對羅斯頓來說，一個內心創造出來的世界——家人的畫面以及想像出來的未來兒子——幫助他將注意力集中到別的地方，讓他能夠遠離疼痛的恐怖折磨。謝勒說，我剛經歷的虛擬冰谷就是想透過人工的方式創造出同樣效果的一種嘗試。

虛擬冰谷的構想出自杭特．霍夫曼。他是華盛頓大學認知心理學家，專長爲創建虛擬世界。一九八〇年代，霍夫曼創建了「廚房世界」。那是一座虛擬的廚房，除了有流理台和櫥櫃，還有各種你能夠拿起來的東西，例如茶壺、平底鍋，以及一隻待在水槽裡的、腳彎曲的蜘蛛。霍夫曼希望能透過賦予恐蜘蛛症一個安全的空間，讓他們習慣與蜘蛛相處。

後來，一個朋友跟他提到大衛．派特森的工作。大衛．派特森是心理學家，他在華盛頓大學醫學院港景醫療中心及西雅圖透過催眠的方式減輕燒燙傷患者的疼痛。這位朋友認爲虛擬世界的技術或許有辦法協助分散燒燙傷患者的注意力。「我能夠提供一種讓患者分心的辦法。」霍夫曼說。兩人開始一起工作，試看看是否虛擬實境能夠幫助患者熬過醫學界最痛苦的療程。一開始，他們讓患者進入廚房世界。「對第一個孩子有效。」霍夫曼說。因此，他開始著手設計一個專屬燒燙傷患者的虛擬世界[8]。

在當時，要創造出任何類型的虛擬世界都需要尖端科技。霍夫曼使用的設備是一台由視算科技公司所打造，要價九萬美元的超級電腦。相關設備還包括了一頂沉重的頭盔。他採用的地形編輯器是根基於一套軍用的飛行模擬軟體，這套軟體的原型是讓使用者操作戰鬥機從航空母艦上起飛。有些地方還需要做些調整。「我們很怕他們會有頭暈的症狀，」他告訴我。「許多燒燙傷患者會因爲止痛藥的關係而作嘔。第一個使用虛擬世界的患者讓我深信虛擬實境有機會讓他們轉移對疼痛的注意力，但我很擔心作嘔的感覺會毀掉這一切。」因此他把焦點從開放式地形集中到一座狹窄的峽谷，阻止人們改變方向或原地繞圈。而且只用能夠減輕痛苦的冰塊打造這個世界。他將這個地方命名爲「冰雪世界」。

二十年過去了，冰雪世界的核心結構依舊沒變，但是超級電腦和頭盔換成筆電與高解析度的立體眼鏡（頭盔對那些頭部和臉部有燒燙傷的患者來說毫無用武之地）。霍夫曼設計了幾副不用插電的光纖眼鏡，這種眼鏡光是單一隻眼，就含有一千六百萬根能夠傳遞訊號的細小玻璃纖維，燒燙傷患者在水槽處理傷口時也可以使用。同時，他也升級了軟體畫面，並更改配樂。霍夫曼解釋，保羅·賽門曾在一個展覽會場嘗試使用冰雪世界。他喜愛這套軟體，但恨透了他們使用的那首縹緲又迷幻的配樂，因此就捐出自己的歌曲。

華盛頓大學醫學院的團隊也針對健康的志願者（搭配侯福的發燙盒及電擊設備）與燒燙傷的患者在港景醫療中心進行一連串的隨機對照試驗。他們發現，冰雪世界的分散注意力效能比起單純的音樂或電動遊戲好得太多。核心的機制似乎在於你有多融入那個虛擬世界。越覺得自己是虛擬世界的一員，就越能舒緩自身的疼痛。

霍夫曼說，冰雪世界能持續減緩約百分之三十五的疼痛指數，音樂則只有百分之五左右。如果再跟止痛藥搭配的話，則除了止痛藥本身的效果之外，患者的疼痛指數會再多減少百分之十五到四十[9]。研究學者發現虛擬世界的止痛效果不只限於主觀認定，也會顯現在腦部掃描的結果上：跟疼痛有關係的腦部區域的活動幾乎完全消失[10]。

醫療團隊仍在測試其他能夠增強止痛效力的方法。例如，少量的致幻藥物氯胺酮似乎能讓患者沉浸在虛擬世界裡。冰雪世界的技術已經使用在全美約十五所醫院，其中一所是位於德州山姆休士頓堡的布魯克軍事醫療中心。這家醫療中心治療了數以百計在伊拉克及阿富汗戰爭中燒燙傷的士兵。他們多數都是被土製炸彈所燒傷，包括路邊炸彈、汽車炸彈、自殺客炸彈，或者還有其他如霍夫曼所形容的炸彈：「這些五花八門的炸彈能把一輛悍馬車炸得人仰馬翻。」

包含布朗中尉在內，霍夫曼和他的同事在布魯克軍事醫療中心以十二名士兵進行了一項試驗[11]。相較於平時沒有虛擬世界的療程，在接受物理治療的過程中，如果他們融入冰雪世界裡，疼痛指數會下降將近兩分，花在思考疼痛的時間比例從百分之七十六降到二十二。他們評量一般時候的物理治療為「索然無味」，處於冰雪世界時的物理治療為「相當有趣」。

冰雪世界對其中六個疼痛最劇烈的士兵效果最好，而他們也是最需要這項設備的人。其中布朗的最高疼痛指數從十分降到六分，相較於之前的物理治療讓人「筋疲力盡」，有了冰雪世界以後，療程變得「真的很好玩」。他後來告訴《GQ》雜誌的記者，冰雪世界讓他回想起早年聖誕節假期時，跟兄弟一起在科羅拉多滑雪的往事。當時，他還只是美國西點軍校的學生。療程結束以後，他跟霍夫曼說了自己的看法：「我認為你們的方向是對的[12]。」

☆

二〇一四年四月的某個夜晚，二十二歲的塔洛以時速將近一百三十公里的速度行駛在介於西雅圖南方肯特市和得梅因市之間的大街上。車子失控，空翻了兩圈後一路打滑，接著燃燒起火。

一輛救護車把單手骨折、腿部和胸部嚴重燒傷的塔洛載到港景醫療中心。「醒來的時候，我痛到不行，」他告訴我。「不只喉嚨插管，渾身上下都是管子。我想把那些管子拆掉，院方的人阻止了我。我的臉整個腫了起來。」他身上到處都是燒傷的痕跡。心情平復以後，塔洛打電話告訴女友自己出了意外。「她一開始不信，」他說。「等到了這裡，她就知道我沒騙她。」

車禍過後一個月，身穿綠袍的塔洛躺在病床上，兩肩有許多皺褶，約莫五顆淺藍色的枕頭撐起上身。他的體格有點壯，臉頰留了撮鬍子，鬢角也沒剃。兩個硬幣大小的傷疤在黝黑的皮膚上隱約閃現白光。傷疤一個在右眼旁，另一個在額頭上。他的左腳包了一層又一層的繃帶，黃褐色的血跡從腳掌處滲透出來。

旁邊是一些沒吃完的餐點，盒裝牛奶、咬了一小口的瑪芬蛋糕、一個大餐盤、優格空罐和空杯子，還有一束灌了氦氣的氣球，上面寫了些亮晃晃的銀白色字句：「與眾不同的你」和「早日康復」。幾十公分外，窗簾的另一側是一個體型巨大、看起來很生氣的男人。他那張憤怒的臉被燒成粉紅色和褐色，那雙被繃帶包紮起來的手往兩邊直直地伸出去。他在外面似乎有不少仇家。我們經過他的身旁時，一名醫療助理悄悄地跟我說，為了保護他的安危，院方將他的姓名從病歷表上撕掉。

過去幾個星期以來，塔洛動了四或五次手術（他忘了確切的數字了），好將右腳的皮膚移植到燒傷的左腳。為了緩解疼痛，他仍須服用大量的鴉片類藥物美沙冬和緩釋錠，而這些藥物讓他隨時都昏昏沉沉。那個不知名的男子開始大吼，「我痛得快死掉啦！快來人啊！」我費勁地聆聽塔洛模糊不清的囈語。

他告訴我，自己來自西雅圖南方的連頓市，他跟母親還有女友一起住在那裡。我問他連頓是個怎麼樣的地方，他說那裡「住了些危險的人」，而他高中沒念畢業，因爲他「不學好」。他目前沒有工作，但希望自己出院以後或許能在連鎖速食店「大力水手炸雞」找到一份洗盤子的工作：「他們會雇用壞蛋一類的人。」

塔洛的雙手和胸膛都有刺青。在那些轉來轉去的已經褪色的圖案中，我看出一張缺了眼睛的小丑臉以及幾個齜牙咧嘴、肋骨外凸的角色。他沒有解釋些什麼，只說「就是些藝術作品罷了」。他的右臂刺了幾個字，上面寫著「上帝之子」，左臂則刺了比較大的「M.O.E.」。是女友嗎？不是啦，他笑著說：「是金錢至上（Money over everything）。」

一名醫療助理把一個沉重的灰色櫃子推進來，櫃子裡面放著筆電和一副眼鏡。塔洛往後靠著枕頭，戴上耳機。打開的電腦畫面則顯示出他看到的是什麼景象。

這組設備和將我傳送進冰雪世界的一樣，但場景截然不同。塔洛沿著一條河流漂浮，一開始只是一條滿布石頭的涓涓細流，後來逐漸開展，成爲兩側有沙岸的清澈河流。水很淺，兩側還有草地，草地後面是濃密的松樹林。往前看，可以看到一座位在一片清清楚楚的藍天底下的高山，山頂積了一層白雪。這不是遊戲，沒有企鵝或雪球可以射，這是催眠的療程。數字一到十漂浮而過，一個男人用舒服的嗓音發出暗示，讓患者覺得渾身放鬆，忘卻疼痛。

塔洛從來沒有聽過催眠這檔事。但兩天前，在他跟醫療中心的員工抱怨縱使吃了藥，疼痛指數依然「破表」以後，他們問他想不想試看看一種能助於放鬆的方法。「照做以後，我就感覺不到任何疼痛了，」他說。「我再也不用擔心疼痛的問題了。」今天，他樂於再試一次。後來他閉上雙眼張開了嘴。他睡著了。

☆

我把這件事情告訴和霍夫曼在同一個地方工作的心理學家大衛・派特森，他說這是個常見的問題。過去三十年以來，派特森在港景醫療中心面對過許多燒傷及其他嚴重創傷的患者。他一直都在尋找無須仰賴藥物的止痛辦法，幫助這些服用止痛藥的患者減輕更多疼痛。雖然冰雪世界能夠在短時間內極其有效地讓患者將注意力放在疼痛以外的地方，但是只要一拿下眼鏡，止痛的效果就會立刻消失。因此，派特森也在研究是否催眠的正向暗示能夠更長效地減輕疼痛，幫助他們康復。

用催眠來麻醉患者的方法是由詹姆士・艾斯戴爾率先提出的。他是一名蘇格蘭的外科醫師，十九世紀中葉時在印度工作。他看過好幾千名感染淋巴絲蟲病的患者。淋巴絲蟲病是一種由寄生蟲感染的疾病，會導致嚴重的腫脹，患處還會有淋巴液流出，但要說服患者讓他切除這些肉瘤相當困難。當時麻醉藥還未出現。少了麻醉藥，手術過程會痛得讓人難以忍受，更有許多患者因過度驚嚇而喪命。

在當時的歐洲，催眠術相當風行，艾斯戴爾曾經讀過催眠術的鎮痛效果，雖然他從未見過任何被催眠的人，但他決定試看看，結果卻出乎意料的成功。這名外科醫師把接受過手術的患者資料都詳實記錄下來，其中包含一名四十歲、叫做格魯強・沙哈的商店老闆。沙哈有一顆重達三十五公斤的巨大陰囊，他把這顆陰囊當作寫字桌來用。

在沙哈因中了催眠術而「毫無知覺」後，艾斯戴爾切掉了那顆龐然大物，並且深信這場手術救了這名男子的性命。他寫道，「我相信，如果患者因爲疼痛及掙扎而導致血液流動加速，或患者因肉體或心理的痛苦而導致身體系統所受到的驚嚇不停加劇的話，這名男子極有可能會因爲失血過多而喪命[13]。」消息傳出以後，羅患淋巴絲蟲病的患者蜂擁而至，使得他的醫院變成了某種「催眠工廠」。他在院裡執行了數以千計的手術，以當時來說，死亡率非常地低。

時至今日，多數人都已經忘記艾斯戴爾所使用的催眠技巧。由於有了有效的化學麻醉藥，多數人再也不需要經歷沒有止痛藥物可用的手術（然而，對一些發展中的國家以及戰區和災區，多數情況卻非如此。例如二〇一〇年海地發生嚴重地震，四千人因此必須截肢，其中多數案例都沒有使用任何形式的止痛方法）。但一些研究學者正在努力嘗試是否能透過催眠，減少傷口護理時所需要使用的藥物數量，以及幫助剛動過手術的患者及羅患慢性疼痛的人早日康復。

派特森說，他來到港景醫療中心的燒燙傷部門沒幾個月，就因爲一場「改變人生」的體驗，而開始對催眠產生興趣[14]。在幫一名六十多歲的嚴重燒傷患者做傷口護理時，他不停掙扎，不肯配合。「我們每種藥物都已經用到最高劑量了，嗎啡、鎮定劑都是。他說：『我寧願死也不要再進去了。』」負責指導派特森的疼痛心理學家比爾．弗德斯建議他試試催眠。

派特森在一本催眠的書籍裡找到一套講法，念給該名患者聽。那套講法的功用，是讓護士於傷口護理的過程中，碰觸到他的肩膀時，就會讓他進入恍惚的狀態。「我回去查看情況時，整間病房裡議論紛紛，」派特森說。「他們說：『你對那個男人做了什麼？我們一碰到他的肩膀，他就睡著了。』眞是太驚人了。」

而後，腦部掃描研究顯示，催眠時所下的止痛暗示能影響腦部有關痛覺感知的區域。幾場小型的隨機對照試驗則顯示，如果在傳統的治療方式之外增加催眠，就能夠大幅減輕一系列疾病所引發的慢性及急性疼痛。

問題是，派特森的患者多數都不容易催眠。港景醫療中心照顧該區所有嚴重外傷及燒傷的案例，從槍傷到車禍都有，並不在乎他們有無醫療保險。有許多患者有精神方面的問題，或者對酒精及藥物上癮。就和塔洛一樣，這些患者通常都有許多病痛，也施打了幾種強效的止痛藥物，意味著他們總是昏昏欲睡，難以集中精神，而且他們也有可能根本不知道催眠是什麼，通常沒辦法或不願意將精神集中在傳統的催眠引導過程上。

另外一個缺點是，傳統的催眠方法可能相當昂貴，因爲你得雇用一個人去做這件事。因此，派特森在想，他是否有辦法透過虛擬實境讓患者進入催眠的恍惚狀態，一次解決這兩個問題。只要擁有一個事先錄好的虛擬催眠療程，患者就不需要想像出自己的視覺圖像，而且無論何時何地，都能在不需要催眠師在場的情況下實施這種療法。

二〇〇四年，派特森第一次試用虛擬催眠療程，自願接受催眠的人是一位名叫葛蘭特的消防員。六星期前，葛蘭特把汽油倒進烤肉爐裡，卻沒有注意到裡面仍殘留烤肉留下的餘燼，爆出的火球使他的身體有百分之五十五的地方深度燒傷。在那之後，他已經在身體仍然極度疼痛的情況下，忍受過六次痛苦的手術，將皮膚移植到燒傷的地方。除非服下強效的鎮靜劑，否則他會變得神志錯亂，驚恐連連，特別是在醫療人員每天要幫他清理和包紮傷口的時候。「他已經無計可施了，」派特森說。「而我們也只有冰雪世界。」

一改互動遊戲的模式，派特森請葛蘭特去看一段先前錄好的段落。沿著冰谷飄浮時，同樣飄浮而過的冰屋秀出了數字一到十。派特森的聲音暗示後續處理傷口時，患者不只是身心放鬆，更不會有任何疼痛的感覺。

實驗第一天，在催眠開始之前，縱使止痛藥的劑量已經高到不可思議，是港景醫療中心通常給燒燙傷患者劑量的十五倍，而葛蘭特仍將自己的疼痛指數評為一百分滿分。隔天早上，他看了一段虛擬實境的催眠療程。同一天稍晚，在進行傷口護理時，葛蘭特的疼痛指數降到六十。第三天，在經過一段修改過後的語音催眠療程後，他評量自己的疼痛指數只剩下四十。同時，他所需要的藥物劑量只剩下三分之一。實驗最後一天，葛蘭特跟先前一樣沒有接受催眠，疼痛指數飆回一百；事實上，由於疼痛實在太過劇烈，使得他沒有辦法繼續回答派特森接下來的問卷調查[15]。

研究過葛蘭特的案例後，派特森發明出適合進行虛擬催眠的療癒森林場景，而且也回報了其他幾個燒燙傷患者（包含像塔洛這種傷勢嚴重的人）的正面成果。在一場包含了二十一名骨折或槍傷的嚴重疼痛患者的先導試驗中，派特森比較了虛擬催眠、冰雪世界，以及完全沒有接受任何治療的效果[16]。患者一早先接受虛擬實境療程，一天結束後再給當天的疼痛感打分數。冰雪世界跟沒有接受治療一樣，患者的疼痛感會隨著時間前進而增加，接受催眠治療的疼痛指數卻下降了。

現在，派特森正在進行一場更大的試驗。這場試驗有兩百名嚴重創傷患者參與。他要比較虛擬催眠、語音催眠和標準治療的差別。「這是種全新的做法，」他說。「結果會如何還不知道。」

☆

你可以在家裡試試這麼做。把右手放在桌上，把左手藏在桌子或螢幕後面看不到的地方，然後把一個假手（在橡膠手套裡塞些東西就行了）放在左手應該要在的位置。現在，找個朋友撫摸你那兩隻左手——包含看得見的假手和藏起來的眞手。幾秒鐘以後，你應該會有一種奇怪的感覺，你會覺得那隻橡膠手眞的是你自己的手。

這是一種稱爲「橡膠手錯覺」的現象。即使知道那隻假手不是身體的一部分，仍然感覺它是。這種錯覺一旦建立以後，會影響腦部的活動和行爲。人們會對出現在假手上面或附近的東西反應比較快（就像是自己的眞手一樣），而且如果有人拿著一根針或一把刀靠近的話，也會下意識地退縮，或想把手移開。

它也會有生理上的效果。任職於阿得雷德市南澳大學的神經科學家洛里摩．莫斯里最近證實，出現橡膠手錯覺時，看不見的那隻手血管會收縮，輸往那隻手的血液會減少，使得溫度隨之下降。看不見的手的過敏反應也會增強，症狀和免疫系統產生排斥的情況一樣[17]。彷彿那隻不見的手已經不再被身體視爲必要的一部分。

這種情形符合第五章中催眠研究學者所提出的看法：透過暗示和錯覺有可能影響血流量及免疫反應。莫斯里從自己的研究中斷定大腦裡面有一張「心智地圖」，代表心智如何看待我們的身體[18]。這張圖讓我們得以更新身體的存在範圍以及我們在空間中的位置，或許也在控制與調節我們的生理機能（包含類似免疫反應及血流量之類的東西）上有關鍵性的作用。若是改變這張地圖

（以這個案例來說，就是透過簡單的視覺技巧達成），則不只大腦會有反應，身體亦然。

這件事情可能對我們的身體健康帶來巨大的影響。舉例來說，莫斯里推測，大腦在潛意識中對身體不同部位的感知，或許和自體免疫疾病的發生有所關聯。心智地圖和現實的不協調也可能引發慢性疼痛。例如，如果從身體某個部位傳來的感知資訊和大腦的期待不相符，該部位就會產生疼痛，警告我們潛在的危險。

截肢後的患者從不存在手或腳的地方感受到的疼痛稱之爲「幻肢疼痛」，這就是典型的案例。感知身體某個部位存在與否的能力如果發生問題，有可能會成爲其他慢性疾病出現的原因之一，複雜性局部疼痛症候群即是。假設罹患這種疾病的患者手腕骨折了，在骨頭癒合以後，患者仍會感受到強烈的灼燒感。複雜性局部疼痛症候群患者受影響的那隻手溫度會比較低，就跟發生橡膠手錯覺的人一樣。

西英格蘭大學護理與疼痛科學教授坎蒂·麥可布說，就連較輕微的受傷，都有可能激起心智地圖的改變，因爲大腦努力地想解讀自己得到的感知資訊。「末梢神經很快就會意識到傷口已經痊癒，但是中樞神經系統卻會變得過度敏感，導致通常不應造成疼痛的事物都會帶來痛楚[19]。」

例如，骨關節炎是一種關節因外力造成的傷害及發炎反應而引發的疾病。然而，在患者關節處的結構性傷害的程度輕重與其感受到的疼痛多寡之間並無密切的關係。麥可布說，這種疼痛的起因並非出在關節，而是來自大腦對關節的感知。就跟與疲勞相關的控制中樞理論一樣，研究疼痛的人反覆發現，雖然來自身體的訊息對疼痛而言很重要，但總是會再經由視覺感知（在有意識及無意識的情況下），依據我們所在的環境危險與否進行調節。

包含麥可布跟莫斯里在內的研究學者正在研究是否能透過讓大腦誤以爲自己看見一隻健康的手或腳這種方法，減輕幻肢症候群、複雜性局部疼痛症候群、骨關節炎及中風等病症的疼痛[20]。在一個橡膠手錯覺的變化版本中，他們讓患者站在鏡子或螢幕前面，他們看見的不是自己生了病的手或腳，而是看見一隻健康的鏡像手（腳）或影像手（腳）。雖然港景醫療中心研發出來的虛擬催眠，或能夠分散注意力的虛擬遊戲能創造出整體的幻覺，讓我們相信自己處在一個安全的地方，但或許鏡像治療能夠做出一種焦點更集中的錯覺效果，說服大腦相信那個受到疾病影響的部位其實平安無恙。

不幸的是，雖然處方止痛藥爲大眾的健康帶來了危害，相較之下卻鮮少有研究是將目標放在透過非藥物的方式幫助人們應付疼痛。雖然我們在上一章讀到了催眠的研究，但相關研究的規模都比較小。一篇近期的綜論表示，目前還沒有高品質的實驗證據能確定鏡像治療的療效優於安慰劑[21]。

史丹福大學催眠研究學者大衛·史畢格認爲，大家會對此興趣缺缺的原因之一是經費問題。他指出，止痛藥有幾十億美金的市場，藥廠沒興趣贊助那些會降低患者對自家產品依賴性的試驗。醫療保險公司對此也持同樣的態度，因爲如果醫療費用下降，他們的利潤也會隨之下降。他說，催眠及其他心理療法的難處在於，「沒有任何介於中間的產業有興趣推動這些療法[22]。」

然而，這件事情或許即將改變。二〇一四年三月，臉書花了二十億美元收購一家鮮爲人知的加州新創公司 Oculus。這家公司專門製造虛擬實境的遊戲，而且才剛開發一款稱爲「Oculus Rift」的頭戴式裝置，大小和外形近似於潛水面罩。然而，霍夫曼跟派特森使用的虛擬實境裝置造價好幾萬美金，Oculus Rift 卻只賣三百五十美元。這使得一般消費者都能接觸到虛擬實境裝置，透過平板電腦和手機啓動這些無線傳輸的面罩。霍夫曼說，他已經在嘗試讓一名燒燙傷患者在進行物理治療時用 Oculus Rift 來執行冰雪世界。他說：「跑得相當流暢。」

類似這樣的發展意味著人們很快就能夠在家裡使用虛擬的止痛方式，不論是分散注意力的遊戲、催眠，或是反射式的鏡像幻覺都可以。霍夫曼預言，這也代表虛擬世界將變得越來越複雜，而遊戲公司也將投入資源開發出針對這種新型頭戴式裝置的軟體。他說，也會開發出更好的遊戲，讓他們能夠做更好的疼痛治療。這也讓我思考，是否我們很快就會看見止痛試驗不是由醫藥公司贊助，卻是由遊戲產業扶持。

霍夫曼預期未來會有一整座現成的虛擬世界圖書館，讓疼痛的患者能夠依照自己的興趣選用，不只是緩解疼痛。例如，他仍然對於用虛擬世界治療精神疾病很有興趣，也設計出世貿中心、恐怖分子巴士炸彈，以及伊拉克世界，讓創傷後壓力症候群的患者能夠面對他們的恐懼。

「或許虛擬實境很快就要強勢到能夠改變醫學界的態度。「讓患者分心的虛擬世界對他們來說很重要，」霍夫曼說。「虛擬世界極可能改變醫學界處理疼痛的觀念。這件事帶來的影響非常大，它會鼓勵醫學界開始探究除了止痛藥物以外的非藥物型鎮痛方式。誰知道未來會因此產生什麼樣的變化呢？」

☆

在與昏昏沉沉的塔洛見面後隔兩天，我又回去找他，而且驚訝地發現他神志清醒、面帶微笑。他纏了繃帶的腳上穿了隻鞋。他開玩笑說：「我稱它爲『萬用鞋』。」他剛沖過澡，而且是在沒有人幫助的情況下，這可是自他出意外以來的第一次。他還去了健身房。先前曾說他還要再兩週才能出院的醫師也改口，承諾他三天過後的週一就能回家。

他認爲虛擬實境有幫忙嗎？嘗試過以後，他的傷口依然發疼。「但我覺得有點不一樣了，」他說。「好多了。」我對他的印象有些改觀，其中一名護士證實了我的想法。她跟我說，塔洛在做過第一次催眠治療以後，就有了「個性上的改變」，從一個老是哭喪著臉的人，變得禮貌又友善。

我問他喜歡這個虛擬世界的什麼地方，他說是那些樹。「沒有比森林更讚的地方啦，」他說。「如果你發瘋了，可以去一座森林，把所有的東西都趕出去。」

所有的什麼東西？我問。

「所有的疼痛。」

第七章　陪我說話

關懷的重要性

我記得明亮的光線和湯姆．瓊斯[29]的歌聲（那位幫我接生的醫師聽的音樂）；我的胸前有一個高大的藍色屏風；以及我跟伴侶說的，閃過腦海的第一樣東西——冰淇淋，事實證明這麼做是要分散自己的注意力，讓自己不去想下腹不停翻動的古怪感覺。接著是一個渾身是血的女嬰被高舉至屏風上方。

這件事發生在二〇〇九年八月。幾天前，初次懷胎大腹便便的我對生產並不怎麼擔心。我的體型維持得很好，身體健康，也參加了所有的產前課程。當地的醫院有一個由助產師領軍的助孕中心，裡面有生產球和水池。感覺到第一次子宮收縮時，我很興奮，預計在一些放鬆的按摩和深呼吸以後，孩子就會順利出生。

[29] Tom Jones，英國威爾斯人，崛起於一九六〇年代中期，曾演唱多種類型的流行音樂，唱片銷售超過一億張。於二〇一二至二〇一五年間在英國歌唱節目《英國之聲》擔任歌唱指導老師。

但事實沒有想像那麼美好。接下來幾天的分娩初期，我沒有感覺到任何子宮收縮的跡象，骨盆卻痛到不行，吃不下也睡不著。情況不太對勁，到醫院時，血壓過高，不適合在助孕中心生產，最後我還是進了產科病房。我又累又怕。

一名助產師幫我破水，我接上胎心臟監測器，並施打人工催產素以增強子宮收縮。此時我才意識到先前感受到的強烈不適純粹只是不安所引發的。現在眞的痛苦來了，我感覺骨盆快要裂開，一定有什麼問題。恐懼加上疼痛使我驚慌失措。

助產師看起來很沮喪。從她的觀點來看，我還在分娩的早期，應該要適應得更好才對。我很想出聲抗議。我爬過高山，曾和鯊魚（好吧，至少是體型比較小的黑鰭礁鯊）共游，我還是柔道黑帶呢！我可不是什麼缺乏意志力或對疼痛缺乏忍耐力的膽小鬼。但當腦袋一片空白時，我實在是很難開口說些什麼。在一次又一次的收縮過程中，助產師堅持這種現象很正常。她說的話讓我覺得自己孤單又無助。要不是她不懂我現在的感受，就是我生孩子的能力差到無可救藥。

我很久以後才知道寶寶的位置有很大的問題。一般胎兒會面向背後，我的寶寶卻是面向前方，意味著她的頭卡住了，沒辦法順暢地滑進產道。有時候，胎兒過一段時間就會轉動，但是當助產師幫我破水並施打催產素時，原本撐住孩子的羊水沒了，而我那正在收縮的子宮無情地把她的頭顱往下擠，讓她跟我都很不舒服。

我要求做無痛分娩，疼痛隨即神奇地消失了。然而，就像打完無痛分娩時偶爾會發生的情況一樣，我的子宮收縮開始減緩。接下來二十四小時裡，我平躺著，身旁滿是線路、點滴和監測器。第一名助產師早已離開，一連串其他的助產師則來來去去。他們會檢查圖表、增加藥物劑量、透過內診檢查目前的狀況，同時用一根針檢查寶寶的頭皮。最後，一名醫師告訴我寶寶卡住了，我得立刻剖腹生產。

我一開始沒有去抱寶寶。動完手術以後，我覺得噁心想吐、身體不停劇烈顫抖，因此大家都認爲最好先別讓我抱孩子。在缺乏初次接觸的情況下，我女兒後來掙扎著想喝奶。甫出生的她先在保溫箱裡又哭又餓地住了一陣子（她出生後一週內體重就減輕了百分之十）。同時間，則有一群助產師跟健康訪視員[30]不分日夜地跟我囉嗦東囉嗦西。

其中一個人要我花好幾個小時把珍貴的初乳擠進小小的針筒裡（由於室內唯一的一盞燈在我頭部後方，我得在幽暗的病房裡做這件事，挺困難的）。接著換班的人來了，隨即指責我把孩子留在保溫箱裡。另一個人則不停地把我的胸部塞進女兒嘴裡，那動作就跟料理時往雞肚子裡塞東西沒兩樣。我心想，人到底可以在不睡覺的情況下撐多久呢。

接下來的四天，我多次驚慌失措，直到院方終於同意讓我出院回家。我萬分感謝醫院讓我有了一個健康的孩子，但我在想是否還有其他的做法。

☆

[30] Health visitor，英國醫療制度的一環，訪視員都是受過特別訓練的護士，會在寶寶出生以後到家裡教導父母一些跟新生兒有關的知識。

前面所說的這些是生孩子的一般流程。多虧當代的醫療照顧，使得生孩子成爲一件相當安全的事情。在英國，約只有千分之七的嬰兒會胎死腹中或出生後不久死亡[1]。母親的死亡率則更低。而且我們隨時都能拿到止痛藥。然而，縱使有這些優勢，生育依然教人難以忍受。在一份針對兩天前剛生完小孩的女性的調查報告中，半數以上的女性都認爲生育的疼痛無可比擬，縱使其中百分之九十一的人有施打止痛藥[2]。

而有許多女性對生孩子的感覺憂喜參半。生完小孩以後，有約三分之一女性的心裡留下了陰影，還有百分之二到六的女性罹患具備所有病徵的創傷後壓力症候群（曾經歷器械生產或緊急剖腹產的女性罹患的比例較高）[3]。

同時，在英美這些已開發國家，半數以上的生產過程是「有人爲幫助的」，意思就是說，孕婦不是有催生過，就是有使用一些器具或動過手術[4]。這樣的結果會對母親跟孩子帶來長期的影響。以剖腹產來說，尤其是緊急剖腹產，可能會導致孕婦併發膀胱損傷、感染、攸關生死的嚴重出血以及血栓產生。

動過剖腹生產手術的女性未來懷孕時也可能出現併發症，包含子宮破裂和胎盤有異狀。她們比較沒辦法哺乳（而哺乳可以保護嬰兒免於感染），罹患憂鬱症和創傷後壓力症候群的機率可能高出許多（這會影響她們照顧自己的孩子）。西方醫學如此先進，難道我們能夠做的眞的就只有這麼多嗎？

加拿大多倫多大學週產期照護[31]研究教授愛倫・哈內特認爲，我們應該採取其他方式。她說，事實證明，我們可以依賴某種東西減輕疼痛、憂鬱、罹患併發症的風險以及生產過程中需要的醫療介入。但這不是一種藥物、檢查或是手術，不是某種特別的生產姿勢，和病房裡的設備先進與否也沒有關係，而是在生產過程中，有一個能夠全程照顧妳的人。

二〇一二年，哈內特分析了二十二場隨機對照試驗（包含十六個國家及一萬五千名女性）的結果，發現若能有一個在生產過程中持續給予幫助的人在身邊，女性較不會需要剖腹或器械生產，也比較不需要使用止痛藥[5]。她們的生產過程較短，寶寶也更健康。她說：「這是我所知道唯一眞正能夠降低剖腹產機率的方法[6]。」

如果使用得宜，剖腹產能夠救人，而且相關的流程都被認爲相當安全。但剖腹產仍算是大型手術，是除非有特別原因才要做的事。世界衛生組織於二〇一〇年提出警告，雖然使用剖腹產的比例過低會有危險，但太高也不好[7]。多國研究指出，理想的剖腹產比率約爲百分之五到十。比率低於百分之一或高於百分之十五會對母親和寶寶帶來不好的影響。在我住的英國，剖腹產比率是百分之二十六，美國則是百分之三十三[8]。

爲什麼由同一個照護者陪伴——相較於，這麼說吧，得到那些來來去去、不停輪班的不同助產師的幫助——會影響女性需要動手術與否呢？哈內特認爲，或許那些持續獲得照護的女性所得到的幫助，能夠讓她們將身體調整成對生產有益的狀態。得到一個能夠信賴的人的情感支柱或許

[31] 廣義來說，週產期照護指的就是包含懷孕前、過程中與產後的母親及嬰兒照護。

還能降低恐懼和壓力，讓她們更覺得情況在掌控之中。這可以降低她們在生產過程中感受到的疼痛，意味著她們需要的止痛藥劑量會降低，如此一來就能降低併發症的風險，免於進一步的醫療介入。減輕焦慮也會對生產過程的身體帶來直接的影響。感受到壓力或恐懼時（尤其是在生產的初期），我們會分泌降低子宮收縮頻率的荷爾蒙[9]。

持續性照護的好處對發展中的國家來說特別重要，尤其如果當地婦女對生產覺得恐懼或缺乏相關知識，還得在缺少伴侶或家人支持的狀況下在設備簡陋的醫院生孩子的話。相較之下，一份針對美國及加拿大的七千名女性的研究報告指出，持續性照護絲毫沒有減輕醫療介入的機率[10]。難道是因爲這裡的醫療設備太好，不需要額外的心理支柱嗎？

哈內特說，事實並非如此。她表示，這些國家採取積極醫療介入行爲的機率高過任何持續性照護能帶來的影響。「所有的事情都得照時間來，」她說。「妳得在一定的時間裡面把小孩生出來，否則就是有問題。沒有證據能證明這樣的做法是對的，但每個人都在跟時間賽跑。」如果情況沒有照進度走——超過預定的生產時間、生產步調太緩慢，或者有個女人花了太長的時間在把孩子從體內擠出來——院內的員工就會以藥物、剪刀、鉗子或手術介入。

「妳處在一個三分之二的女性在生產過程中會被施打人工催產素的環境裡。這些女性都被裝上隨時能夠看到腹內胎兒狀況的監測器，她們被迫躺在床上，被打點滴，被施打強效藥物。生產過程中，至少三分之二的女性持續被施打無痛分娩麻醉藥物。」哈內特表示，在這種狀況下生小孩的女性，無論身旁有沒有一個能持續照護她的人，使用藥物和手術的比例當然會偏高。

☆

那麼，對那些在高科技環境以外的地方（例如家裡）生孩子的女性來說情況又是如何呢？在英國，有百分之三的女性選擇這麼做，美國則只有百分之一。選擇在家裡生產的女性通常都是由同樣的助產師全程陪伴，除非轉送醫院，否則沒辦法取得多數的藥物和醫療介入。

幾乎不可能舉行可以比對在家及在醫院生產的差別的隨機對照試驗，因爲強迫女性在特定地點生產既不實際也違反道德。不過倒是有許多大型的觀察型試驗，其中，二〇一一年的一項研究，就追蹤了將近六萬五千名低危險妊娠女性[11]。這些研究在那些選擇在醫院生產和試圖在家生產（不考慮後來是在家生出孩子或最後因止痛藥物或醫療介入的需求而轉送醫院）的女性之間做了比對。結果發現，只是因爲選擇在家裡待產，女性就比較不需要使用到催生、助產或止痛的藥物；會陰也比較不需要剪開或出現撕裂傷；也較不需要採取剖腹產或器械生產。她們生出來的孩子比較健康，母親也更容易餵奶。

英國一場針對開業助產師的試驗也得到類似的結果。所謂的開業助產師，指的就是那些獨立於英國公共醫療制度之外的助產師。除非理由很明確，否則他們會儘量避免醫療介入。他們都是在家裡幫人接生，從懷孕到出生以後都是由同樣的助產師照顧這名女性。二〇〇九年，一份針對將近九千名女性所做的研究發現，在那些選擇開業助產師的人當中，有百分之七十八可以自行生產，而接受傳統產科醫療的則只有百分之五十四[12]。她們的孩子體重過輕或住進加護病房的比例只有一半，餵母乳的比率也高出許多。

或許有些優點並不讓人意外，但是，當女性選擇在一般醫院生產時，如果情況不對勁，爲了救孩子的性命，院方會採取一些額外的醫療介入，會這麼做不是必然的嗎？事實上，在多數案例中，答案是否定的。對先前曾經生過小孩的低危險妊娠女性來說，在家生產沒有比較危險，新生兒的死亡率及受傷率和在醫院生產一樣。二〇一二年，一份比較在家與醫院生產差異的考科藍綜論（醫學專家黃金標準分析報告）中，作者批評在醫院生產的孕婦之所以會比較容易有併發症，是因爲「過於焦急，輕而易舉就做出多種醫療行爲」[13]。NHS在二〇一四年新發表的生育指南中提到，如果妳是屬於妊娠低危險群，最好不要在產科病房待產，應鼓勵她們在助產機構或自家生孩子[14]。

看來，當你用對女性情感狀況的照護取代唾手可得的一般生產方式時，她和寶寶的狀況都會比較好——不只是心理層面，連生理層面也是。

☆

十月的某天傍晚，我準備生第二個孩子。另一半打電話聯絡（開業）助產師，接著不是去醫院，而是來到起居室的一座充氣式水池中[15]。

先抵達的人是潔姬．湯金斯。她專業，冷靜，有效率。疼痛感增加的速度比預期還要快，每一次的子宮收縮都讓我不舒服又費盡心力，而且一次比一次強。初次生產時那種天眞的自信沒了，我知道這次的情況可能會有多慘。「我覺得自己可能撐不下去，」我對潔姬說。「妳一定沒問題的啦。」她的回答直接又實際，就像母親會在上學第一天跟孩子說的話一樣。雖然在懷孕的過程中，我已經和潔姬很熟稔，也相信她，所以雖然初次生產時，那些不停在我身邊繞來繞去的助產師鼓舞我的話只讓我更孤單，決定在家生的這次，她的話起了作用。雖然還是痛，但我不怕了，跟之前體會過的排山倒海而來的混亂截然不同。最後，我找到了節奏：感覺肚子脹起，放鬆，閉上雙眼，吐氣。就像遇到浪來時潛入平靜的水裡，而非掙扎著要衝過大浪。

約莫六小時以後，我聽見一個聲音。那是一種低沉但巨大的聲音，似乎是從體內傳出來的。「怎麼了？」我的聲音很擔心。潔姬笑了。「妳正在把寶寶推出來。」我發現這種痛不一樣，像是體內在撕扯。但我來不及多想。幸好最後的過程通常都很短；孩子可能再過幾分鐘就會出來了。我的第二名助產師到了，準備一起迎接重要的時刻。衣著明亮的愛可・赫克爾是一名高大、親切、嗜喝伯爵茶的德國女性。她也聽見了那個聲音。「快要出來了。」開心地說完後，她就坐到沙發上。

看到她來我很安心，潔姬爲我織起的安全網又多了一條支撐線。不幸的是，這個寶寶一樣胎位不正，手肘卡住自己的頭，滑下產道的速度不但緩慢，還會發出摩擦的聲音。兩個小時以後，太陽穿過百葉窗照射進來，倫敦通勤的上班族嘎吱嘎吱地踩著秋天的落葉從外頭走過。但孩子還沒出來。我累癱了，也再次開始恐慌。

我擠壓胎兒的時間已經比傳統醫療手冊裡記載得久。在這種時候，隸屬NHS的助產師就會叫救護車來把我送到醫院去，並找婦產科醫師用剪刀、鉗子，或最有可能（基於過往的醫療史）再次幫我剖腹，確保一切都遵照預定的時間。但緊急手術也有其風險，包含會增加孩子不吸奶的可能性，住院以及較長的術後恢復期，也會讓我比較沒辦法照顧三歲的女兒，而她的人生中在這段時間很容易受到影響。

然而，潔姬跟愛可繼續觀察寶寶，並跟我保證一切看起來都沒問題，不需要任何醫療介入。「妳做得很好，」她們說。「給他一點時間，他就會出來了。」事實的確如此。這就是統計數字改變的時刻；這就是緊急剖腹產變成不用擔心併發症的自然產時刻。我在自家的起居室完成了這項任務，這件事證明了針對成千上萬名婦女所做的試驗確實無誤：期望有個我們信任的人不停地向我們保證一切安全無虞的做法並非是無關緊要的奢侈。正面而有力的話語能夠取代積極的醫療介入，改變最終的生理結果。

幾分鐘以後，我的兒子滑進水裡。潔姬在昏暗的光線中把他抱了出來，引導他進入我的懷抱。膚色蒼白，眼睛腫脹，完美極了。我在沙發上餵他喝奶，空出來的另一隻手則拿著一杯茶。此時，我那睡了一整晚什麼都沒瞧見的女兒剛好下樓來跟我打招呼。

☆

當然，並非所有——甚至連大多數都說不上——女性都會選擇在家生產。許多女性不想在家裡生孩子，而上述的試驗建議初次生產的母親或許到醫院還是比較安全；相較於在家生小孩，在醫院出生的孩子死亡或嚴重受傷的比例稍微低了一些（對諸如臀位生產或懷雙胞胎的高危險產婦來說，情況也幾乎差不多，不過事實上，沒有人研究過這件事情，因爲這些孕婦很少嘗試在家生產）[16]。

然而，兩次截然不同的生產經驗讓我知道，不管女人要在哪裡生小孩，情感的支持有多麼地重要。我們對一個自己認識並且信任的人提供的照護，跟一群陌生人提供的照護的反應有非常大的差別，而這樣的差異性不只會帶來心理上的影響，也會帶來生理上的影響。不幸的是，我們的醫療系統通常要女性在兩種極端之間做出選擇：她們可以選擇在家接受整體醫學所提供的醫療服務，卻沒辦法立即獲得能夠挽救性命的醫療技術；或者在醫院接受沒有人情味且不停有人插手干預的生育過程。

哈內特認爲我們應該渴望擁有雙邊的優點：一個給予產婦支柱的醫院環境，同樣的助產師會在生產過程中全程陪著，而且在必要的時候，也只有在必要的時候，可以取得止痛藥物和醫療技術上的支援。這是英國由助產師主導的助孕中心的部分理念，但這些助孕中心仍無法保證能夠隨時照料準媽媽的需求，而且只爲自願放棄最強效止痛藥物的低危險妊娠女性（約占案例的百分之四十五）[17]提供服務。那其他人怎麼辦？難道不是所有的女性——包含那些待在產科病房的——都能藉由獲得更多心理支柱並減少積極介入治療的做法中獲益嗎？

「北美洲的人通常會告訴妳，在生產過程中，我們沒辦法負擔得找人不間斷且一對一地幫自己加油打氣的費用。」哈內特說。然而，她認爲這麼做不必要花額外的費用：在一場針對北美十三家醫院、將近七千名女性的試驗中，她只透過改變護士與助產師的人力部署，就能夠在不須任何特定時間增加醫院員工的情況下，提供患者不間斷的醫療照顧[18]。當然，減少醫療介入的結果會使得患者的開銷降低而非增加。美國的醫院針對剖腹產婦女的妊娠期照護（從懷孕、生產，到新生兒照護）收取的平均費用爲五萬美元，自然產則約三萬美元[19]。

哈內特說，如果她的研究顯示生產過程中的女性應該採用某種更昂貴的新藥物的話，「每個人一定隔天就會拿到那種藥了。」採用一種新藥的做法可以輕而易舉地融入現存的醫療照護模式中。改變孕婦的照護方式雖然不會增加開銷，卻會對醫院部門組織帶來較大的改變，哈內特說，沒什麼人想碰觸這個問題。「這會需要院內的所有人轉變態度和行爲模式，包含醫師、護士、助產師及醫院的管理人員，而這樣的轉變還沒發生。」

與此同時，在醫院生產的女性依然持續獲得她們所需要的所有醫療介入——而她們其實只需要其中的一小部分。

☆

「蜘蛛人！」八歲的丹尼爾興奮地說，同時讓我看一個他用貼紙點綴過的氧氣面罩。呼吸口的邊緣有一小圈蜘蛛人在跳舞。他坐在床沿，兩隻腳晃來晃去，身上穿了件點綴著星星和愛心的綠色醫院制服。

丹尼爾是一個可愛的西班牙小男孩。深色頭髮刺刺尖尖的，腦袋裡則有一顆囊腫。醫師們仔細追蹤他的傷口，確保那顆囊腫沒有變大，他來到麻州的波士頓醫療中心就是要來做例行的磁振造影檢查（Magnetic Resonance Imaging scan，簡稱ＭＲＩ）。「蜘蛛人！」他又說了一次。他皺了皺鼻子，咧開嘴露出上排牙齒。

跟港景醫療中心一樣，波士頓醫療中心服務的也不是一般民眾。這裡的患者多半貧窮又弱勢，許多人沒有醫療保險，許多人不會說英語。我在一個灰濛濛的寒冷早晨來到這裡。早上八點，醫院大樓看起來摩登又氣派，氛圍卻有些寂寥。院外，一個頭戴洋基帽、體型笨重的男子宣布，「寶貝，我會把妳帶回家。」然後開始跟路過的人討錢。

空曠又巨大的入口大廳地板上等距離擺著尖銳而巨大的棕櫚樹盆栽。一個穿了一身黑的青少年在繞過這些盆栽時對一台 iPhone 罵了些髒話。穿過一扇門，來到位於左側的放射科等候室，一群滿臉無聊的患者正在看電視上的人討論金．卡達夏[32]的婚紗。在我繼續沿著走廊前進以後，周遭的氛圍變了。我來到一個用窗簾圍起，雖然小，但是氣氛愉快的區域，觸目所及看得到孩子的圖畫與動物照片。一個軟木布告欄上釘滿了用紙裁成的小貓。一個裝滿玩具的櫥櫃，還有穿著一雙花朵圖樣的粉紅色鞋，一臉微笑且散發出母性光輝的ＭＲＩ護士帕美拉．庫奇亞。

庫奇亞的職務，是要讓院內年紀最輕的患者做完磁振造影檢查。過程包含要在掃描儀的狹窄通道裡靜靜地躺一個小時，這種體驗連多數的成人都望而生畏。而她的工作，就是盡可能地在不使用鎮定藥的情況下讓他們乖乖地躺著。「我們的任務就是除非必要，否則不要使用藥物。」她說。就算遇到年紀更小，或是個性更急躁的孩子，她也會使用較低的劑量。但即使如此，要讓這些孩子進入掃描室後躺上檢查台施打鎮定劑也不是件容易的事。

丹尼爾就是個例子。他有發展遲緩症，媽媽不會說英語，進入醫院就開始緊張，而這樣的情緒也影響了她的兒子。此外，先前檢查時有幾次不好的經驗在他的心裡留下了陰影，例如有一次，施打鎮定藥物的針頭從血管裡掉了出來，裡面的液體就開始流到他的手臂上。丹尼爾對磁振

[32] Kim Kardashian，美國演員、模特兒、名媛，因二〇〇七年與前男友的性愛影片流出而聲名大噪。曾有過兩段婚姻，二〇一四年時嫁給嘻哈歌手肯伊．威斯特。

造影檢查的恐懼嚴重到只要看見庫奇亞出現在大廳就會開始哭泣。

但情況現在不同了。丹尼爾今天到醫院的時候心情平穩且安靜無語，兩隻眼睛睜得大大的。庫奇亞拿了幾輛火柴盒改造的小車（她知道這些車是他的最愛）給他，接著要他拿好氧氣面罩。「這是你的駕駛員面罩，」她愉快地說。「那麼，丹尼爾先生，今天想要口香糖還是草莓？」他初次綻放笑容。「口香糖！」他說。庫奇亞適度地在面罩裡噴了些東西，一種甜膩的口香糖味隨即充斥整個房間。丹尼爾驕傲地拿著那個剛剛調味的面罩，同時把弄著呼吸口。此時，已經在面罩上貼好貼紙的他興奮地跳來跳去。

是時候進掃描室了。光是入口就已經夠駭人。門上、牆上和地板上到處貼滿了警告標語。禁止進入！還有些紅色的牌子。危險。黃色跟黑色的方格。警告，磁力設備隨時處於開啓狀態。跨過門檻後有個大房間，裡面有各種設備，有螢幕的移動式操作台、電線、按鈕以及閃爍的指示燈，還有聚光燈、剪刀、瓦斯罐、點滴、幫浦袋、幾盒手套以及一條條的乳膏。而地板中央有一個發出極大嗡嗡聲的環形通道——這就是掃描儀。

掃描儀能夠製造出比地球的磁場還強過好幾萬倍的高磁場。意即任何不小心帶進房裡的金屬器具——筆、手錶、迴紋針或耳環等——都可能以驚人的速度被吸往掃描儀（及待在裡面的人）。這台儀器龐大又壯觀，還附設一個供患者使用，能夠前後滑動的狹窄檢查台。這個檢查台讓我想起太平間裡那些用來將遺體從冷藏櫃裡移進移出的推車。

☆

不需要經歷燒燙傷、嚴重創傷或生產過程，你一樣會遭遇到讓人覺得疼痛或不適的醫療行爲。每年都有數以百萬計的人在清醒的狀況下接受檢查，以及諸如切片檢查和微創手術等侵入式手術。不同於需要在皮膚劃開大傷口的開放性手術，微創手術只需切開一個小傷口，醫師接下來就透過一端接有攝影機的導管繼續開刀作業。

微創手術的傷口好得比開放性手術快，患者通常當天就能回家，通常不需要全身麻醉，只要局部麻醉加上鎮定藥物即可。雖然有這些好處，醒著動手術的畫面依舊會讓某些人覺得可怕。由於擔心鎮定藥物可怕的副作用，醫師只會提供一定的安全劑量，而患者一般會出現高度焦慮和疼痛的現象。

介入性放射師艾薇拉・連恩也是會採用這種手術方法的人之一。「我會在患者清醒的狀況下幫他們動手術，」她說。「挑戰有三個：把病人弄上手術台，讓病人留在手術台上，還有心平氣和地做你該做的事[20]。」與其直接給藥，她思考著自己是否有辦法調動患者的心理資源。因此，她將富有同理心的對談技巧、正面暗示視覺心像結合起來，發展出一套她希望能夠幫助患者放鬆並減輕疼痛的方法。她將這套方法命名爲「舒緩對談」（Comfort Talk）。

任職於麻州波士頓哈佛醫學院附設醫院時，連恩在一場隨機對照試驗裡測試了她的方法。這場試驗針對的對象，是超過七百名正在接受諸如乳房切片檢查，或切除腎臟腫瘤等侵入性醫療行爲的患者[21]。她將患者分爲兩組去比較。一組是她發明的心理介入法加上標準照護流程（稱爲「意識鎮靜」。定義爲，如果患者提出要求，醫療人員就會透過靜脈注射給予止痛藥物），另一組則僅提供標準照護流程。

在連恩所有的試驗中，有接受舒緩對談的患者皆表示，相較於那些只接受標準照護流程的患者，疼痛及焦慮大幅減少。在一場針對正在接受腎臟與血管手術的患者所做的試驗中，有採取心理介入的患者疼痛指數最高只有二點五分（滿分十分），相較之下控制組的指數則是七點五分。且對比於控制組的焦慮穩定持續攀升，心理介入組的焦慮則降到了零分。

然而這還不是全部。就跟先前那些涉及生產的試驗一樣，連恩發現，如果先處理好患者的心理狀態，他們的生理狀態也會獲得確確實實的正面影響。那些接受過舒緩對談的患者需要的鎮定劑劑量相對低很多，發生併發症的機率也大幅降低。舉例來說，在那場針對腎臟和血管正在動手術的患者所做的試驗中，心理介入組只需要一半劑量的藥物。手術也平均提早十七分鐘完成，每個患者都能讓醫院省下三百三十八美金[22]。

在經過了二十年努力，加上獲得許多藥品公司拚死也想得到的正面試驗結果後，其他醫院依舊無法接受連恩的想法。因此，她決定自己散播這種技巧，因此便離開哈佛，設立自己的公司，將自己的方法教給醫療團隊[23]。她依然有在做臨床試驗，現在卻把重心都放在營收的增加而非患者的健康上，「因為坦白說，醫院高層在乎的就是錢。」

她希望能夠改變的領域之一，就是丹尼爾正在接受的磁振造影檢查。如果患者因為過度緊張，無法在掃描儀裡躺上約莫一個小時，那麼檢查就會中止，所謂的「幽閉恐懼比率」又會增加一例。波士頓醫療中心的MRI設備經理凱莉·伯傑朗說，他們一直在想辦法降低患者的幽閉恐懼比率。她解釋，波士頓醫療中心的患者特別害怕磁振造影檢查，因為他們的教育程度非常低，對醫學不太清楚。「他們不確定現在是什麼情況，把他們送進這種設備裡面，只會讓他們覺得害怕。」

伯傑朗說，如果患者第一次的檢查沒有完成，他們就得要預約第二次，而這次通常都會使用鎮定藥物。但如果他們太過緊張，藥物可能發揮不了作用。「他們會抵抗藥效，使得一種原本可以讓人昏睡一星期的藥，反而讓患者活蹦亂跳。」因此他們得回來第三次，而這次可能要全身麻醉，這麼做就會帶來後續的健康風險、延長甦醒時間，也增加醫院的開銷。

連恩估計，在美國，每年類似的失敗檢查帶來的額外支出介於美金四億兩千五百萬到十四億之間[24]。如果舒緩對談能夠幫助那些要接受切片檢查和微創手術的人，同樣的做法是否也能幫助他們完成磁振造影檢查呢？

☆

「馬上就要覺得刺痛嘍！」「立刻就要有強烈的刺痛感了。」「你會覺得有點燒灼感。」

預先警告患者他們即將體會到的疼痛或不適是醫療界一貫的做法。但是連恩認為，當我們在接受掃描檢查或手術等醫療行為時，會特別容易受到反安慰劑效應的影響，而提早告訴他們只會讓疼痛加劇而已。「一踏進醫療機構或牙醫看診室，你就已經進入催眠狀態，會變得很容易受到暗示。」連恩說。

為了證明自己的觀點，連恩和哈佛大學的安慰劑研究學者泰德．卡普查克合作，一同分析一百五十九支影片。在這些影片裡的患者都是正在接受手術的人。他們被院方要求每隔十五分鐘就要評比自己的疼痛及焦慮程度[25]。在這些影片中，醫療人員通常會預先形容即將到來的疼痛感

（形容的方式包含預先擬好的講法）。當病人預先接收到諸如打針或刺穿皮膚等可能會發生的疼痛感時——就算那些負面的字眼前面有加上諸如「稍微」或「一點點」等形容詞——他們的疼痛及焦慮就會隨之飆升。

在連恩發明的舒緩對談中，關鍵要點就是消除那些負面及可怕的字詞。與其不停地告訴患者他們會有多痛，連恩建議不妨約好一個坦白講的階段，在那段時間裡把所有可能發生的負面情況都講清楚。「等這件事情做完，患者也已經到了手術現場，就沒必要告訴他會刺痛或有燒灼感了。」

連恩最近訓練伯傑朗的團隊如何使用舒緩對談。雖然伯傑朗認爲團隊成員對待患者的方式已經很細心了，但她說，連恩幫助他們重新思考檢查過程中使用的語句。在接受訓練以前，她的成員總會把警告患者接下來的不適當作例行公事。舉例來說，顯影劑是一種能夠加強部分組織在掃描檢查時變得更清晰的藥劑，而在他們準備要幫患者注射顯影劑時就會犯這樣的錯。「現在我們都不會提到針頭或是蜜蜂叮，」伯傑朗說。「我們把那些詞都拿掉了。現在會說：『我要給你顯影劑了。』」比起以前強迫患者待在掃描儀裡，團隊成員現在會想辦法讓他們覺得舒適。緊急按鈕現在成了服務鈴。

舒緩對談裡的另一個要點，就是鼓勵患者將腦海裡的正面想法具體化。磁振造影檢查最可怕的部分，就是要動也不能動地待在「頭部線圈」（一種會將臉部包覆住的塑膠面具）裡。現在，伯傑朗跟同事暗示孩子們正在搭乘一座飛行的火箭，或許把頭部線圈講成橄欖球頭盔。至於成人，他們會要他們想像自己躺在一張按摩床上，甚至還提供橘子或薰衣草芳香療法試紙讓患者選擇，補足他們對按摩的想像。

倘若患者非常緊張的話，他們就會念一份催眠腳本給他聽[26]。他們會說這是一種放鬆訓練，但其實更像是催眠引導。他們會要患者將眼睛往上看，緩慢地呼吸，專心去想自己正在飄浮，想像一種自己喜歡的舒適情境。伯傑朗說，一開始，團隊的成員都覺得要這麼做有點彆扭，但很快就看到了成效。「就算照著念也有用，」她說。「如果他們有在聽的話，心情就會平靜下來。聽起來有點瘋狂，但眞的有效。」

連恩找了份研究報告給我看。那份針對約一萬四千人次的MRI預約使用紀錄研究報告中顯示，如果訓練MRI操作團隊使用舒緩對談，能夠降低將近40％的幽閉恐懼比率（根據保險公司的不同以及設備使用的費用，每減少一次檢查，能夠幫醫院省下美金七百五十元到五千元）[27]。她在另一份針對九萬人次的MRI預約使用紀錄研究裡也看到了類似的結果。由於這場研究仍在進行中，相關數據尚未公開，波士頓醫療中心團隊也參與其中。

雖然連恩的試驗成果豐碩，但伯傑朗預期要說服醫療單位接受舒緩對談有其難度。「因爲這和醫學無關，而是一種心態的轉換，」她說。「要將類似的工具或心態引進由測試和結果驅策的西方醫療體系非常困難。」儘管如此，她說，自從團隊成員開始使用這個方法後，患者變得更樂於做檢查，掃描檢查的速度也快多了，比較不會有中斷的情形，需要服用鎮定藥物的患者也減少了。

不僅如此。「不知道有多久沒有看到尖叫的孩子走進那裡面了，」伯傑朗說。「這是整件事情最大的好處之一。」

☆

庫奇亞帶著丹尼爾跨過那道危險的門檻進入掃描室。她陪他在米黃色的通道旁走了一下，一名穿著白袍的醫療人員從隔壁控制室的窗戶看著他們。「這裡是大房間，裡面有一台超大的相機喔。」

她鼓勵丹尼爾拍一拍通道內側，接著指向檢查台。「來，坐上這裡。」他跳了上去，她繼續說話。「駕駛員面罩給你。每一艘太空船都需要一個駕駛員面罩。我們貼點東西在你的肚子上好不好？一，二，三，四。」他安靜地坐著，讓她把四個監測心跳用的心電圖貼片貼在胸口，並將測量血壓的壓脈帶滑上手臂。

麻醉師拉開一些塑膠導管，把導管接到丹尼爾的面罩上。「因為天空很高，所以駕駛員都需要氧氣，」他說。「你的任務就是要吸進這些氧氣。」丹尼爾把面罩放到臉上，然後吸氣。接著他大哭，於是庫奇亞緊緊抱住他。「隨便想一場蜘蛛人的大冒險。」她輕聲說。兩秒鐘過後，他睡著了。丹尼爾做得很好。

庫奇亞說，下次他就能試著在沒有麻醉的情況下做檢查了。簡單的一些改變，例如避免使用嚇人的字句、讓他選擇氣味、用貼紙裝飾他的面罩，以及鼓勵他去想像一場太空船的旅行，就足以將一個愛尖叫、不合作、在面對受過創傷的環境時需要麻醉的小男孩變得願意配合，而且說不定日後再也不需要使用到任何藥物。

庫奇亞讓丹尼爾躺上，並幫他蓋了一條被單，接著就讓他滑進掃描儀中。他身旁滿是嗶嗶聲跟鏗鏗聲，他的心跳速率以綠色的方格呈現在一旁的螢幕上。在隔壁的控制室裡，他那白色的大腦圖片一張張地浮現在黑色的電腦螢幕上。

☆

任職於麻省總醫院的薇琪．傑克森負責照顧附近鄉鎮的絕症病患。身爲一名安寧療護的專家，她的職責不是開立藥物或提供治療，而是說話。她面對的是一些面臨死亡的人通常不會問的問題：關於疾病後續的進展，他們想要知道多少；他們想要減緩症狀或是延長壽命；他們希望以什麼樣的方式在哪裡離開人世？傑克森的主要目標，是增進患者剩餘時光的生活品質。但在一份發表於二〇一〇年的開創性試驗報告中，她發現與患者之間的討論能夠做到的不只這些。

這場由腫瘤科醫師珍妮佛．塔莫展開的研究追蹤了一百五十名剛剛被診斷出肺癌末期的人[28]。一旦確診以後，這些患者的壽命通常剩不到一年。在塔莫的研究中，患者有半數是接受標準的癌症治療。如你所想的，醫師會把重心放在患者的醫療狀況上，他們會規劃後續的治療方針、觀察腫瘤的成長狀況，以及處理任何併發症狀。另一半的患者也受到同樣的治療，但每個月會多一次安寧療護療程。

在這些療程中，傑克森和她的同事不會把重心放在患者癌症的相關醫療細節上，而是專注在患者個人的生活，例如他們跟家人如何面對這樣的診斷結果，以及治療是否有出現任何副作用。舉例來說，傑克森跟我提到一個罹患胰臟癌的病人（我們姑且叫他彼得）。她是在我採訪她的前一天去看他的。當時他剛做完最近一次的掃描檢查，情況不太樂觀。

「他的腫瘤科醫師花了四十分鐘的時間仔細跟他說明掃描檢查的結果，後來我又花了一小時跟他再聊一遍。」她說[29]。腫瘤科醫師說，繼續做化療對彼得也不會有幫助；傑克森的任務就是要跟彼得討論這句話是什麼意思，以及之後他應該怎麼過日子。「他的兒子再六個月就要結婚了。我認爲他活不到婚禮那天，」她說。「他要怎麼把這個消息跟孩子們講？尤其要怎麼跟兒子開口？」

傑克森說，除非知道患者的一切——他們的興趣、價值觀跟家庭狀況——否則她沒辦法做自己的工作。她說，好的安寧療護不只是要幫助人們知道他們想怎麼離開人世，同時也要幫助他們好好面對自己的人生。要找到這個問題的答案，需要先弄清楚他們的個性，以及對他們來說生活的意義是什麼。無論是打高爾夫、看肥皂劇，或是身體的狀況好到可以參加一場婚禮。「每個人要的都不一樣。」

平均來說，在塔莫跟傑克森的研究中，肺癌患者會有四次安寧療護療程。結果非常驚人。相較於對照組，這些患者的生活品質改善了很多（依據包含身體症狀的好壞評量），而且憂鬱程度也大幅減少。在最後的這段生命裡，他們需要的積極治療也少相當多、化療次數更少、在安寧病房待的時間也比較久。不過研究學者還驚訝地發現了其他的事情。接受安寧療護的那組患者平均存活了十一點六個月，對照組則只有八點九個月[30]。

我們得做更多且更大型的研究，才能確定這樣的結果正確無誤，並明確地知道爲什麼只是單純跟一名安寧療護專家說話，就能得到這麼驚人的效果。憂鬱指數較低可能是原因之一。整體來說，憂鬱的癌症患者通常活不久，另一個原因，或許是因爲在病人已經病入膏肓、身體非常虛弱的情況下所做的那些積極治療非但沒有延長生命，反而加速了死亡。

當病人有機會能跟別人聊聊腫瘤以外的事，聊聊他們想用剩下的時間做些什麼，他們就能做出不同的選擇。在初期，他們仍會選擇積極治療，但在最後的幾個月，他們會把全副心力都放在提高生活品質。他們選擇了較少的治療，也放棄其他的醫療協助，卻似乎反而讓自己活得更久。

傑克森說，相較之下，對那些接受標準治療的人來講，他們能得到的只有積極治療。癌症末期的病患之所以會接受一次又一次的化療，是因爲他們沒有別的選擇，不這麼做的話基本上就等同放棄治療。

「醫療介入成了希望的同義詞，」傑克森說：「但它卻不是。」

☆

通常在接受治療時，我們的心理狀態會被視爲次要的，身爲病人的任務不外乎簽同意書跟要求更多的止痛藥。生第一個孩子時，我獲得了一流的醫療照顧，但我（跟許多女人一樣）覺得自己像個被放在輸送帶上的東西，只能被動地接受一連串讓人眼花撩亂的醫療介入，而這所謂的醫療介入是從幫我破水開始，收尾則是緊急手術。生產時，我們通常把焦點放在止痛的重要性，但我最終發現，相較於後來在沒有強效止痛藥物下生產的肉體痛苦，失去控制讓我覺得更難受。

這個章節裡提到了三個主題：助產師會在女性生育的過程中給予心靈支柱；放射科醫師改變他們對患者說話的方式；以及醫師跟末期患者討論困難的問題，而非讓他們能夠主動地去做些什麼。這些介入的方式或許看起來很普通，但是它們都呈現了一種根本上的（對我們的醫療系統來說卻是革命性的）改變，改變了我們對照顧的理解。醫學不再是一個全能的醫師將各種治療方式交到被動的患者身上，而是大家以平等的態度彼此合作。

這樣的原則是我們目前為止看到的許多案例中的核心價值，包含那些在彼得．沃維爾的催眠療法醫院接受治療的腸躁症患者、曼弗雷德．蕭洛斯基的那些接受腎臟移植的患者，以及沉浸在杭特．霍夫曼的冰雪世界中的燒燙傷患者。相較於用更強的劑量跟更多的干預治療他們的病症，這些醫學專家利用患者的心理資源作為醫病的重要元素。他們用這樣的方式治療成人和小孩，治療慢性病患者及急診病患。這樣的治療方式從出生到死亡都能提供幫助。

這個方法讓患者覺得比較舒服，花的錢比較少，也能提升最後的治療結果。患者比較不會罹患併發症，恢復得更快，活得也比較久。那些試驗的結果顯示像丹尼爾跟我一樣的個案並非幸運的巧合，而是反映出一個更龐大的局面，適用於成千上萬的患者。畢竟我們是人，不是機器。接受醫療時，心理的狀態很重要。相較於那些覺得孤單、恐懼的人而言，那些覺得受到支持、安全與有把握的人能夠應對得更好。

那麼，我們剩下的時間在做些什麼呢？我們大部分的時間不是病人，而是普通人，每天被各種危機推過來扯過去，處理困難的感情問題、緊張而有壓力的工作，以及壅塞的交通狀況，和最後期限、失望以及債務協商。在本書後半部，我們會把重心從醫療跟醫病關係往外推，研究我們日常生活中的心理狀態有多重要。我們的思想、信念跟情緒會在生命中給身體健康帶來怎麼樣的影響呢？

第八章　攻擊或是逃離

致命思維

一九九四年一月十七日凌晨四點半，一場毀滅性的地震侵襲了洛杉磯。這場規模六點七級的地震，是美國有史以來襲擊主要城市的地震中最強的。源自地底十八公里處的恐怖地震波席捲城市長達十秒。公寓大樓倒塌、橋梁和電線杆翻覆、醫院成爲廢墟，一輛六十四節的貨運列車出軌。罹難者數十人，受傷者數以千計。到處停電，火災頻傳。

地震剛發生時，洛杉磯市中心好撒馬利亞人醫院的心臟病學家羅伯特・克隆納在家裡睡覺。「電燈熄滅，房子搖得就跟火車一樣，」他回憶。「玻璃製品全部碎裂，窗戶裂開，臥室的牆壁塌掉一部分。」克隆納的體內大力敲響了警鐘，使得他心跳加速，血壓飆升。「那是我一生中少數覺得自己可能會面臨死亡的情境[1]。」

只有少數的心理反應能夠像純然的恐懼那樣對身體帶來大幅的影響。克隆納毫髮無傷地幸運活了下來。但他後來發現，住在同一區裡有幾十個人只因爲想到自己即將喪命就眞的丟了性命。

針對此次地震，洛杉磯官方死亡數字爲五十七人，其中包含困死在自家瓦礫堆中，以及騎車時因高速公路塌陷而往下跌落六十公里的警察。但在克隆納研究了災難前一天及當天全國各地的心因性死亡數字後，他發現了一群隱藏的受害者[2]。

地震發生前兩週，平均每天都有七十三人死於心臟病。但是在這個駭人的日子，數字跳到一百二十五人，變動範圍遠遠大於平時。這個數字顯示約有五十人因爲這起災難的直接影響而心臟衰竭。大量的心因性死亡也會出現在其他的災害中[3]，例如一九九一年伊拉克對以色列發射飛彈期間，以及發生於一九八一年的希臘雅典，與一九九五年的日本神戶超級大地震期間。這些多出來的受害者不是被石頭壓死，是活活地被嚇死。

☆

如果曾有一輛車朝你迎面駛來，或者你曾在死寂的夜裡被恐怖的聲音吵醒，你就會知道身體在恐懼時的反應會有多劇烈。一旦偵測到威脅，不到半秒的時間，你會覺得腎上腺素忽然飆高，心跳加速，呼吸沉重，瞳孔擴張。非緊急性的區塊例如腸道及生殖器的血液會被導往四肢跟大腦。消化速度降低，脂肪和葡萄糖會進入血液中，讓你準備下一個動作。

沒錯，這樣的緊急反應就是所謂的「戰或逃反應」。這種反應，是由進入血液中的壓力荷爾蒙包括腎上腺素跟皮質醇，以及連接大腦與身體的主要器官系統的交感神經系統所控制（交感神經系統也是第四章制約反應後面的推手）。

戰或逃反應最早是人類進化來應對外傷或壓力用的，例如受傷、疲憊或飢餓。它也會被心理因素激發。不需要等肉食動物來咬，一旦我們看到、聞到、聽到，甚至想像到有威脅，身體就會立刻處於警戒狀態。

克隆納發現，因感知到危險而造成的血壓及脈搏飆升，有時候會嚴重到足以奪走我們的性命。當然，因爲恐懼而猝死的情況相當罕見，相對來說只會發生在一小部分的人身上。克隆納說，它主要會影響到那些心臟本來就比較弱的人，而且局面必須是讓你覺得「人身安全受到威脅」[4]。整體而言，戰或逃反應是有益的：這種本能反應，讓我們的祖先得以在百萬年來不停快速改變的大環境中持續進化並存活下來。它來得非常快，一旦威脅結束，身體就會再次鬆懈。

或者說，多數的物種都是如此。一如史丹佛大學壓力研究先驅羅勃·薩波斯基在一九九四年推出的書籍《爲什麼斑馬不會得胃潰瘍？》所描述的，一頭被獅子追著跑的斑馬因爲戰或逃反應才得以全速衝刺。追逐過程結束以後，斑馬會重整態勢（假設沒有被吃掉的話），牠的生理機能會回歸正常，變得放心而平靜。動物不會在心裡重現那段險象環生的追逐，或者細思下一次不知道有沒有這麼幸運。

但是人類跟斑馬不同。我們的大腦更爲複雜，讓我們得以從錯誤中學習，並且爲未來做好打算，但也會讓我們隨時都在擔心自己的問題。從恐怖攻擊、公司裁員或感情關係，到交通壅塞或跟朋友吵架，我們會重播過去的情形，並煩惱未來發生類似的情況。我們把這些稱爲壓力，而它就和遇到地震一樣，會激起身體的緊急反應，只是程度比較低而已。我們有可能坐在家裡火爐旁，身旁圍繞著朋友，享用著豐盛的餐點，心理跟身體都仍處於高度警戒狀態。

幸運的是，這些日復一日的擔憂不會立刻把我們擊垮，但只要時間一久，也具備同樣的殺傷力。

☆

麗莎的生活被她無法預知或理解的規矩所綑綁。「我隨時都在擔心觸犯布蘭登的哪條規矩，」她說。可能是日常行爲的些許改變、一個腳步剛好踩錯或踏錯，或某件她根本無法控制的事情。「有時候我都不知道他是爲了什麼發作，但接著他就是哭啊叫的。心情不好的時候，他就會變得跟野獸一樣。」

現年四十二歲，住在舊金山的麗莎是一名經濟學家，布蘭登是她的兒子。四年前，他被診斷出罹患高功能自閉症。照顧他的日子每分鐘都充滿挑戰，因此我打電話給她，想知道跟分分秒秒從不止息的壓力共處是什麼樣的感覺。

麗莎說，一開始，她只是覺得還在學步的孩子個性比較古怪、安靜。但在布蘭登長大一些，情況顯然證明哪裡出了問題。他會講重複的字句，或持續開門又關門，或許一次開關個二十分鐘左右。在確診爲自閉症以後，家庭的走向有了改變。麗莎放棄全職工作（目前是兼職），照顧布蘭登和他的哥哥納森。但布蘭登的行爲持續惡化，他沉浸在自己的想像世界裡，有時會勃然大怒，出言痛斥。

布蘭登現在八歲了。我請麗莎給我一張照片，她用電子郵件寄了一張稍早在自家拍的給我。母子倆一起靠著沙發坐在地板上，一臉愜意，面帶微笑。一頭淺褐色頭髮的布蘭登穿著藍色T恤，看起來十分惹人喜愛。他對著自己的母親露出可愛的笑容。

這張照片看起來很自在，但在聽過麗莎的故事以後，我才知道她費了好多年的工夫跟一次次的心痛才走到這一步。有大約一年的時間，布蘭登的行爲嚴重到麗莎沒辦法出門。「我心想他可能得住進療養機構了。」她說。在獲得一位行爲治療師的幫助以後，生活變得比較容易掌控。麗莎現在每天都會跟兒子進行遊戲治療，鼓勵他跟人互動，並且多接觸別人的目光。她說，他沉迷於一張張的地圖，並且已經記下舊金山全部的大眾運輸系統。「如果我陪他在他想像出來的世界玩耍，他就會變得非常開心。」

「但我得持續專注去做這件事，」她補充：「一刻也不能放鬆。」布蘭登在一般的學校上課，但是成績落後，也沒有任何朋友。下課時，其他的孩子會玩在一起，他會沿著操場的邊緣走，假裝自己是公車司機。麗莎相信他想跟人互動，只是不知道方法。

「看到這樣的情況會讓我心碎，」她說。「每當看到有人在操場上受傷，他就會走過去想幫忙，但他不知道該說些什麼。」布蘭登需要一間一對一的學校，但他不喜歡那種學校，會在自己跟其他孩子之間築起一道牆，因此她正在找一間能夠讓他比較獨立的學校。「我付出一切，就是希望能幫他找到一個正確的環境。」

在家裡的時候，麗莎的生活是以每十五分鐘作爲一個間隔。「我得不停地給他什麼東西，不然就是要跟他直接互動，否則他就會惹麻煩，」她解釋：「從醒來的那一刻起，我就得做出一整天的規劃，想想那天要怎麼進行，然後希望一切都能順利。」最慘的就是布蘭登不開心的時候，而他經常不開心。他會又哭又叫，有時這種狀況會持續好幾個小時。「有一次，他從一個教會的小組活動離開，過程並不順利，」麗莎說。「他朝我的胃打了一拳。我只是嚇了一跳，不能還手。爲了要繼續愛他，我得當個德蕾莎修女才行。」

我問她哪些事情會讓布蘭登不開心。她回答說，環境裡的刺激會讓他不知所措；舉例來說，如果家裡有客人的話，刺激就會是笑聲。「他會開始尖叫，因爲笑聲很大聲。」細節沒有照他的想法走也會讓他發飆。包括日常生活有了任何的改變，例如她去學校接布蘭登，而納森因爲要看醫生而沒在車子裡面；或者哥哥踩到他的地圖；還有就是她撕下一張紙要寫字的時候。

「糟了，」她說。「他不喜歡我撕紙，他因此發了頓脾氣。」

電話那頭的聲音停了，我意識到麗莎是哭著在講這一切。我試著去想像那是什麼樣的生活。對生活感到疲憊，對未來感到不安。無法預期的行爲跟爲了關係所做出的那些努力。因爲孩子處在困境、孤單、沮喪而感到絕望。他處在一個你沒辦法出手營救的世界；你所看到的只是那個世界的皮毛而已。

我說，辛苦了，而我說這句話不只是想讓她落淚而已。

☆

照顧布蘭登帶來的挑戰經常讓麗莎處於崩潰邊緣。「他崩潰的時候，我很不想承認，但有時候連我都快崩潰了。」她坦承。這些困境逼她的家庭也走上絕境，她跟丈夫目前分居，他們的關係依舊良好，也打算爲兒子建立起兩個會關懷他們的家，但兩人之間的羈絆因爲兒子的疾病而瀕臨破碎。「我沒辦法同時處理丈夫跟孩子的需要，」麗莎說。「我只能選一邊。」痛苦的環境對心理及情感的影響顯而易見。但對生理上又有什麼衝擊呢？

過去數十年來，科學家發現持續性的壓力會給身體帶來危害。毫不意外地，心血管系統特別容易受到影響。長期來看，因爲戰或逃反應引起的血壓升高會影響血管壁，最後會引發從動脈阻塞到心臟病發等問題。一場追蹤了成千上萬英國公務員的研究——即所謂的「白廳研究」（由於公家建築多在倫敦的白廳街上而得名）——發現，工作壓力較大的人死得比較早，多數都是因爲心臟病[5]。東歐的共產主義衰敗以後，社會系統隨之動盪，心臟衰竭的死亡率也因而飆高[6]。

然而，慢性壓力帶來的影響不只有心臟。處於戰或逃反應時，身體會燃燒能量，血糖值升高。關鍵時刻，這麼做能幫助我們增強精力，但時間一久，就有過胖及罹患糖尿病的危險，而且會嚴重損害免疫系統。

直到數十年以前，科學家並不相信心理壓力會影響人們對感染的反應，但如今排山倒海而來的證據證明兩者之間有關聯。產生的效果很複雜，但整體而言，壓力的驟增（持續幾分鐘到幾小時）似乎會使得免疫系統隨時準備面對受傷的情況，這種反應是由包含皮質醇在內等壓力荷爾蒙所導致的[7]。

壓力狀況一旦結束，這類荷爾蒙的濃度就會迅速回到常態；例如，皮質醇會自動停止分泌。這套系統很巧妙，能夠確保被活化的免疫細胞只有在需要的時候才會出現（它們會消耗能量，而且如果持續太久，可能會攻擊人體）。

當我們處於慢性壓力的狀態，身體隨時會分泌皮質醇。就像是一個永久性的關閉按鍵一樣，會抑制免疫系統。慢性壓力會傷害我們對疫苗的反應，讓我們更容易受到感染，從一般的小感冒到ＨＩＶ病毒都不例外[8]。而如果我們感覺到的壓力太高，時間又持續得太久，關閉按鍵就會損壞，我們的身體將再也無法跟常人一樣對皮質醇做出反應[9]。這會讓免疫系統失控，使我們更容易過敏，而且最可怕的是，會引發慢性發炎。有傷口時，我們會看見皮膚發紅、發腫，發炎反應是身體對抗感染跟受傷的第一道防線。微血管會擴張、裂開，讓血液和免疫細胞溢出，濺到鄰近的組織上。這麼做可以快速而有效的清除一整區的刺激物、侵入者和受損的細胞，而短時間的強烈發炎反應對治療傷口至關重要。

如果演變成長期的話，過度的發炎會妨礙整個過程，使得傷口癒合得更慢。研究學者曾在照顧罹患阿茲海默症患者的女性、面臨考試的牙醫系學生，以及夫妻打架時看過這種情形[10]。發炎程度過高的話會使得濕疹或多發性硬化症等自體免疫疾病惡化。時間越久，炎症會侵蝕掉諸如骨頭、關節、肌肉及血管等健康組織；我採訪過的其中一位壓力研究學者稱其爲「死亡之汁」。在歐洲和美國，三分之一的人發炎程度危險地高[11]，而科學家發現其成因或部分原因與糖尿病、心臟疾病、關節炎、骨質疏鬆症以及失智有關，隨著年齡增長，所有的慢性疾病都會找我們的麻煩[12]。

因壓力而引起的生理變化似乎是部分癌症的成因之一。許多流行病學的研究在追蹤了數百萬人以後發現，縱使已經控制諸如抽菸和喝酒等行爲因素，充滿壓力的生活事件仍會增加罹患部分癌症的風險（然而，在其他癌症上卻沒有看到影響，或許是因爲兩者之間的聯繫都跟壓力類型、受到影響的身體組織，以及腫瘤的發展階段有關）[13]。同時，動物實驗則顯示壓力會抑制ＤＮＡ的修復機制，也會抑制部分的免疫反應，例如通常會去對抗腫瘤的自然殺手細胞[14]。

發炎能夠清除受損細胞並促進新血管成長，而透過增強發炎反應，戰或逃反應能夠提供一個正在成長的癌細胞所需要的一切：局部血液供給和成長空間。如果罹患各種癌症的老鼠承受了壓力，或者被注射了壓力荷爾蒙腎上腺素，牠們的腫瘤就會成長，而且擴散速度也加快[15]（若施予能夠防止腎上腺素和細胞結合的藥物則能阻擋這種效果，而有幾組研究團隊現在已經在研究供人類使用的類似藥物——稱之為乙型腎上腺素阻斷劑，醫學界已經廣泛運用於治療高血壓——是否有同樣的保護效果）[16]。

彷彿有了這些還不夠似的，壓力還能帶來另外一個問題，而且可能是所有問題裡最嚴重的。二〇〇四年，舊金山加州大學的伊麗莎．艾波和伊莉莎白．布萊克本測量了壓力對染色體末端的重複DNA序列（稱為「端粒」，跟老化過程有重要關係）的影響[17]。每當DNA複製，細胞分裂時，這些端粒就會蓋住染色體末端。但它們會在過程中磨損，端粒過短時，細胞就會故障，失去分裂的能力，意味著我們的組織沒有辦法自我更新。

艾波跟布萊克本將一些媽媽分成兩組，分別觀察她們的端粒：一組有健康的孩子，另一組的孩子則像麗莎那樣有諸如自閉症等慢性疾病。結果發現，女性感受到的壓力越多，端粒就越短[18]。相較於壓力最少的女性，心力交瘁的女性端粒看起來老上十歲，而她們的端粒酶（一種能夠重建端粒的酶類）濃度只有一半。換句話說，研究學者宣稱，感受壓力不只會讓我們生病，還會讓我們老化。

壓力研究學者羅勃．薩波斯基把這場研究形容為「飛躍一座巨大的跨學科峽谷」[19]，將女性複雜的生活與經驗和體內的細胞分子連結在一起。許多端粒專家一開始抱持懷疑的心態，但艾波和布萊克本的論文激起了大量的研究，而如今，壓力與端粒變短之間的關聯性，已經在許多組實驗中出現，包含年老的婦女、阿茲海默症患者的照顧者，家暴、強暴、童年創傷的受害者，以及罹患諸如憂鬱症或創傷後壓力症候群精神疾病患者[20]。

「我認為這十年來的大環境毫無疑問地對端粒的長度產生了一些影響。」馬里蘭州巴爾的摩約翰．霍普金斯醫學院研究端粒功能失調的瑪莉．艾曼紐說[21]。

體內端粒較短的人比較容易罹患壓力相關的病症，諸如糖尿病、心臟病、阿茲海默症及中風等，而且他們比較早夭[22]。研究學者現在的主要問題是，較短的端粒跟疾病及死亡之間是否有直接關聯，或者只是因為年齡增長而受損，不會有任何的副作用。嚴重受損的端粒顯然會殘害健康：艾曼紐的研究指出，因基因失調而體內端粒較短的人，會出現加速老化及器官衰竭的現象[23]。但她懷疑壓力所引起的微小變化是否最後會使病況變得很嚴重，尤其他們一開始的端粒長度就跟別人有相當的不同。

另一方面，布萊克本則說，她越來越相信心理因素很重要。她指出，會使得端粒變得比艾曼紐所研究的那些特殊案例更為短小的基因突變，仍然會增加未來罹患一系列慢性疾病的風險[24]。壓力所造成的端粒長短差異似乎能夠預測此人未來的健康狀況，就算將傳統的風險因素，如身體質量指數或血糖濃度考慮進去仍是如此[25]。

麗莎對壓力跟老化之間有關聯一事並不訝異。我問她，自從兒子被診斷出罹患自閉症以來已經四年了，壓力是否對她的生理狀況有任何的影響。她說有。她四十二歲，天生的髮色跟布蘭登一樣是亮褐色。「但在過去三年間，我的頭髮忽然都變成了灰色。」

☆

我從喬治亞州亞特蘭大駛往東方，再駛向南方，直到城市消失在遠方，太陽從松樹上斜射下來，在柏油路面照映出斑馬條紋。電台播放湯姆．佩蒂[33]的音樂，猛禽在上空盤旋，打量著公路上數不盡的被車撞死的動物屍體。

幾個小時以後，我來到一座名爲米利奇維爾的小鎮郊區。道路崩解成有粗糙邊緣的狹窄小徑，整個地方感覺已被世人遺忘。鐵絲網後面有破舊的木造住家，還有幾間前面擺了些塑膠椅的拖車。過了某一個地方，汽車的導航系統把我引向一條死路；柏油路變成消失在樹木之間的碎石路，眼前是一棟以木頭架高，有著小窗的骯髒白色房舍。

米利奇維爾坐落在美國東南方一片彎月形的狹長土地上，非正式名稱爲「黑土帶」。十九世紀時，此區因土壤異常肥沃且顏色較深而有此名稱。以前這裡有許多棉田，負責在田裡工作的都是奴隸，此地居民有半數以上是非裔美國人。後來，這個名稱轉而用來指此地非裔美國人的高比例。

如今，住在這裡的人都極度貧困。黑土帶長度約四百八十公里，寬度約四十公里，不大，卻有約三分之一的美國窮苦人家住在這裡。這個區域的特色是次等的房舍、學校、運輸系統，以及高犯罪率和低就業率，這些問題不成比例地影響了住在當地的非裔美國人[26]。

[33] Tom Petty，美國音樂家，「湯姆．佩蒂與傷心人樂團」主唱，全球唱片銷售超過八千萬張，曾三度獲得葛萊美獎。

喬治亞大學心理學家金・布勞迪針對黑土帶地區家庭的健康做了研究。據他說，這些家庭有慢性疾病的嚴重程度居全國之冠，包含心臟病、糖尿病、中風和癌症。事實證明壓力不只會影響個人。在米利奇維爾這種地方，壓力會摧殘所有居民的健康[27]。

我對當地的生活情況很有興趣，因此布勞迪讓我和其中幾個居民接觸，包含蘇珊。在終於抵達她家以後，我發現一間穩固的磚造平房——是街上最好的房子——正面有通往前門的磚砌階梯，後面則有磚砌露台。藍知更鳥及紅雀飛逝而過。一個寬闊的庭院，裡面停著一輛老舊的貨車，還放著一堆一堆的磚塊，屋後就是樹林。蘇珊後來跟我說，郊狼、野狐、野兔和野火雞都常到附近來晃。

她打開門，手裡抱著一隻興奮的白狗。「我們的房子剛打掃到一半。」她向我致歉，然後引導我走過一個雜亂的大廳，進入一間一塵不染的起居室。其中一面牆上掛著巨大的裝飾鏡，另一面牆上則有兩把迷你的金色小提琴。屋裡還有一條毛茸茸的藍綠色地毯，以及有長長流蘇的靠墊，架上則擺滿了家族照片跟雕花玻璃。

蘇珊很矮，一頭灰髮，沒有化妝，自在地穿了件亮粉色慢跑褲和寬鬆的喬治亞大學山貓T恤。跟我打招呼時，她的聲音洪亮又有力。

她說自己是在米利奇維爾長大，老家是間「排屋」——會有這種稱呼，是因爲屋子本身是狹長形的，無論站在屋前或屋後看，視線都能夠穿過整棟屋子——有間戶外廁所，以及兩個九個家庭共用的戶外供水處。「我們會用一個黑色的大鍋燒水。」她回憶。他們會自製肥皂，用豬肉碎片做成肉凍。她跟祖父母一起住。（「我認得自己的父母，」她說。「但也就只是認得而已。」）祖父很寵她，祖母則會用細棍管教她。許多朋友都輟學去撿棉花，蘇珊也想，但祖母不讓她去。「她說棉花會侵蝕指甲附近的皮膚，毀掉我的手。」

蘇珊現在是社區的核心人物；她在教堂很活躍，也會主動去當地的兒童活動中心幫忙。她跟丈夫喬治結婚五十年了，顯然他們是透過相當的努力才得到今天的一切。她說，這棟房子是喬治親手蓋的，磚塊是從其他被拆掉的房子那裡撿來的。她指著屋內的巨大壁爐，蓋壁爐的磚塊來自她的老家。

我問她米利奇維爾現在怎麼樣，她說高失業率是個大問題。農地的工作老早就都沒了，該區的許多大公司也都消失了：製造地毯纖維的莫霍克、製造商JP史蒂文斯、歐卡尼磚塊公司等。她說，當地大多數的年輕人都自暴自棄。「他們不打算上大學，只想輕鬆賺錢。」這個地區「毒品氾濫成災」。

從官方數據就能看出這裡的生活有多困難。住在南部鄉下的非裔美籍小孩半數以上都家境貧困，而這些困苦的孩子多半會在單親家庭長大。布勞迪說，相較於住在市中心，這裡的低收入戶日子過得更艱辛：沒有車哪裡也去不了，年輕人沒工作能做。比起城市，鄉下地區的青少年酗酒問題急速惡化（會導致諸如學業成績落後、行爲不檢以及從事危險性行爲等後果）。如今，住在鄉下地區的黑人青少年消耗掉的酒精飲料數量和都市的青少年一樣，或是更多[28]。

蘇珊有四個孩子，現在都是成年人了。她說，她想將基督教的價值以及尊重長者的態度灌輸給這些孩子，卻仍然沒辦法救女兒珍妮佛脫離毒品和犯罪的誘惑。蘇珊回憶起某天，她和鄰居用電話聊天，接線生忽然插嘴，要她立刻前往警察局公共安全大樓。警察人員剛從一棟房子裡救出珍妮佛十六個月大的女兒潔西卡。她跟另一個年齡相仿的孩子被留在那棟房子裡一整天，外頭門廊上的三名男子顯然徹底沒理會她們。

後來才知道，原來珍妮佛被關進了其他郡的監獄裡。二十年過去了，蘇珊依舊記得走進去看見孫女和另一個孩子坐在地板上，兩腿中間夾了個上面放有食物的保麗龍盤子。她跟丈夫自那天起就收留了潔西卡。他們當然已經在照顧潔西卡的哥哥凱文，最後連同珍妮佛的第三個小孩也由他們夫妻養育。

蘇珊說，多年來，珍妮佛帶給她不少的壓力，譬如她曾想來要回自己的孩子。有一次，她帶著凱文一起消失了好幾天，蘇珊跟丈夫急得要死，直到最後總算在一家汽車旅館發現女兒和孫子的蹤跡。不過孫子們現在都離家了，而她也鮮少會去看自己的女兒。「我們現在還需要她做什麼？他們都已經長大了。」

但凱文仍會讓她心痛。他在軍隊待過一陣子以後就離開了，接著回到米利奇維爾跟一群偷雞摸狗的人混在一起。蘇珊說，在這次採訪的幾星期前，他出獄想要搬回家。她要他離開：「我沒辦法跟小偷住在一起。」

☆

在跟孫子爭執過後，蘇珊覺得很不舒服，於是去看了醫生，醫生開了些高血壓的藥給她。的確，住在這種犯罪率高、毒品氾濫、到處都是單親家庭、嚴重缺乏就業機會的社區裡，對人的健康會有可怕的後果。在低收入家庭出生的孩子很可能體型較矮小、早產或出生後不久隨即死亡。

長大成人以後，這些孩子更容易有健康問題，包含過胖、胰島素阻抗及氣喘。後續的人生中，他們也更容易生病，以及因中風、心血管疾病、慢性肺部疾病、癌症而死亡[29]。

有錢人和窮人之間的健康狀況差異每個國家都不同，不過大致上都與該國的經濟不平等程度有連帶關係[30]。舉例來說，伊利諾州艾凡斯頓市西北大學心理學家葛瑞格．米勒研究了貧窮對健康狀況的影響，發現美國的狀況比加拿大或瑞典嚴重，而英國則處於中間。「但在我們所熟知的國家裡面，健康狀況的差異性幾乎隨處可見，不管是現代化國家、工業化國家或開發中國家都一樣，」米勒說。「不同國家之間有差異，同一國國民之間有差異，女性跟男性有差異，不同種族之間也有差異。從懷孕開始，人生中的每一個階段都能看到這樣的差異性，而最終會影響到罹患失智與中風的機率[31]。」

什麼東西導致如此的差異性？醫療資源和物質資源解釋不了這種現象，因爲如果問題出在這兩種東西，那麼每個能夠滿足基本需求的人，健康狀況應該都相仿，事實卻非如此。國民的健康狀況，從最低到最高，是一條橫跨整個社會經濟光譜的斜線，位於最高處的是最有權勢的族群。而且，雖然貧窮的人生活形態通常較不健康（例如更容易喝酒、抽菸，更少運動），但即使研究學者將這些負面生活形態都納入考慮，貧富差距對健康的影響仍未消失。米勒說，除了行爲因素以外，壓力和貧窮帶來的疏離將導致慢性發炎的產生，終其一生會危害他們的健康。

特別是童年時期生長的環境，似乎會影響後續人生中對壓力的敏感程度。舉例來說，有些出身貧寒的孩子努力工作，上了大學，找到一份好工作以後離開，到他處過活，他們的生活形態因此就會跟地位較高的同年齡層的人一樣，使用毒品的比例較低，也比較不會有行爲上的問題，而且表面上看起來非常健康，布勞迪說。「但如果你撕開外衣，查看他們的身體狀況，就會發現兩者並不相同。」他們的血壓比較高，循環系統中的壓力荷爾蒙濃度及發炎比例較高[32]。

不管現況如何，在不良環境中長大的人罹患癌症、心臟病的比例都比較高，身體也比較容易覺得不適，因各種原因而死亡的機率也較高。一項追蹤了超過一萬兩千名被人收養的丹麥孩子的研究發現，進入四十歲以後，他們的壽命長短是受生父而非養父的社會階層所影響[33]。另一項研究則花了四十年去追蹤登記就讀約翰·霍普金斯大學醫學系的學生[34]。在這些教育程度高、生活也富裕的醫生當中，在邁入五十歲以後，那些出身貧寒的醫師罹患心臟疾病的機率超過兩倍。

來自逆境與不平等的壓力似乎也是侵蝕端粒的主要力量。舉例來說，高中肄業或受到另一半惡意相待的人的端粒會比較短。研究也證實了端粒較短跟低社經狀況、輪班工作、鄰里治安不良、環境汙染有關[35]。對非裔美國人來說，遭到種族歧視的經驗則跟壓力所帶來的各種生理變化有關聯，其中也包含了較短的端粒[36]。

同樣地，孩子的風險特別高。人生初期——包含在子宮裡也一樣，因為會暴露在母親的壓力荷爾蒙裡——受到虐待或經歷過不幸，會使得這些人終其一生端粒都會較短。

類似的結果使得科學家認為，為了要因應慢性疾病日趨嚴重的問題，政府需要降低社會的不平等情況，特別要幫助那些已屆生育年齡的女性。二〇一二年，在聲譽卓著的科學期刊《自然》上寫了一篇評論，呼籲政治家應該先將目標專注於「減輕社會壓力」[37]。評論指出，女性在懷孕以及養育子女的過程中所感受到的壓力，會在接下來的幾十年裡，為下一個世代帶來健康方面的問題與經濟方面的損失，就算這些孩子後來過著比較舒適的生活也一樣。

艾波說，現在已經能夠明確證實童年時期的生活會形塑年老以後的身體狀態。「如果我們忽視這點，只是繼續亡羊補牢的話，這個漏洞將永遠也補不起來，我們將無法根治這個問題[38]。」

☆

解決社會不平等問題算不上什麼新想法，然而純粹因為壓力與貧窮所導致的健康問題——以及發現成長環境會影響日後罹患疾病的風險——可說提供了前所未有的有力證據，敦促政府採取行動。但或許政治家還沒有準備好飛躍布萊克本和艾波十年前已經架好了一座橋的巨大跨學科峽谷。艾波說，那篇刊載於《自然》的文章沒有引起什麼迴響。「這樣的聲明很辛辣，我本來以為人們會出聲批評或支持，」她說。「結果兩者皆無[39]！」

然而，有些人試著將她的想法付諸實踐。第十章，我們會看到研究學者來到那些受到壓力影響最深的社區（包含米利奇維爾），並試圖緩解壓力所帶來的影響，以及這個行動後續的發展。同時，身為個人，我們是否有辦法做任何事情保護自身免於受到壓力所帶來的生理削弱效應呢？

我們很難讓壓力從生活中完全消失，就像蘇珊很難改變自己的社區，或是麗莎很難找回健康的布蘭登一樣。但還是有些好消息。外在的問題——債務、不穩定的感情關係、有個罹患自閉症的孩子等——通常不會對身體帶來直接的傷害。真正傷害身體的，是我們的心理對這些狀況的反應；不是外在的環境，而是我們內在的心靈。這是我們可以控制的。

舊金山加州大學心理學家溫蒂．曼德斯舉了一個例子：一個滑雪的人偶然來到一條結滿冰霜的陡峭小徑，這是她下山的唯一途徑。這名滑雪客的心跳很可能開始變快，因為她的身體已經準備好要往下滑。但基於個人的經驗與技巧，她的情緒可能會是恐懼或是愉悅[40]。

曼德斯說，這兩個衝突的心理狀態也是戰或逃反應的一種呈現方式，但它們給身體帶來的影響非常不同[41]。兩種情況都會刺激交感神經系統，但是興奮和愉悅激起的反應會比較大。從進化的角度來看，這是獵人靠近獵物的心理狀態，一個雖然在逃跑，但相信一定逃得掉的人；一個雖然在戰鬥，但知道自己已經占了上風的人。他們的血管末梢會擴張，心臟會跳得更有效率，將含氧的血液輸送往四肢和大腦。有這種反應的人，表現會比平常還好，不只是生理，心理上也一樣。

換句話說，恐懼是一種準備面對失敗的反應，會使身體進入損害控制模式。有人在追殺我們，而我們逃不掉。我們在跟一個比我們強大的對手戰鬥。交感神經系統雖然受到活化，但程度比較低，血管末梢會收縮，心臟會跳動得比較缺乏效率，因此輸入身體內的血液會比較少。如果被抓或是受傷了，能夠幫我們把失血的程度降到最低。但它會降低我們的表現，也對心血管系統有負擔，因爲心臟被迫要更努力地將血液送往身體各處。另外，我們也會大量分泌壓力荷爾蒙皮質醇，因爲免疫系統準備好要面臨受傷與感染的情形。

心理學家把這種相對的反應稱爲「挑戰」及「威脅」。當我們在現代生活中面臨高壓環境，例如公開演講、跟不想碰面的人面對面，或者面對一場體能上的挑戰，例如滑雪道，同樣的原始衡量模式就會啓動。我們會下意識地衡量自己的勝率。心靈深處，我們覺得自己會贏，還是會輸？曼德斯說，答案通常是多種因素的結合。考試前你有看書嗎？你是一個樂觀的人嗎？昨晚睡得好嗎？「所有的這些因素，都會影響我們如何看待自己有沒有能力面對眼前的任務。」

從長期健康的角度來看，挑戰反應似乎有很大的助益，受到威脅的心理狀態會帶來更大的傷害。曼德斯發現，有挑戰反應的人能夠快速地回復正常狀態，而一系列的研究顯示，微量到適度的「正面」壓力，而且中間還要有休息的時間，能夠有效地鍛鍊心血管及免疫系統。「從很多方面來看，這些能夠帶來心理壓力的挑戰就像抗壓運動。」曼德斯說。就跟健身一樣，如果我們讓身體承受負荷得了的壓力，然後回家休息，最後就能使我們更強壯，更抗壓。本質上，我們每次去搭雲霄飛車或是看恐怖電影時，做的就是同樣的事情。

相反地，處於受威脅心態的人在挑戰結束以後，要回到原點的時間會比較久，無論身心方面都一樣。他們傾向於更擔心自己剛剛的表現，而且也會對未來的威脅更加警戒，血壓隨時都很高。時間久了，對心臟產生的這些額外負擔會引起高血壓，就像先前看到的一樣，反覆活化皮質醇可能會損傷免疫系統。

有趣的是，曼德斯發現，只要改變自己對壓力所產生的生理反應的態度，就能帶來極大的影響。她讓自願受試者參加一種名爲「特里爾社會壓力測試」的嚴酷考驗。這個測試包含了要在一組嚴厲的評審面前發表十五分鐘的公開演講以及心算考試，而實驗室研究證實這種測試能夠有效地引起戰或逃的心理狀態。

曼德斯告訴部分受試者，如果在測試過程中有感受到諸如心跳加速等生理症狀，那是好現象。她解釋說，這表示血氧正輸送至大腦和肌肉，會讓他們的表現變得更好。驚人的是，只因爲知道這件事情，這些自願者就進入了挑戰反應，相較於安慰劑組（建議他們忽略壓力的來源）以及完全沒有得到任何建言的組別，血管擴張及血液輸出量的程度較強[42]。

在另外一場研究中，曼德斯證實透過這種方式重塑身體的反應，不只會改變自願受試者的生理狀態，也會增進他們的表現。她請一群正在準備「研究生入學考試」（Graduate Record Exam，簡稱GRE）的學生坐在實驗室裡參加一場假的考試。相較於對照組，那些被告知將壓力解讀爲正面反應的學生，出現了跟之前研究同樣的活躍生理狀態，他們的分數也比較高。不只是這場假測試，他們三個月後參加了一場眞正的GRE考試也出現了同樣的效果[43]。「我發表了大概六十至七十篇論文，這場研究的結果最讓我覺得不可置信，」曼德斯說。「只不過是心態上的些微改變而已。」

曼德斯的實驗顯示我們不需要被壓力支配，即使只是心態小小地改變，就能開始減少壓力事件對健康的衝擊，而且能夠在壓力下表現得更好。不幸的是，要決定減少壓力，或用更正面的角度看待自己的問題，不總是那麼容易。特別是那些有慢性壓力的人，他們會變得更容易卡在負面的思考模式中。

這是因爲，時間一長，壓力就會改變我們的大腦迴路。

☆

某天晚上喝茶時，我那五歲的女兒忽然從炸魚條旁跳開，同時大叫。她指著椅子旁邊的一隻大蜘蛛。蜘蛛不消失，她絕對不回座位。

問題來了，我也怕蜘蛛。但因爲當時我是家裡唯一的大人，只能靠我去做點什麼（雖然目前爲止顯然都失敗）。我試著不將自己不理性的恐懼傳達到女兒身上，靠近那隻張牙舞爪的八腳動物，手裡的武器只有一個杯墊跟一只塑膠杯。

我感覺到心裡天人交戰。一邊是不停閃爍的紅色警戒燈，沒有文字，只有根深柢固的恐懼和厭惡。和這個原始的危險訊息對抗的，是一個堅稱什麼也不用擔心的聲音。這個聲音既理性又鎮定，兩方人馬爲了奪取我的身體控制權而交戰。一方讓我的肌肉僵硬，另一方則建議我放鬆，進擊。我順利地把蜘蛛趕離廚房，但整個過程我渾身硬邦邦。

多數時候，我們都能夠維持裡外一致、身心完備的幻覺形象。但有些時候，就連像跟蜘蛛對峙這種日常生活事件，都會暴露出大腦裡彼此衝突的不同機制。感應到潛在的危險時，大腦裡的幾個關鍵區域會彼此影響，決定要如何對應。其中一個關鍵區域是杏仁核，它是一種迅速反應系統，能夠偵測環境裡的威脅。杏仁核裡儲存了情感記憶，特別是曾經使我們焦慮的那些，當類似的情境再度出現，就會觸發恐懼、焦慮跟戰或逃反應。身爲各種恐懼症與偏見的來源，杏仁核會在無意識的狀況下即時做出反應。

和這種原始驅動起相反作用的，是會爲記憶增添現實內容的海馬迴，以及負責執行計畫和理性思考等高階認知功能的前額葉皮質區。它們啓動得比較晚，卻更能夠依據邏輯去分析情況，以緩和我們的警報，並關閉恐懼或壓力的反應。拉鋸戰的輸贏，最終將決定我們是會破口大罵，或言語溫和；決定要逃跑，或面對恐懼。而事實證明，每個人的大腦，都會依據自身過往經驗的累積決定雙方的勝算，特別是那些曾經暴露在壓力下的人。

在一個關鍵實驗中，心理學家在密蘇里州聖路易市的一所高中裡，讓一群青少年觀看短片。影片裡都是些不涉及情感的橋段，例如銷售員看著一名顧客，而學生們則被要求想像自己處在各種情境中。多數學生都覺得這些事情稀鬆平常，但那些有弱勢背景的學生（在將種族因素也考慮進去後）很有可能會將之解讀爲帶威脅的情況——例如，覺得自己可能即將被控偷竊——而且他們也出現了對應的生理反應：心跳加速及血壓升高[44]。

這樣的反應似乎永遠都不會消失。西北大學的葛瑞格·米勒在將同樣的影片給成長於貧困或富裕家庭的成年人看過以後，得到了相同的結論[45]。我們曾在像麗莎這種照護者身上看到類似的反應，還有那些早年曾經有過創傷或受虐的人也是。相較於一般人，罹患慢性壓力的人縱使是小事也會覺得倍感壓力，也更容易出現威脅而非挑戰反應。

過去幾年來，包含紐約洛克斐勒大學布魯斯·麥裘恩在內的神經科學家們找出了原因。在動物實驗以及觀察患有慢性壓力的人以後發現，反覆活化杏仁核會讓它變得越來越大，神經連結也變得越來越強，同時則會使得海馬迴及前額葉皮質區萎縮[46]。舉例來說，在九一一的恐怖攻擊事件過後三年，研究學者做了一場研究發現，跟住在毀壞的大樓附近的健康成年人相比，這些患有慢性壓力的人大腦內海馬迴及前額葉皮質區的灰白質含量有減少[47]。這種大腦的重塑跟一些精神疾病，例如失智及憂鬱症之間有所關聯。

接著就要提供一種可能性，解釋爲什麼早年的悲慘遭遇會影響一生（我們會在第十章發現另一種解釋）。壓力會影響大腦內部神經的連結方式，並透過摧毀能夠幫助我們保持冷靜自持的神經連接途徑，讓我們對未來的困境變得更加敏感。

☆

見過蘇珊以後，我穿過小鎮，來到一條安靜的道路上，一旁的告示牌上寫著：「米利奇維爾房屋管理局」。坐落在這裡的都是些小型平房，每間都分割成兩間小公寓。跟蘇珊家相比，這些缺乏個人色彩的房子令我感到訝異。沒有任何邊界、柵欄、花朵或庭園家具，只有成排均勻放置在草地上、造型都一模一樣的磚砌方框。

我按照手上的地址敲了門，接著就跟莫妮卡打了照面。她花了點時間才來開門，不過很熱情地歡迎我的到來。「我都忘了妳要過來了！」她說。三十九歲的她穿了件顏色有綠有黃、沒有肩帶的無袖連身裙，那身彈性布料完全遮擋不了從她的胸口、手臂跟肩膀處豪爽迸出的鮮肉。一頭黑髮油亮鬈曲，微笑時一顆金牙閃閃發亮。

前門直接通往起居室。方形的起居室很小，牆上空無一物，地板是塑膠材質。室內昏暗，雖然外頭陽光耀眼，但百葉窗是關的，寥寥無幾的家具是一套褪色的藍色沙發、一張椅子、一張矮桌和電視。桌上有個菸灰缸，幾個菸蒂散落在地板上。莫妮卡指了指沙發，同時心不在焉地轉開電視。我們坐下，開始談話。

她說自己高中沒有畢業，現在在一所校內的自助餐廳工作。她做了個鬼臉。「我每個月的薪水是七百美金，」她說。「一整個月耶！」她還獨立扶養女兒塔琪夏。塔琪夏剛從學校下課回來，身上穿著紅色T恤、黑色緊身褲，編成長辮的頭髮上還打了個紅色蝴蝶結。這個少女長得很高，但體型過胖，動作有點笨拙。莫妮卡要她坐在我們對面，她一坐下就開始玩手機。

莫妮卡最在意的莫過於女兒的安危，她跟我說：「我哪裡也不讓她去。」塔琪夏才十三歲，但她班上的同學已經開始抽菸、喝酒、發生性關係。

莫妮卡回憶起自己的少女時光，包含有天晚上，一個要好的女性朋友找她出門。她不相信其他同行的女孩子，所以拒絕了。「隔天，我聽說她們因爲搶劫而被關進牢裡。她們朝一個老人身上潑熱油以後行搶，」她說。「要是我當時也在那輛車上可怎麼辦！一個錯誤的選擇，就能夠改變一生。」到目前爲止，塔琪夏都沒惹上任何麻煩，學校成績也很好（在我有一次跟塔琪夏說話的時候，她隨口就引用了一句拉丁文）。她跟我說自己長大以後想要當個小兒科醫師。

母子倆的關係顯然很親密：她們會溫柔地開彼此玩笑。每當想開口，塔琪夏都會害羞地望向母親尋求同意。舉例來說，當我問她平常都做些什麼時就是如此。在米利奇維爾能做的事情看起來不多。「我喜歡玩手機，」她說。「還有吃東西。」莫妮卡的答案也差不多。她生命中的樂趣是電視——她多半看些談話性節目、講述眞實人生故事的紀錄片，例如有個少女在遭受網路霸凌以後上吊——跟美食。莫妮卡說，塔琪夏都會儘量吃健康的食物，例如燕麥片、優格或沙拉。「但因爲這些東西我不吃，所以就沒買。」

相反地，她在雞翅跟其他油炸食物中找到慰藉。「日子難過，」她說。「我把精力都放到美食上。美食是我的一切。我討厭自己這樣，但爲了逃開人生的難題跟壓力，我只好把一些東西塞進嘴裡。」

☆

莫妮卡跟塔琪夏並非個案。科學家在許多不同的國家發現，出身貧寒的人傾向於抽菸跟喝酒過度，也更不常運動。他們會吃不健康的食物，女性很容易過胖[48]。暴飲暴食除了會直接危害健康，還會使得發炎的狀況惡化：舉例來說，抽菸跟高熱量食物是讓發炎狀況惡化的原因之一，而定期運動則可以降低發炎反應。

爲什麼住在貧窮社區的人有不同的行爲模式呢？有很多現實的原因：新鮮蔬果跟健身房的會員資格並不便宜。還有同儕會迫使你爲自己的人生做出一些糟糕的決定；莫妮卡的確有正當的理由不讓塔琪夏出門。代價卻是對女兒健康的負面影響。這些人無法脫離貧窮，也不可能擁有一間好房子、一份具挑戰性的工作或一個快樂的假期。還有一些人則經常失去自己在乎的親友或資產。或許對他們來說，把精神集中放在諸如香菸或炸物等廉價的即時享受上，是完全合理的反應。

但包含葛瑞格．米勒在內的心理學家發現了另外一個原因。研究顯示，在生命初期所感受到的壓力不單只會使人們變得更容易覺得受到威脅。它還會影響腦內負責調節從食物到藥物、性與金錢的欲望程度的報償迴路。

除了杏仁核以外，前額葉皮質區也會幫忙調節其他的大腦區域，包含依核在內。依核是腹側紋狀體的一部分。它會讓我們對某種東西產生欲望，也是上癮的重要原因之一。前額葉皮質區與依核所傳遞出去的訊息會降低我們的渴望，提醒我們當下的行動會導致怎麼樣的後果，並促使我們爲了未來的更大獎勵而放棄此刻的滿足。

初步研究顯示，早期的壓力會在大腦漸趨成熟時影響內部的迴路，並逐步削弱大腦對人體的掌控。那些出身低社經背景的人，無論現在的生活過得好壞，都更容易傾向於選擇較小的即時報償，而非日後更大的獎勵[49]。二〇一一年，一項使用到腦部造影的研究要七十六名成年人去參與一場贏錢輸錢都有可能的遊戲[50]。在知道自己獲勝以後，那些出身較爲貧寒的人，前額葉皮質區的活動減少了，前額葉皮質區與腹側紋狀體之間的連結也變弱了。

擁有這種腦部迴路的人通常會爲了一時的歡愉而不去考慮未來的後果。他們個性衝動，容易養成不健康的生活習慣，諸如食用高脂肪食物、對東西上癮，以及發生危險性行爲。就像對威脅過於敏感一樣，從進化的角度來看，會這麼做的確有其道理——舉例來說，如果身在一個資源匱乏、危險處處的環境中，那麼一找到高熱量的食物就趕忙嚥下，或是早點生育後代，的確都是很好的生存策略。但在現代社會，這些行爲會使得人們更難脫貧，同時還會毀掉他們的健康。

於是乎，壓力可以透過數種不同的方式去修改腦袋裡面的迴路，讓那些先天環境已經不良的人陷入更不利的局面之中——並讓他們終生都爲慢性疾病所苦。這個童年時期留下的負面效果，說明了爲什麼像莫妮卡這樣的人一旦感受到壓力，就會做出上述的那些行爲，以及爲什麼即便生活好轉，他們仍舊擁有健康問題。但也使得另一個問題隨之浮現：我們有辦法預防大腦面臨這樣的改變，甚或予以逆轉嗎？

第九章　享受此刻

如何改變你的大腦

時間是早上七點，我獨自走在加州聖莫尼卡沙灘上。太陽照得海浪閃閃爍爍，白雲因晨曦而散發出金黃色的光芒。滸鷸和磯鷸群聚在沙灘的潮濕處。遠方，好萊塢山上散布著洛杉磯居民的白色豪華別墅[1]。

八百公尺外幾無人跡。在二十七號救生站北方不遠的地方，我找到了目標。從海水邊緣往內退幾公尺，有幾個雙腿交叉坐在毛巾上的人排成一列。他們是當地佛教團體的成員，將要開始一小時的靜坐冥想。我在隊伍的最末端坐下，面向大海。

幾百年來，信奉東方宗教傳統的人都會藉由冥想尋求心靈的啓發。冥想於一九六〇年代伴隨著嬉皮的反主流文化傳入西方，獲得披頭四、門戶樂團等名人及團體公開支持。此後，冥想漸趨普及，成了現代社會人們在物質生活中尋找平靜與意義的良伴。如今，在加州海灘上看到冥想者，就像在西藏的寺廟裡看到他們一樣，不足爲奇。

然而，我不是來這裡探索心靈的。有科學證據宣稱冥想能減輕壓力，促進身心健康，而我對此很感興趣。任何涉及身心醫學、冥想的領域，還有與之緊密相關的宗教及靈修——遑論能夠拓展心靈的藥物——跟科學都有一段爭論不休的關係。從一九七〇年代開始，就有許多研究顯示冥想中的和尚能做出一系列不可思議的生理效果，例如自發性地降低血壓，以及讓大腦充斥高度同步的電波等。

一些跟宗教團體過從甚密的研究學者被指控只不過是得到了自己預期的結果。雖然那些一生中多半在偏遠地區過著隱居生活的和尚的確有一些特別的能力，但那些能力跟我們這些凡人之間的關係並不明確。然而，約莫在過去十年間，新一代的腦部造影研究及臨床試驗卻將冥想扎實地繪製到了科學的地圖上。這些研究顯示，雖然我們的思維看似轉瞬即逝，但其實能深深地影響我們的大腦及身體。

首先，是時候試試這種神祕的做法了。冥想的方式非常多：悲心禪是將我們的愛與仁慈延伸到所有的生物上（第十章會有更多相關的資訊）；超覺靜坐會讓人們將心思專注在重複持誦的咒語上。而正念，則要你覺察自己的思緒和周圍的事物。這是最流行，也是最多人學習的方法之一，今天我就是要嘗試正念冥想的一種形式，稱之爲開放覺察。坐直不動，注意浮現腦中的所有思緒。不要批判，不要反抗，隨它們去。

我坐在毛巾上，開始凝視閃爍的海水。我的視線往外延伸到幾千里外的太平洋，此情此景美得令人屏息。然而，面對著這一片汪洋，卻不抱持任何的想法或幻想，讓我有點不安。我的大腦裡通常裝滿了糾結的想法和文字。說過的，寫過的，聽過的，想像過的，記得的。我不確定自己有辦法能輕易將它們驅離大腦。

馬克・威廉斯是英國牛津大學臨床心理學榮譽教授。他說，世界上不是只有我的腦海裡裝滿了各種抽象的思緒。他是研究冥想帶來的心理影響的專家，二〇一一年時也與人合寫了一本書，書名爲《正念：八週靜心計畫，找回心的喜悅》，書裡說明如何透過訓練，讓心靈的覺察力提升，藉此降低日常生活中的壓力及焦慮。這本書出乎意料地大賣，茹比・韋克斯[34]與歌蒂・韓[35]等名人都公開推薦。

「多數人時時刻刻都在想東想西，我們很少眞的覺察到自己身在何處，或在做些什麼，」他說。「我們總在計畫未來或是回憶過去[2]。」洗碗時，你可能想著等一下要喝杯茶。喝茶時，你在打算接下來要去超市。開車前往超市時，你想著等一下要買些什麼。

我們並不會去注意周遭的事物，因爲我們困在自己的心靈世界裡。這可能是很快樂的經驗：或許幻想著一段花大錢的假期，或計畫爲朋友獻上最完美的生日禮物。但我們也會想起帶來壓力的負面情境。我們可能在吃一頓美味的餐點、幫孩子洗澡，或是走在沙灘上時，腦海裡卻在重播昨天的爭執，或是因爲明天的工作而感受壓力，而且遠超過必要的程度。

迷失在這種擔憂或是煩惱中會爲我們帶來壓力，同時也意味著，我們沒有注意周遭世界裡的

34 Ruby Wax，暢銷作家、喜劇演員、精神健康護理學客座教授。患有憂鬱症。
35 Goldie Hawn，美國知名演員，曾獲奧斯卡獎，長年修習冥想。

正面事物，而那些事物或許能夠舒緩我們的焦慮。一早才剛準備出門工作，整個人已經沉浸在今天可能會遇到的難題，卻沒有注意到手中那杯熱茶帶來的撫慰；沒有注意到收音機裡那首超好聽的歌曲；沒有注意到孩子的微笑。「我們可能過著一種隨時心不在焉的生活。」威廉斯說。我們住在一個泡泡裡，對泡泡外頭那些能讓人生不虛此行的微小美好與快樂視而不見。

威廉斯說，一不小心，我們的心靈和身體會不停地彼此吞噬。負面思緒會激發身體的壓力反應。反之亦然，處於戰或逃的情緒模式時，大腦會變得對威脅過度敏感。越有壓力，就越容易出現負面思緒。

正念冥想有助於阻止這種事情發生。威廉斯解釋，透過覺察自身的思緒，讓我們得以後退一步，意識到不需要讓負面或帶來壓力的想法代替現實的處境。我們的情緒不需要做出反應。那只是大腦自然而然產生的背景雜音而已。一旦意識到這點，就能夠讓這些雜音平緩下來。

腦部造影研究支持這樣的論點。任職於義大利摩德納和雷焦艾米利亞大學的神經科學家朱賽佩·巴紐尼掃描了那些正在禪修的人的大腦，發現就跟正念冥想一樣，禪修者會注意到自己的思緒，然後無視它們。科學家認爲，那些不停浮現腦海的念頭，是由腦部裡一個稱爲「預設模式網絡」的區塊所產生。當心思沒有集中在任何外在世界的事情上，就是這個區塊最爲活躍的時候。巴紐尼發現，冥想者可以降低這個網絡的活絡程度。相較於那些不常操控此區塊的人而言，分心以後，他們能夠快速地回到平靜的心理狀態[3]。

對世界持有自己的想法，是我們的心智高於斑馬的證明，但也得付出代價。我們會因爲過度思考那些曾經發生的、尚未發生的，或根本就不會發生的事情，而變得筋疲力竭。正念似乎能讓我們更上一層樓，我們仍然會有想法，卻不需要被想法所控制。

☆

一開始，即使景色壯麗，我的思緒似乎非常想要脫離這片海灘。思緒扭啊衝的，拒絕噤聲，不停地把各種想法和影像扔到我的面前。雞蛋（我在想要去哪裡吃早餐）、叫車（晚點還得趕搭一班飛機）、採訪時的問題（今天下午要和一個學者碰面）。每一個思緒都在呼喚我，誘惑我繼續想下去，想讓我迷失在迂迴曲折的思緒迷宮中。

每當拒絕一串思緒後，另一串隨即出現，彷彿我的心靈是個急著想賣出東西的商人：「不喜歡這個？試看看這個吧！」先讓我想起上次走過這片沙灘時買的一件紅色夾克，再讓我想起要買什麼禮物回家給孩子。

爲了驅散這個心靈漩渦，我將注意力專注在眼前景物的細節上，眼睛堅決地望向前方。一開始，這片沙灘似乎顯得很忙碌。海浪一波接著一波，轟隆轟隆有如輕微的雷鳴。三趾鷸沿著海岸線盤旋。慢跑者和遛狗的人經過眼前，同時一群鵜鶘在水面晃來盪去，接著要不展翅飛起，要不漂到視線之外。天色明亮，我看見一個衝浪客的背影起起伏伏了約莫二十分鐘，然後消失。

我在眼前的景致中沉浸了一陣子，但隨著時間延展，我開始有種奇怪的感覺，覺得自己超然於海岸線的動靜之外。我想像自己的思緒就跟那些海鳥、慢跑者，以及衝浪客一樣；具備不同形體的他們會在不同的時間出現，但到頭來都會離開。不知爲什麼，我的思緒似乎變得不那麼重要，不那麼眞實了。我不再注意來來去去的思緒，我發現自己專注在遠方的視野上，心神陶醉在那片平緩的海面，以及那條深邃、沉靜、不動的藍色海平線之中。

一小時結束以後，我四肢疼痛，臉頰被晨光曬得熱燙。短短的冥想體驗結束，我抬頭又低頭，看看這片沙灘，心情平靜，不可思議地覺得跟這個世界的聯繫似乎更深了。或許自己的存在更像是某種更大的事物的一部分，也比較不去在意自己微乎其微的一天。我喜歡這種屏除所有負面思緒的感覺（誰不喜歡？），而且我注意到，若冥想的日子久了，這種技巧說不定能讓我對生命產生一種不同的視野。但真的有效嗎？多數人都不是和尚，我們沒辦法成天冥想。單靠冥想個幾次，真的有辦法讓我們免於，或甚至逆轉壓力所帶來的破壞嗎？我們的身體健康是否也會受到影響？

☆

蓋瑞斯．沃克知道過去和未來能夠帶給我們什麼樣的折磨。十年前，他在英格蘭北部雪菲爾當警察，或者如他所說，「在管區裡巡邏的條子」。二十六歲的他享受這份動態的工作，閒暇之餘，他喜歡爬山，以及在約克郡谷地裡散步。

二〇〇六年的某天早上，蓋瑞斯醒來，發現左眼看出去的世界模模糊糊。眼科醫師沒有找到任何毛病。醫生開了些治療結膜炎的抗生素給他，但情況沒有改善。最後，他做了磁振造影檢查，神經科醫師丟下了一顆震撼彈：蓋瑞斯的免疫系統在攻擊他的視神經，他極有可能罹患多發性硬化症。

多發性硬化症是一種慢性疾病，異常的發炎反應會逐漸摧毀神經系統，並在引發多種症狀的同時，讓患者漸漸無法控制身體。一個接著一個，從四肢、雙眼、腸道到膀胱都可能停止運作。患者同時還會出現疼痛、疲倦，認知及情緒上的問題，尤其是憂鬱。多發性硬化症通常都是從「反覆發作」開始，即免疫系統忽然發動攻擊，然後病情慢慢好轉。而最後，症狀會「持續發展」，也就是攻擊情況會越來越嚴重。有效的治療方法不多，而且無法治癒。

通常發作兩次類似的發炎反應才會被確診爲多發性硬化症，因爲偶爾也會有人神經系統發動一次攻擊後，就無聲無息。但幫蓋瑞斯看診的神經科醫師警告，如果再有其他病況發生的話，他將不可避免地逐漸失去行動能力。在接下來的三年之內，蓋瑞斯都試著繼續過平凡的日子。二〇〇九年，他開始沒辦法控制膀胱。二〇一〇年，醫院正式診斷他罹患多發性硬化症。

他形容確診之後的日子「壓力大到嚇死人」。在那之後，很快地，蓋瑞斯開始沒辦法正常走路，熱愛工作的他也必須請病假。同年六月，孩子誕生了。

她回想起二〇一〇年八月，他請了一個星期的假，帶著老婆、兒子出門，待在風景如畫的小村莊塔賽德內的一間小屋裡。這次不但是全家出遊，還能同時慶祝寶寶的來臨。某個豔陽高照的一天，他們在附近的自然保護區野餐，坐在一條小溪旁的長凳上吃三明治。蓋瑞斯的太太提議下水，小溪離他們不過一、兩公尺遠，踏過一些小石子就到了。在蓋瑞斯要穿過石子地時，他忽然覺得雙腳不穩，彷彿就要跌倒。

他突然意識到，如果現在就這麼辛苦，一、兩年後怎麼辦？他看著自己才兩個月大的寶貝兒子，忽然想到自己永遠沒辦法陪兒子走這樣的路，永遠沒辦法陪他打水漂，一起踢足球，或者做那些一般的爸爸會陪孩子做的數不清的事。他會跛腳，坐輪椅，沒有人幫得了他。那個瞬間毀掉了這場原本應該恬靜悠閒的歡樂時光。各種恐懼與想像排山倒海般襲來，他逃不掉也躲不開。

「曾經有過的所有夢想忽然間都被奪走了，」他說，「我不知道該怎麼辦，當時非常、非常難過[4]。」

然而，在接下來的五年裡面，蓋瑞斯顯然離那種絕望的日子很遙遠；事實上，他說自己過去從沒有這麼開心過。他說，一切都要歸功於正念冥想。正念冥想改變了他的人生，他也成了正念冥想最具影響力的發言人之一。除了架設網站推廣之外，他的推特有超過六萬名追蹤者。我們安排見面，想知道關於這個奇妙轉折的更多詳情。

位於約克郡心臟地帶的巴恩斯利曾是個礦業城，也是蓋瑞斯住的地方。他到車站來接我。我們約在一月某天的中午，天氣很冷。他載我離開小鎮，穿過白雪覆蓋的田野，來到西爾克史東村。他道歉說，巴恩斯利那邊沒什麼能好好吃一頓的地方。

現年三十六歲的蓋瑞斯友善、自在、實際，灰色的眼睛散發沉著光彩，滿口北部腔。身上穿著紅色套頭毛衣和牛仔褲的他雖然苗條，但不會弱不禁風。他說個不停。他說正念的好處講也講不完，講個一整天都沒問題，一直到抵達吃午餐的地方。他先找好無障礙停車位，然後在拐杖的幫忙下走過從停車場到咖啡廳這段短短的距離。

就定位以後，我問蓋瑞斯是怎麼發現正念的。他說，在那場走往溪邊的災難事件發生後，有人推薦他可以去冥想，說是有助於他適應被診斷出罹患多發性硬化症的壓力。「我根本不知道怎麼冥想，」他告訴我。「我聽過這個詞，以為那是嬉皮在幹的事。」於是他選了一本正念的入門暢銷書，作者是美國人喬・卡巴金，書名為《當下，繁花盛開》。

一開始，他每天都會撥出五分鐘冥想。他會閉上雙眼，把注意力放在呼吸的吐納上數數。如果數到十以前浮現任何想法，就從頭開始。一開始沒發生什麼事，但幾個月後，他注意到情況有所不同。

☆

如果說，伊莉莎白·布萊克本在端粒的研究中飛躍一座介於精神病學與生物化學之間的峽谷，卡巴金要面對的峽谷則更寬闊。身爲一名住在麻州的分子生物學家與瑜伽老師，他深信自己因佛教信仰而修習的冥想方法能幫助那些醫師幫不上忙的人，那些正在邁向死亡，或受到疼痛嚴重侵擾的人。他知道，醫生絕對不會要病人去做任何跟宗教有關的活動。有一天，在遠離塵囂的地方冥想時，他看見了一個畫面。他要重塑正念修行法，剝掉其宗教外衣，讓從事醫療的人也能夠接受這套方法。

他在一九七九年發展出一套爲期八週的課程，課程結合了正念冥想的元素、放鬆技巧和哈達瑜伽。他稱這種訓練方式爲正念減壓，並在麻省大學阿默斯特分校成立門診單位。當時和他共事的人叫做楚蒂·古德曼。我在聖莫尼卡海灘上跟其他人一起練習冥想的那次，是由一個名爲「頓悟洛杉磯」（InsightLA）的佛教團體所舉辦的，而古德曼就是該團體的創辦人。她說當時卡巴金「告訴醫院裡的醫生，把那些他們愛莫能助的病患都交給他。於是他們就把那些藥石罔效的患者都送過去。有些人的疼痛因而減輕，有些人則平靜地過世[5]。」

當時，不帶宗教成分的冥想是種會招來批評的做法。「人們會說，『你把那些法門都簡化了，這樣就沒有效果了，』」古德曼說。「一起修行的那些師兄弟當中，沒有任何人有聽過把正念從佛教中抽取出來的這種做法。」但這種訓練法將正念從宗教法門轉變成了文化現象。

卡巴金的門診創立以來，超過兩萬人完成該套八週課程的訓練。正念減壓出現在數不清的報章、雜誌以及電視節目上，包括《歐普拉秀》都曾提過。根據國家衛生研究院（簡稱國衛院）的調查，在美國，每十個成年人裡面就有一個修習冥想[6]。有一本專門的月刊，名稱就叫《正念》，有好幾百個正念手機軟體。如果在亞馬遜上搜尋「正念」，會出現將近一萬九千本書和DVD，從心靈旅程到實用減壓計畫，甚至連針對孩子的運動都有。而正念相關的活動及課程從矽谷到國會山隨處可見[7]。

會有這種情形出現，主要是因爲正念與其宗教源頭保持距離以後，讓科學界得以研究它的好處，讓相關的技巧合法化。現在有好幾百個隨機對照試驗在研究以正念爲基礎的療法。系統性回顧及統合分析斷定正念減壓可以緩解慢性疼痛和焦慮，還能減輕壓力，促進癌症患者和健康的自願受試者的生活品質[8]。

有些人對正念爆紅有所擔憂。有些佛教指導者抱怨正念過於商業化，失去了隱含其中的眞實意涵[9]。心理學家警告，市面上的正念課程越來越多是由自稱正念專家，其實資格根本不符的老師所開設，新聞節目頭條報導則提到那些去參加靈修營的無辜受害者所發生的悲慘下場。例如，有一個靈修營在亞利桑那州內的沙漠地帶舉辦，參加的人得在空腹且滴水未進的情況下長時間打坐，然後再參加一種稱爲「汗屋」的儀式，造成多人熱衰竭和腎臟衰竭，其中三人死亡，十八人送醫急救[10]。

另一方面，阿布奎基新墨西哥大學社會學家克莉絲汀．巴克則認爲這一系列的正念運動都是在把罪惡感加諸於每個人身上。她形容正念冥想是「隨時皆可做的自療方式」[11]。她提到了卡巴金強調的重點，例如視冥想爲「生命的必需品，因爲它就是那麼重要」。她警告，這種認爲「身體的健康來自無時無刻的正念」的想法把所有人都變成病人，都需要導正那些不健康的想法。倘若沒有達到這種愉悅心境的話，我們就會覺得很挫敗。

蓋瑞斯對最後一點一笑置之。「誰都沒辦法隨時處於正念狀態[12]。」不過，在每天冥想五分鐘達幾個月以後，他開始比較有辦法活在當下，他變得更具耐心，在面對諸如爬樓梯等肉體挑戰時也比較不會那麼洩氣。「如果我能夠不要超前太多，而是單純活在此刻，事情就會變得容易很多。」他說。在那以後，他開始把冥想的時間拉長，並表示其所帶來的好處「難以估計」。

他解釋，多發性硬化症的痛苦多半來自過去或未來。確診以後，他因爲過去所熱愛的一切而飽受折磨。例如工作和散步，因爲他再也沒有辦法去做那些事了。他也憂心自己的未來，如果多發性硬化症奪走視力，他就沒辦法看著孩子長大（他現在有兩個兒子）；或者也害怕有一天身體會痛得難以忍受。

他說，「我每天都要從那些數不清的負面思維裡振作起來。」而他相信規律的正念訓練降低了難度。「我才三十六歲，十年以後不知道會變成什麼樣子。故事起了頭，但我從不讓大腦繼續想下去。」他說，如果他能活在當下，把注意力放在周遭的事物上，疾病所帶來的痛苦大多能隨之消散，覺得生命很美好，甚至可說是棒極了。

如今，蓋瑞斯每天都會冥想半小時。他會利用鬧鐘，起個大早，然後在床上靜坐。若不是把注意力放在吐納上，就是戴上耳機，專注在音樂上。他也試著讓正念融入生活中。「如果兒子靠近，打擾了我，他就會成爲我冥想的對象。」意思就是說，與其邊靜坐邊分心陪孩子玩，他選擇將所有的注意力放在兒子身上。

蓋瑞斯認爲，正念除了讓他更懂得感恩、樂在生活、更珍惜與孩子相處的時間，也幫助他成爲更有耐心也更有同理心的人。「唯有先關懷事物，你才會注意別人的心情，例如伴侶在皺眉之類的。正念的核心就是注意周遭的事物。」

正念也讓他更能面對疼痛。蓋瑞斯受三叉神經痛，也就是側臉的陣發性劇烈刺痛所苦（就像碎冰錐在刺一樣）。醫師預期隨著病情惡化，這些疼痛也會隨之加劇。他告訴我一個佛教的故事，故事講到疼痛有如兩枝箭；實際的疼痛，以及我們對疼痛的理解。這樣的比喻方式讓我想起先前見過的那些燒燙傷患者，他們的疼痛因爲焦慮和恐懼而放大。但不同於用類似冰雪世界這樣的工具分散注意力，修習正念冥想的人則選擇跟疼痛面對面，並專注於抹消疼痛所帶來的情緒影響。

「讓疼痛進入，」蓋瑞斯解釋。「擁抱疼痛，邀請疼痛進來喝杯茶，給它一個擁抱。聽起來很瘋狂，但眞的有效。那些陣發性疼痛因此舒緩太多太多了。」

我問他，那關於疲勞的部分呢？疲勞通常都是多發性硬化症患者的大麻煩。蓋瑞斯說，他以前都會覺得筋疲力盡，但自從開始冥想以後就不會了。從任何角度來看，他現在的日子可說相當忙碌。除了當個好爸爸，以及面對自己的疾病以外，他又回去做全職工作，只不過換成坐在辦公室裡調查針對警方的投訴。他還得經營自己的網站「每日正念」（Everyday Mindfulness）[13]，和相關的推特帳號（他最常被轉推的是一句佛教諺語：「疼痛無法迴避，苦楚操之在己。」）。

「人們認爲冥想浪費時間，應該反過來講才對，」他說。「冥想賦予我們時間，因爲你再也不需要把時間浪費在沒有意義的一串串思緒上。要不是有冥想，我不可能擁有現在的生活。」

我原先不確定自己眞的「明白」冥想的意義，直到跟蓋瑞斯有了這一番談話才總算明瞭。冥想不能立刻解決我們的問題，你得規律地練上好些時日，而且我們還需要做更多的實驗，才能知道冥想能夠爲哪些人帶來怎麼樣的幫助。但在下著雪的約克郡谷地邊吃三明治邊聽這個父親兼警察形容他每日的疼痛、壓力和恐懼（相較之下，我要處理的所有難題都變得無足輕重），我不禁認爲，如果正念能讓他用勇氣，甚至喜樂去面對體內的惡魔，那麼它眞的是一套非常強大的工具。

☆

這是一個明亮的二月早晨，我在一間擠滿陌生人的房裡有意識地抖動。這裡是英國艾克希特大學情緒障礙中心，在場者都希望正念能幫助他們不被充滿壓力的煩惱所占據，並藉此保護他們免於受重度憂鬱引發的、危及性命的絕望所困擾。

此療程稱爲正念認知療法，發明者爲牛津大學的馬克．威廉斯及其同事。療法大致上根基於正念減壓訓練，不過治療重心則是放在憂鬱症上。傳統醫療認爲，憂鬱症乃大腦內部的化學物質失衡，也就是缺乏一種稱爲血清素的神經傳導物質所致。多數的抗憂鬱藥物都會提升血清素的濃度，但藥物只能夠幫助約三分之一左右的憂鬱症患者，而就像第一章所見，多數藥物的療效事實上跟安慰劑並無二致。而且，就跟多數藥物一樣，都有可能引起副作用（腸道問題、性功能異常及自殺傾向等）。

如今越來越傾向於改採心理治療。相關研究最多的是認知行為治療：治療師會跟病人聊到他們的人生以及困境，目標是在幫助他們找出負面的、沒有任何助益的思考模式，並做出改變。但是正念認知療法（結合正念與認知行為治療的元素）正在快速普及。相較於能夠快速治療病患的認知行為療法，正念認知療法則是設計來讓人們能將之應用於日常生活中，確保他們能夠維持精神方面的健康。今天的複習課程是針對那些先前已經完成療程的人，負責的人是心理學家威廉．凱肯與愛莉森．伊凡斯。

在場有三十個人，年齡和背景都不一樣，但過去都有過週期發作嚴重憂鬱症的病史。伊凡斯帶我們做了幾種不同的運動，在每種運動之間則以敲擊金屬缽發出的共鳴聲作為停止的訊號。在專注呼吸以後，她要我們將注意力放在身體及所有感覺，接著再度抖動身體。原理是，將意念都放在身體的動作上能幫助你專注在此刻，而非受困於關於過去或未來的憂慮之中。

高大、輪廓分明的凱肯[14]神情專注地站在前方，他解釋，「你正在尋求此刻的平靜，如果能夠處理此刻，就能改變下一刻。」他們會鼓勵受訓者將此原則套用在日常生活中，例如散步，將注意力放在樹木、天空，或是自己的呼吸上，以逃離那些威脅要掌控一切的負面思考模式。另一個辦法就是利用會激起你注意的事物，例如紅燈，或打開冰箱等，提醒自己將意識放到周遭的環境上。

到目前為止，正念認知療法的實驗結果都相當驚人。發表於二〇〇〇年及二〇〇四年的研究報告中，威廉斯和他的同事發現，正念認知療法能讓患有週期性重度憂鬱的患者的復發率降到一半[15]。這些研究結果使得正念認知療法獲得英國國家健康與照顧卓越研究院（National Institute for Health and Clinical Excellence，簡稱為ＮＩＣＥ）的推薦。二〇〇八年，凱肯做了進一步的研究，發現相較於服用藥物的患者，接受正念認知療法的患者的憂鬱症症狀比較少、生活品質較高、復發率也更低[16]。

艾克希特大學的患者似乎相信正念的益處。「我恨抗憂鬱藥物，」現年四十三歲，嬌小而實際的薇淇罹患憂鬱症已經二十年了。「我都會儘早停藥，調整腳步，繼續前進，試著忘掉那段日子，但憂鬱症總是又會被小事觸發，於是我又跌進深淵。」她說，每次發作，症狀都會比上一次嚴重，而且更難瞞過孩子。一發作，她就會連續好幾天都不想下床。

薇淇在兩年前結束了正念認知療法的課程，她說這個課程有助於她意識到各種警訊，例如忙個不停、睡眠不安穩、隨時都很焦慮等。這些狀況提醒她或許已經處於復發邊緣。在此之前，「我不明白自己的情緒怎麼會忽然跌到谷底，」她說。「現在我更能注意自己的感受，就像一座能讓我爬出山谷的梯子。」

三十三歲的蘇是另一個參加者。她熱愛攀岩，原本是前途光明的海洋學家，直到工作場所的霸凌使她爆發嚴重的憂鬱症。「就像開關被扳開一樣，」她說。「我會覺得心情超差，心跳超快，開始流汗，覺得噁心，走不出大門。」十年前發作時，醫生開了抗憂鬱藥物給她，之後，蘇就發誓再也不服用那種藥物。「藥根本沒什麼用，而且有嚴重副作用。藥物解決不了潛在的問題。」

轉診到凱肯這邊之前，她上過一次認知行爲治療的課程。有了認知行爲治療，「你就能試著去阻止那些『亂七八糟』的想法，」她說。「但你就是很容易毒打自己一頓，很容易認爲自己的想法從來都沒對過。」有了正念，「輕鬆多了，再也不需要鑽牛角尖，」她說。「這樣好多了。事情不是你的錯。」她還是有些困擾，例如身爲一名科學家，她有時候還是會需要一些創意思維，需要那些不停從腦袋裡冒出來的想法。但正念對她來說只是另一場實驗。「什麼事情都做不了的時候，我就會專心呼吸三分鐘，然後再試一次。很神奇，眞的差很多。」

還有安。五十七歲的她滿臉皺紋，一頭白髮紮成馬尾。她多數的人生都在週期發作的憂鬱症中度過。情況最嚴重的時候，她會想死，相信孩子沒有她活得會比較好。她也很恨抗憂鬱藥物。「這些藥物會把我變得跟活死人沒兩樣，」她說。「它們不只會清除消極的情緒，也會清除所有的情緒。」現在她天天冥想，並深信在冥想的幫助下，自己不用靠藥物也能過得很好。「我已經意識到思緒傷害不了你了。」

我問她正念認知療法對她的人生帶來什麼樣的改變，她的答案很簡單：「我還活著。」

課程結束，凱肯跟我回到那間陽光燦爛的辦公室。凱肯說，他相信正念認知療法也能用來幫助罹患其他精神疾病，例如慢性焦慮、社交恐懼症或飲食障礙。他相信正念能幫助我們面對現代社會的需求。

「我們越來越不動腦過日子，」他說。「孩子罹患精神疾病的年齡越來越輕。」他認爲那些提供即時聯繫的科技產品，如電子郵件、手機和臉書可能會對我們造成傷害，除非知道如何控制它們對我們的影響。「我們隨時得處理湧進來的資訊。」他說，相較於盲目地回應，要在覺察周遭事物的狀況下，同時還花心思一一去回應這些訊息，可說難如登天。

他希望能夠累積更有力的證據，證明正念認知療法對週期性憂鬱症的益處。在我寫作這篇文章的同時，他和同事發表了一份試驗報告，這場試驗花了兩年的時間追蹤超過四百名患者，一如抗憂鬱藥物，正念認知療法能防止病情再度復發[17]（如果加上前次試驗的資料，正念認知療法防止憂鬱症復發的效果比藥物強上百分之二十四）。

「世界上有好幾百萬名憂鬱症患者，」凱肯說（在我離開艾克希特大學後他搬了家，凱肯現在是牛津正念中心主任）。「如果我們能夠提供抗憂鬱藥物之外的另一種選擇，可是件不得了的大事。」

從最早因個人興趣而修習冥想多年，到二〇〇〇年提心吊膽地「出櫃」，開始研究正念認知療法至今，是一條漫長的道路。威廉斯說，他原本也擔心就算研究冥想都可能會破壞他的學術聲望。「舉行第一場試驗的時候，我們本來預期會聽見許多質疑的聲音。一部分的我擔心自己的工作生涯可能因此受到影響，沒想到科學界眞的感興趣。」

他們的態度會變得這麼正面，很大一部分的原因是因爲，近期一連串的研究發現逼得科學家必須認眞看待正念認知療法具有極佳物理療效的現象。因此，我前往波士頓和一名女性碰面，在證明冥想能對大腦帶來什麼樣的改變這件事情中，她所做的或許比誰都多。

☆

「從前我認爲所有跟心身醫學有關的東西都是鬼扯，但是在上過一個月的瑜伽課程以後，我就著迷了。」

哈佛神經科學家莎拉・拉扎赤腳盤腿坐在椅子上。她有一頭亂蓬蓬的灰髮，精力和熱情卻不輸青少年。她時常大笑，講話快到有時候會省略好幾個字。「我受到了震撼，不只是伸展和運動，我注意到裡面還有很多東西[18]。」

我們在拉扎位於波士頓海軍工廠[36]的辦公室碰面。辦公室內的擺設很平凡，唯一讓我留下印象的，只有那個擺在書桌上的架子。架上放了一只插著櫻花的綠色花瓶、一尊黃銅佛像，還有一個擺出瑜伽坐姿（上身前傾，一腳伸直，另一腳彎曲）的銀色舞者。「我很喜歡做那個動作，」她說。「之前靈光乍現的時候，我做的就是那個瑜伽姿勢。」她沒有費勁去做出那個常做的姿勢，她放鬆身體。「我又能多彎個三吋了，」她大笑。「壓力跟緊繃幫不上什麼忙，放鬆才能讓你的身體變得更柔軟。」

拉扎在研究所念的是細菌遺傳學。因爲馬拉松訓練時傷到膝蓋，暫時無法跑步的她開始練瑜伽保持身材，隨即對瑜伽的效果大感驚奇。跟蓋瑞斯一樣，她覺得大腦的運作方式變了。「瑜伽改變了我對事物的想法。」她說。她覺得自己更冷靜，更有同情心，也更能從不同的角度看事情。「我住在波士頓，那裡的駕駛都跟瘋子一樣，」她說。「我發現自己不需要對他們動氣。他們可能很趕，壓力也不小。」

由於對腦部的改變深深著迷，拉扎從細菌跳到神經科學。她接受了操作磁振造影的訓練（我

36 美國最早的造船廠之一，已於一九七四年停止運作，目前為波士頓國家歷史公園的一部分。

曾看到城鎮另一頭的醫生到波士頓醫療中心用同樣的設備幫丹尼爾照出大腦裡的囊腫）。腦部掃描儀裡的空間太狹小，沒辦法做瑜伽，因此她轉而研究冥想的相關練習。

她形容自己投身心身醫學世界的決定「不是勇敢就是瘋了」。「大家都會用有點奇妙的眼神看我。」她說。當時是一九九〇年代末期，冥想被視爲一種跟嬉皮、吸毒有關的活動，並不適合用來當作科學研究的目標。但差不多也在同樣的時間點，國衛院創立了替代療法及輔助醫學的國家研究中心（研究安慰劑的學者泰德．卡普查克就是因爲這間研究中心才受到哈佛大學聘用）。「我有信心自己能夠辦得到，也能申請到研究經費[19]。」

當時，其他學者已經開始研究冥想對腦部的影響，其中最有名的是威斯康辛大學麥迪遜分校神經科學家理查．戴維森。達賴喇嘛派出手下最有經驗的八名喇嘛去找戴維森，他們的冥想時間都已達數萬小時[20]。跟自願受試的學生相比，喇嘛們冥想時，戴維森看到腦部裡一種稱之爲伽瑪波的高頻腦部活動遽增，數値高於先前神經科學家曾留下的所有紀錄（這裡指的是針對健康的大腦；癲癇發作時也會出現高數値的伽瑪波）。

伽瑪波的激增顯示，當喇嘛冥想時，他們的腦部會變得非常有組織而且協調，大量神經元會同時傳遞訊號，前額葉皮質區也會呈現高度活動狀態，而前額葉皮質區是一個跟正面想法及情緒有關的腦部區域。結果相當神奇，這些經驗豐富的冥想者顯然能夠引發超出常人經驗的意識狀態。

然而拉扎做的就不同了。她深信瑜伽所引起的不僅是短暫的意識狀態，而是腦部運作方式的永久改變。「我知道自己的大腦有了改變，」她說。因此，她沒有去察看腦部活動，而是去探索大腦的生理構造。她沒有喇嘛能研究，因此她研究了一些「平凡的」波士頓人——治療師、廚師、律師、電子工程師。他們都是資深的冥想者，而且天天都會練習。

爲了讓我看她的發現，拉扎在電腦螢幕點開了一連串腦部掃描的照片。工作多年，想必她一定看過幾萬張類似的照片了，但她依舊驚奇地望著這片頭骨內的風景。「眞的是了不起，居然能夠拍出這麼鮮明的大腦照片，」她說。「其中有幾張眞是一清二楚，太神奇了。」

拉扎對我們能在這些照片裡看到的東西感到驚奇，我卻因爲自己看不到的東西而覺得震撼。照片裡是一個人類，然而我們卻無法從這些複雜精細的結構裡，看出這個人關心誰、最初的記憶爲何、喜歡聽什麼音樂、討厭吃哪種食物。要理解大腦，我們還有好長的一段路要走。不過此刻，如果想要了解大腦的祕密，最好的途徑就是透過這些黑白顯影照片。冥想會在上頭留下什麼樣的印記呢？

拉扎於二〇〇五年發表了她的成果。相較於對照組，冥想者的大腦皮質（包括前額葉皮質區在內）的厚度增加了十分之一公釐[21]。「改變眞的很小，」拉扎說。「但事關重大。」這足以證明冥想能帶來的並非只是瞬時的狀態，而是能夠改變大腦的生理結構。

「無比驚人啊！」拉扎說。當時，科學家才剛得知原來就算已經成年，大腦也會因應周遭環境而改變。長久以來普遍的認知是，成年以後，我們的大腦就會呈現向下的拋物線狀態。神經元會死，不會有新的神經元誕生。然而，在一九九八年解剖死於癌症的年長患者大腦時顯示，即使生命走到盡頭，腦部依然會製造新的細胞[22]。

在那之後開始的研究顯示，從小提琴家到計程車司機在內的所有人，腦部中有使用到的相關區域都會產生新的細胞和連結，就像健身會長肌肉一樣。拉扎的研究顯示冥想也能辦到相同的事。冥想或許能夠對心理與生理帶來永久性的改變一事，第一次找到了可能的解答。

其他的研究者也在後續針對幾種不同的冥想方式發表了類似的研究結果。然而還是有個問題。這些研究沒有改變一個可能性，那就是（如拉扎所形容的）「練冥想的都是些怪咖」。或許選擇冥想的人的生活方式很奇特（例如，很多冥想者都吃素），而這種生活方式或許影響了他們的大腦，也有可能是擁有某種類型的大腦結構的人比較傾向於去練冥想。為了要證明冥想能夠造成腦部結構的改變，研究學者必須選擇那些從未冥想過的人作為研究對象，檢視冥想能對他們帶來什麼樣的改變。

拉扎就是這麼做的，兩份相關的研究於二〇一〇年與二〇一一年依序發表。相較於對照組，那些上過八週正念減壓課程的人，學習、記憶和情緒調節等腦部區域的灰白質有了增加，包含海馬迴也是。他們覺得比較沒有壓力，此外，杏仁核內的灰白質密度也降低了[23]。

「這個現象很重要，」拉扎說。一如第八章所見，慢性壓力和憂鬱會讓人的海馬迴及前額葉皮質區縮小，杏仁核則相較變大，且跟腦部的連結變強。在接受了僅僅八週的訓練後，拉扎看見了一些相反的改變。她的發現顯示，冥想能夠增加我們的優勢，增加對壓力的抵抗力。

拉扎現在做的研究，則是測試鍛鍊身體（這麼做也能降低壓力）能否引發類似的改變，同時也在探究冥想是否有辦法防止失智發生。海馬迴跟前額葉皮質區經常會隨著年邁而萎縮，反映出慢性壓力所引起的一部分改變，也導致認知能力降低。幾項研究結果暗示冥想或許能減緩這個過程。我們能在年齡較大的冥想者身上看到拉扎也曾見過的皮質厚度改變，而且相當顯著。另外幾個研究團隊則發現，相較於對照組，冥想修習者隨著年齡而來的認知表現能力及灰白質含量的衰減程度較爲緩慢[24]。

在一份二〇一四年所發表的研究報告中，拉扎還發現，相較於對照組，瑜伽及冥想修練者的流動智力（一種近似ＩＱ的衡量方式）隨年齡衰退的狀況較爲緩慢，大腦內不同區域之間的連結也比較強[25]。「那些區域都跟流體智力相關，年紀越大聯繫越差，」她說。「這表示，冥想能幫助這些區域之間彼此溝通。」

包含拉扎的研究在內，國衛院耗費龐大心力，想找出防止高齡人口罹患阿茲海默症的辦法及其治療方式。在當時，決定研究冥想的行爲或許看起來很瘋狂。但現在，她已成爲該領域的領導人物之一。

☆

現在我已經深信，至少對那些規律修習的人來說，正念冥想具備同時改變心靈與大腦的潛力。但我依然想知道，那些能夠驅散壓力的效果是否不只是對大腦有效，也能進而去影響免疫系統。如果處於正念狀態，是否有助於減緩例如多發性硬化症一類的自體免疫疾病惡化？

鏡頭回到約克郡咖啡廳，我問蓋瑞斯他有什麼想法。他告訴我，在二〇一一年剛開始冥想後不久，他被診斷出自己是罹患更嚴重的「漸進型」多發性硬化症。也就是說，不同於免疫系統會週期性攻擊身體，他的病況會穩定地逐步惡化。但在那之後約莫五年左右，幫他檢查的醫生嚇了一大跳，因爲他的病情大致上相當穩定。

他說可能是冥想減緩了病情的惡化，蓋瑞斯說對方「責備地看了他一眼」。但他深信正念是原因之一：「我罹患漸進型多發性硬化症五年了，症狀應該比現在嚴重才對。」

然而，醫學界越來越意識到，壓力會引起慢性發炎，使得例如多發性硬化症等自體免疫疾病惡化的程度加劇。二〇〇四年，一份針對十四場研究的統合分析報告發表於《英國醫學期刊》，該報告的結論爲，會帶來壓力的生活事件與復發緩解型多發性硬化症患者於事後遭到免疫系統攻擊的情況之間有「一致」且「具臨床意義」的關聯[26]。例如，追蹤七十三名多發性硬化症患者的荷蘭研究發現，帶來壓力的生活事件，如遭到裁員，或是親友逝世等，會在接下來的一個月內讓病情惡化的可能性增加一倍[27]。

二〇一二年，針對一百二十一名罹患復發緩解型多發性硬化症患者壓力管理療法的隨機對照試驗發現，相較於對照組，接受壓力管理療法的那些人較少出現新的腦損傷（隨著病情惡化會出現的明顯指標）[28]。效果範圍就跟在其他相等性試驗裡看到的新型藥物療效相仿。一旦治療結束，療效隨即消失——六個月過後，兩組受試者之間再無任何差別。

由於需要長期修習，正念的效果會比較持久嗎？如今，有許多研究顯示正念冥想能降低諸如荷爾蒙皮質醇和發炎指標等生理壓力的徵兆。此外，一些小型研究（包含伊麗莎·艾波和伊莉莎白·布萊克本針對爲期三個月的冥想營所做的研究）則暗示，冥想可以保護，甚至延長端粒的長度，可能可以延緩細胞的老化[29]。

這是一個相當重大的發現，但並非所有人都信服。大衛·戈爾斯基是韋恩州立大學腫瘤學家，也是替代療法的批評者，他警告，和冥想的好處有關的早期研究成果都過分誇大，特別是因爲我們沒辦法針對冥想及其他心身療法做雙盲試驗。「你的實驗標準夠嚴格嗎？」他問。「要誤入歧途太容易了。得諾貝爾獎的人不代表他不會犯錯[30]。」

布萊克本回應，有些科學家依然對研究冥想的想法感到「非常不舒服」。她說，她經常強調自己到目前爲止的研究只是初步，但人們「一看到報紙頭條就嚇慌了」[31]。爲了說服那些持懷疑心態的人，她得用更大型的研究顯示其效果。她跟艾波目前正在進行一場爲期兩年的試驗，對象是一百八十位育有自閉症兒的母親（麗莎也是其一），看看正念課程是否有辦法在壓力的影響下保護她們的端粒。

其他關於冥想對生理健康的影響的證據則有各式各樣。卡巴金在一九九八年的研究報告中指出，將傳統治療方式結合正念減壓以後，諸如乾癬等自體免疫性皮膚疾病會消除得更加快速[32]。其他試驗則顯示，正念減壓能增強人體對流感疫苗的反應[33]，並降低人們在冬季罹患感冒的次數[34]。但多數這些發現仍需要重複實驗之後，才能夠爲其他研究者所信服。

只有極少數的研究檢視正念對多發性硬化症的效果。一份二〇一四年的統合分析報告發現，僅有三場試驗，這些試驗顯示，正念能夠大幅增加生活品質與心理健康，並大大減輕憂鬱、焦慮及疲勞[35]。目前爲止，還沒有人直接檢視病情的惡化程度，但統合分析報告的作者，也是格拉斯哥大學健康福利學會成員羅勃特・辛普森說，他很樂意將來能夠有機會研究這件事[36]。

然而，不管最後有沒有辦法證明正念能否影響多發性硬化症的惡化速度，蓋瑞斯說，光是正念給心理帶來的好處就值回票價了。事實上，雖然罹患一種臨床上大多數患者都會變得憂鬱的疾病，蓋瑞斯堅稱比起過去的任何時光來說，他現在的日子過得快樂多了。「我幸福得不得了，」

他邊喝咖啡邊說。「多發性硬化症讓很多事情變得非常非常困難。但人生本來就不容易。我傾向於專注在那些美好的事物上，而我擁有很多。」

他憶起試圖要帶襁褓中的兒子走下小溪那天的事。對未來的恐懼讓他落入絕望的深淵，一整天的快樂只因爲一個念頭一掃而空。「現在如果遇到同樣的事情，我會說，『好啦，這不過只是一個念頭而已，』」他說。「我會努力走下小溪，好好享受那段時光。」

第十章 青春之泉

友誼的祕密力量

哥斯大黎加西北方，尼加拉瓜邊境南方的尼科雅半島，是地球上最美麗的地方之一。這裡地形狹長，長度達一百二十公里，到處都是放牛的牧場和熱帶雨林，一路往南延伸到太平洋的浪花激盪之處。海岸線上隨處可見一群群僑民在那裡衝浪、學瑜伽以及在沙灘上冥想。

對當地人來說，日子就沒這麼自在逍遙了。他們住在偏遠、狹小的村莊裡，電力等基礎設備相當有限。連接到此地的小徑狀況很糟，乾季塵土滿天，雨季則經常無法通行。住民謀生只能靠釣魚、種田、出賣勞力，或當個薩巴涅羅（寬闊牧地上的牛仔），而女性則負責燒柴火烹煮食物。然而，尼科雅人卻因爲一個原因而名揚國際，吸引世界各地科學家注意。

聖荷西哥斯大黎加大學人口統計學家路易斯．羅賽洛畢斯比在二〇〇五年揭開了他們的祕密。他使用選民紀錄找出哥斯大黎加人能夠活多久，結果發現他們的預期壽命高得嚇人[1]。整體而言，世上最富有的國家國民壽命最長，因爲他們擁有最舒適的生活、最棒的醫療服務，以及最低的疾病感染率。但這裡的情況卻不是如此。

哥斯大黎加每人平均所得只有美國的五分之一，但是，如果居民年輕時能在該國相較之下非常高的疾病感染率與意外發生率中活下來，他們就能夠活得非常久，是全世界最長壽的。羅賽洛畢斯比發現，六十歲的哥斯大黎加人預計能夠再活二十二年，比西歐和美國高一些些。如果活到九十歲，他們就預計還能再活四點四年，比世界上任何一個國家多六個月。

尼科雅半島上的壽命就更長了[2]，六十歲的人預計都還能再活二十四點三年，比以長壽聞名的日本多兩到三年。尼科雅是該國最窮的地區之一，長壽的祕密肯定不是較好的教育品質或醫療保健。一定還有其他的原因。

另一名研究長壽的專家是塔林大學愛沙尼亞人口研究學會米歇爾．卜蘭。他曾於二〇〇六及二〇〇七年，在記者丹．布特納的陪同下，來到尼科雅調查羅賽洛畢斯比的發現[3]。受雇於國家地理學會的兩人要鑑定出世界上最長壽的地區——他們稱之爲「藍區」——並試著找出當地居民的祕密。其他的長壽地區包括義大利薩丁尼亞島及日本沖繩。

在尼科雅，卜蘭和布特納遇到了一百歲仍在種自家食用玉米、豆類，還飼養了牲畜的拉斐爾安赫．里昂，太太則小他四十歲。他們家附近住著九十九歲的弗蘭琪絲卡．卡斯帝羅。她不但自己砍柴，每個禮拜還會走一點五公里的路去鎮上兩次。這裡還有一百零二歲的奧菲莉亞．荷梅茲。她和女兒、女婿還有兩個孫子一起住。布特納的團隊來訪時，她還僅憑記憶就背誦出一首長達六分鐘的聶魯達[37]的詩。他們遇見的所有老人雖然年紀都一大把了，卻都仍身心健康，社交活

[37] Pablo Neruda，智利詩人，外交官。於一九七一年獲頒諾貝爾文學獎。

躍。

卜蘭和布特納草擬了一份清單，列出一些可能讓尼科雅人長命百歲的事物。他們的生活方式很活躍，老了也不例外。他們有強烈的宗教信仰，缺乏電力意味著他們很早睡，每天晚上平均睡眠時間是八小時。他們飲用富含鈣質的水（對心臟很好），食用高抗氧化的水果。

雖然這個計畫很有趣，卻無法縮小範圍，找出關鍵原因。但羅賽洛畢斯比最近舉行了一場研究，目標就是找出長壽背後的原因。他和加州史丹佛大學流行病學家大衛・雷柯夫聯手，兩人從將近六百名哥斯大黎加長者身上抽血，其中有超過兩百名是來自尼科雅。他們將血液樣本送到伊莉莎白・布萊克本位於舊金山的實驗室，測量端粒的長度。如果尼科雅人的老化速度眞的比較緩慢，應該會在測量結果中看到此事。

團隊在二〇一三年報告說，尼科雅人的端粒確實比其他哥斯大黎加人的長[4]。他們驚人的預期壽命並非統計數字上的意外，而是貨眞價實的生物效應，他們的細胞比同年齡的人還要年輕。這種生物效應的強度，就跟行爲因素所導致的改變（例如健身或抽菸）相當。

爲了查出爲什麼尼科雅人的端粒這麼長，羅賽洛畢斯比和雷柯夫分析了所有東西帶來的影響，從居民的身體健康、教育程度，到他們食用了多少魚油等。飲食沒有明顯的差別，而相較於其他哥斯大黎加人，尼科雅人的健康狀況其實更差，過胖跟高血壓的情形都較爲嚴重。他們緩慢老化的原因似乎跟基因也無關。尼科雅人如果搬出該地區，就會失去長壽的優勢。也跟金錢無關，有錢人的端粒事實上還比較短。

他們找到了一些線索。雷柯夫和羅賽洛畢斯比發現，跟其他哥斯大黎加人不同，尼科雅人很少獨居，每個星期和孩子見面的頻率比較高。類似的社會關係似乎是關鍵。沒有每個星期和孩子見面，或者獨居的尼科雅人，端粒長度就會只剩下其他尼科雅人的一半，徹底失去了長壽的優勢。

其他研究發現，跟哥斯大黎加首都聖荷西的居民相比，尼科雅人和家族的羈絆較深。因此雷柯夫和羅賽洛畢斯比推測，緊密的家庭關係或許保護了尼科雅人，讓他們免於受到會縮短端粒長度的生活壓力的侵擾。雖然貧窮，但堅強的社會連結讓他們長保青春。

這是個驚人的發現，爲了確認推論是否正確，得透過研究再多收集一些關於尼科雅人社會連結的資料才行。但是卜蘭說，這個理論符合他的觀察。他強調（雷柯夫也是），長壽沒有單一祕訣，而住在像尼科雅這種熱門長壽區域的人或許幸運地擁有基因及環境因素的優勢。然而，他從來沒有在其他藍區裡看到這麼不尋常的緊密社交關係。「社會要素至關重要，」他說。「老人的生活有了很大的依靠[5]。」

過去幾十年來，人類社區都面臨相反的情況：人際關係越來越淡薄，而這樣的情形也讓上述的推論更加穩固。

☆

六十九歲的茹比妲・葛列達住在倫敦南部的福利住宅。這裡陰沉而灰暗，到處都是石板路面和混凝土。我和派志工陪獨居老人聊天的慈善組織「老年英國」（Age UK）的一名成員一起來拜訪她。走上茹比妲家那布滿灰塵與蜘蛛網的共用樓梯，而她在門上裝了好幾道鎖。

開門時，她的臉上掛著大大的笑容。邀請我們入內以後，她帶我們到小廚房的一張木桌旁。公寓裡乾淨而整齊，牆面漆上了溫暖的橘紅色。爐具是舊型的，廚房架上堆放了一疊疊的錄音帶、幾顆或長或圓的南瓜，還有一個南美洲的木雕。茹比妲穿了件睡袍（前陣子跌倒以後，她發現寬鬆的衣服穿起來比較舒適）和一件栗色的家居服。她的手形優雅，容貌高雅，更讓人注意的，是那頭厚厚的灰髮和凹陷半閉的雙眼。

茹比妲在智利聖地牙哥長大，曾在故鄉接受過記者訓練。一九七三年，在美國的支持下，奧古斯托．皮諾契特發動政變，奪得政權。之後，她為反抗軍工作，發行揭露該政體暴行的小冊子。她的夥伴都關進了監獄，父親受到刑求。一九七八年，聯合國要她離開智利，協助她到英國。

她的英文不夠好，沒辦法繼續當記者，上課以後，她在蘭貝斯市議會找到了社服員的工作。她喜歡看書、畫畫，最喜歡旅行。她隨口就說出自己去過哪些國家——斯堪地那維亞、印度、中國、埃及、愛爾蘭、拉丁美洲。「我喜歡跟當地的人待在一起，」她說。「在市場裡找東西吃，去感受，去看，去融入他們的文化。」後來，她的視力忽然在六個月內慢慢惡化，五十八歲時，她徹底失明。

還是個孩子時，茹比妲曾感染弓蟲症，使她因而近視。這種寄生蟲潛伏在體內，如今完全摧毀了她的視力。茹比妲離過婚，現在獨居。失明以前，她的生活全靠自己，如今她連做個三明治都沒辦法。現在用餐時，她都是一手拿麵包，一手拿起司。

「我很震驚。在這張椅子上坐了一年。」她說。但她慢慢重新展開人生，慢慢用手去熟悉自己的公寓，每個角落，每節水管。她扔掉了不必要的東西，所有的盆栽、從世界各地收集的傳統帽子，連她最愛的那條墨西哥編織毯都丟了，免得被絆倒。她只保留了幾個珍藏的收藏品，包括背後牆上掛著的那張有框的海報。這張海報對她來說依舊珍貴，縱使她已無法看見。海報上是些條紋和大型斑點組合起來的愉悅圖樣，畫家是霍華德．哈吉金[38]。我說，這張海報看起來很像一幅窗，窗外有藍天。她笑著說：「沒錯，就是我臥室的窗戶！」

茹比姐找回了自己的獨立自主。她學會自己去購物、打掃、烤麵包，甚至縫紉，前提是如果有人先幫她穿好針的話。但對她來說最難過的，莫過於缺乏社交接觸。在失去視力以後，她意識到自己的聽力因爲擺脫不了的弓蟲症的關係而變得非常差。在缺少視力輔助的狀況下，她覺得耳背讓自己與他人之間產生了巨大的鴻溝。「就算看不見，人依舊有辦法和樂相處，」她說。「但要跟一個聽不見的人相處，很讓人厭煩。」她發現在一個群體裡被孤立比孤獨一人還難受，因此她避開許多社交場合，從孫女的慶生會到她曾經很喜歡的課程及演奏會都是。

她唯一出門就是去超市。「我會自己一個人在家裡待好幾天，什麼也沒做。」她說。她把時間都花在聽有聲書上，只要把音量開大就可以了；她最近在聽布魯斯．查特文[39]的《巴塔哥尼亞高原上》。她很感謝我們今天來訪，也很感謝她兒子每週都會帶家人來探望她，「下禮拜我可能得自己一個人過，每天都是。有東西吃，有水喝，但孤單一人。」

[38] Howard Hodgkin，英國畫家，著名的畫作多為抽象畫。一九八五年獲頒透納獎。
[39] Bruce Chatwin，英國小說家，旅遊作家，作品曾入圍布克獎決選名單。

我問她有什麼感覺。她說，如果手指被門夾到，身旁沒有人能說的話，痛楚會增加。生活上也會遇到各種小麻煩——抽屜打不開，或是訪客遲到等——「對我來說，就像身在一齣戲劇裡。」她試著一笑置之，唱些諸如〈我們該拿喝醉的水手怎麼辦？〉（What shall we do with the drunken sailor?）等歌謠。她說，寂寞會改變你的思考模式。「我會擔心那些最愚蠢的事情。」

最慘的是，她覺得自己被旁人隔離，被所有的世事隔離。她的語調忽然升高，隨即從袖子裡抽出一張面紙。「我覺得自己是個徹頭徹尾的旁觀者，除了看以外什麼都不能做。」她很討厭自己總是費盡心思想知道其他地方的消息，而一旦知道哪邊發生問題以後，「會覺得很沮喪。除了祈禱以外什麼都做不了。」

「對我來說，世界上最重要的莫過於人與人之間的聯繫，莫過於溝通，」她說。「若開始失去這些東西，人就開始邁向死亡。」

☆

有越來越多證據證明茹比姐說得沒錯。醫學界在一九五〇年代開始意識到社會連結的確是讓我們存活的重要關鍵。當時，密西根大學流行病學家詹姆斯·豪斯夢想舉行一項具有野心的計畫：追蹤一整座城鎮居民的健康狀況。

豪斯和同事對位於密西根州東南方的提卡姆瑟市居民展開了追蹤研究，接著於一九八二年發表了一份讓人不安的報告。在調整了年齡及其他風險因素後，那些稱自己的人際關係跟社交活動較少的人，在往後十年內的死亡機率是其他人的將近兩倍[6]。情況看來，似乎是缺乏社會連結讓他們提早丟了性命。

六年後，豪斯和同事在《科學》期刊上寫了一份分析報告，將提卡姆瑟計畫，以及後來研究了數千名住在世界各地，從喬治亞州埃文斯郡到瑞典哥特堡的多項研究，還有實驗室測試以及動物試驗做了綜合性的討論[7]。結論是，社交孤立對健康的危害程度不下於肥胖、缺乏運動和抽菸。證據十分充分，就跟美國政府於一九六四年正式將抽菸與肺癌之間的關聯透過具指標性的報告提出一樣有力。

豪斯的論文引發極大的衝擊。當時的科學家才剛開始意識到心靈能夠影響健康，而社交生活的重要性就跟飲食或吸菸等物理因素一樣重要的想法可說是前所未見。在那之後，流行病學家累積了更多支持豪斯發現的證據。二〇一〇年時，美國研究人員分析了追蹤超過三十萬八千人的一百四十八項研究，發現缺乏緊密社會連結的人因爲各種原因死亡的機率是一般人的兩倍[8]。這項研究證實（至少在西方社會來說），社交孤立對人體的危害程度就跟喝酒、抽菸一樣，並顯示社交孤立事實上比缺乏運動和過胖還危險。

當然，有社會支持[40]的話，我們會活得更健康。有人會煮東西給我們吃，帶我們去看醫生，再三要我們別喝酒或抽菸。社會支持會對我們的健康有很大的影響，但仍解釋不了死亡率的差異。那些擁有親密的感情關係、豐富的社交生活，以及覺得自己更融入一個群體的人，「比較不容易生病，壽命也比較長，」威斯康辛大學麥迪遜分校精神醫學教授及心身醫學研究學者查爾

[40] 指個人可以感受、察覺或接受到來自他人的關心或協助。

斯·雷桑說。「這或許是世界上最重要的行爲學發現[9]。」

一九八八年，豪斯和研究夥伴一同發表具指標性的分析報告時警告，西方社會正在改變，這種改變可能會給健康帶來嚴重的負面影響。他們指出，相較於一九五〇年代，在一九七〇年代，美國成人更不會自發性地參加任何組織，不會在非正式的情況下拜訪他人，更可能獨居。

結婚率與生育率也在下降，意味著在二十一世紀，我們將看到沒有配偶或孩子的老人的數量穩定增加。「我們發現了社交關係對健康的重要性，」研究人員警告，「但擁有及使用社交關係的比例可能已經在下滑。」

豪斯的預測沒有錯。西方社會的人際關係持續碎裂。過去二十年來，美國平均家庭人口數字萎縮。根據一項二〇一一年人口普查資料，有三千兩百萬的美國國民過著獨居生活；獨居人口比例從一九七〇年的百分之十七攀升到了現在的百分之二十七[10]。當研究人員在一九八五年問美國抽樣代表，他們有多少知心好友時，最普遍的答案是三個。同樣的實驗到了二〇〇四年時，最普遍的答案——有百分之二十五的人都這麼回答——是一個也沒有[11]。

☆

每當要和心愛的人離別時，我們會形容說這種感覺很痛。你或許會以爲這只是一種譬喻；然而，腦部掃描實驗卻顯示，這種說法不可思議地眞實。

事實證明，遭到孤立或排擠的人際經驗——例如別人不和你一起玩、獲得負面的社交回覆，或觀看鍾愛的已逝親友的照片——會活化跟感覺到肉體疼痛時同樣的腦部區域[12]。如果在人際關係上受到排斥或孤立，我們不只會感到難過，還會覺得受傷而且受到威脅。

同樣地，研究壓力的學者也發現，身體對社交衝突——受到他人的批評或排斥——的反應，就跟預期身體即將受創的反應一樣。難怪人們最普遍的恐懼之一就是公開演說，而心理學家用來激起戰或逃反應最有效的工具之一，就是特里爾社會壓力測試：要求受測者在一排面無表情的評審面前自我表現。如果是在沒有人觀看的情況下做同樣的事，則會變得一點壓力也沒有。

缺乏社會聯繫的負面效果雖然不會來得這麼快，長期來說也一樣會毒害我們的身心：就算壓力指數偏低，孤單的人的壓力荷爾蒙及發炎反應的基本值都非常高，罹患相關疾病的機率也比較高[13]。社會支持似乎還能在艱困的狀況下帶來保護作用，缺乏社會支持的人在遇到其他的壓力時則會變得更加脆弱。

爲什麼人際關係受到排斥和孤立會我們有這麼重大的影響？沒有朋友的確不是什麼令人愉快的事，但也不至於攸關生死吧。伊利諾州芝加哥大學心理學家，或許還是研究孤獨世界的頂尖專家強·卡喬波說我錯了[14]。

他在二〇〇八年的著作《孤獨》（*Loneliness*）中指出，在人類史上的多數時候，與群體分離就等於將陷入挨餓、遭到捕食或攻擊的危險中。社交孤立就跟死刑無異，對生存而言所帶來的威脅等同於飢餓、口渴或疼痛。我們因此進化成極度渴望與他人有所接觸。如果這樣的權利受到剝奪，我們會將同樣的情感投射在不具生命的事物上，一如湯姆·漢克斯在《浩劫重生》裡所扮演的角色一樣，和一顆他稱爲「威爾森」的排球有了一段意味深長的關係。

我們不需要被放逐到荒島才會覺得孤單。如果感覺沒有受到他人關心，縱使處於人群中，一樣會覺得孤單：不論是在學校、在擁擠的巴士上、在一場擠得水洩不通的婚禮上都一樣。畢竟身在一個有敵意的部落就跟孤單一人同樣危險。

孤獨所帶來的衝擊並非基於與他人實際接觸的多寡，而是在於感覺自己有多孤立。卡喬波說，就算你只有一、兩個親近的朋友，只要覺得他們是你的支柱，只要心靈覺得滿足，就不需要擔心自己的健康會受影響。「但如果你坐著的時候覺得身旁的人會帶來威脅，覺得自己隻身處於這個世界，那麼或許是時候該跨出人際關係的第一步了[15]。」

這種「人群中的孤寂感」在現代社會裡越來越嚴重，因爲我們會四處遷居，通常住得離家人或朋友很遠。針對西方國家的研究顯示，有百分之二十到四十的成年人隨時都會覺得孤單，覺得心裡最孤單的族群是大學新鮮人[16]。多數人很快就會去找其他人交際或是情況會好轉。但有百分之五到七的人說，他們覺得異常孤單，或孤獨感從未遠離。

這種困境的原因之一，是因爲就跟壓力一樣，慢性的孤獨感會重塑大腦，讓人們對社交威脅更敏感。孤單的人對社交互動的觀感會更負面、比較不容易相信別人，而且會站在嚴厲的角度去評斷他人。從演化的角度來看，這也是有跡可循的：在一個充滿敵意的社交環境裡，隨時注意他人的背叛及可能受到的心理傷害非常重要。這種心態會讓孤單的人不願意和他人交際。卡喬波說，覺得受到威脅會使得社交能力受到妨礙，讓他們把自己的需求看得比他人都重要。「跟寂寞的人說話時，你會覺得他們樂在其中，」他說。「快樂到有點異常。」

☆

二〇〇七年，卡喬波發表了一篇研究成果，讓我們得以用一種新的視野去看待心靈對肉體的影響。他證明了壓力——尤其是社交壓力——不只會影響大腦，還會滲入我們的DNA。

從一群兩百三十個芝加哥長者中，卡喬波先選出八個最孤單的，他們覺得自己與世隔絕好幾年了；再挑出六個最有人際互動的，他們說自己有很多好朋友跟社會支持。他將他們的血液樣本送到加州大學洛杉磯分校分子生物學家史帝夫．柯爾手中，分析在兩組人的基因中，哪些基因比較活躍。由於不同的細胞類型的基因表現模式都不同，柯爾把重點放在免疫系統的白血球細胞上，因為這些細胞的功用——能導致發炎，也能製造抗體——對健康來說很重要。

這些芝加哥人對社交圈的觀點給他們的細胞帶來了巨大的影響[17]。在兩萬兩千個基因當中，柯爾發現有重大差異的超過兩百個——它們要不是被活化，因此能製造出更多某種特定的蛋白質，要不就是被抑制，使得製造量減少。單一基因或許會因為偶然而出現不同的情況，驚人的，是更廣泛性的模式[18]。

孤單的人活化的基因大部分都跟引發炎症有關，而許多受到抑制的基因則扮演了抵禦病毒反應及製造抗體的角色。而在那些社交關係良好的人身上情況則相反，免疫細胞的生物活性較傾向於對抗病毒和腫瘤細胞，也更不會製造引起炎症的物質。重要的是，這種差異的來源主要不是受試者社交網絡的大小，而是他們覺得自己有多孤立。這個研究的規模很小，卻是少數幾個第一次將心理狀態與體內大範圍的基因表現連結在一起的研究計畫。

研究結果顯示，免疫系統會依據社交環境進行微調。卡喬波說，很合理，因為我們就是這麼進化的。過去，緊密生活的群體被病毒傳染的風險較高，因為這些人彼此之間常有近距離接觸，病毒的散播較爲容易。或者——由於可能活得比較久——他們也比較容易罹患諸如癌症等長期疾病。相對來說，孤單的個人則比較害怕遭受肉體上的攻擊，因此要提高生存機率，就得仰賴活化免疫系統裡負責療傷跟抵禦細菌感染的那些區塊。然而到了現代，這樣的基因表現圖譜卻會帶來雙倍的傷害，不只增加罹患跟慢性發炎有關的疾病風險，還會減低對病毒及癌症的抵抗力。

在那之後，研究人員用更大的樣本數重現了先前的結果[19]，而柯爾也在遇到其他種類的社交逆境的人類及其他靈長類身上看到了同樣的效應，從被放置於不穩定的社交群組中的獼猴，到照顧瀕死伴侶的人身上皆然[20]。

柯爾開始測試是否有辦法逆轉這種不良的基因圖譜。二〇一二年，一場針對七十九名剛被診斷出罹患乳癌的女性的試驗發現，集體憤怒情緒管理療法能夠減低炎症相關基因的物質生成表現，讓這些女性回復成正常的抗病毒基因圖譜[21]。「結論是，情緒眞的很重要。」主導這場研究的佛羅里達邁阿密大學教授麥可．安東尼說[22]。

不是每個人都同意這種說法，尤其是費城賓州大學健康心理學家及榮譽教授詹姆斯．柯恩，他也是著名的正向心理學懷疑者。特別是當問題牽涉到癌症的時候。他認爲，由於研究人員宣稱心理因素會影響疾病的惡化程度，使得患者因而有了壓力，並會促使旁人怪罪這些人就是因爲思考方向錯誤，或是參加了錯誤的課程，才會沒辦法康復。「他們宣稱，如果你做出正確的選擇，就能得到健康。選擇錯了，只有死路一條[23]。」

一九八九年，在一場針對八十六名罹患轉移性乳癌的女性的試驗中，史丹福大學心理學家大衛．史畢格發現集體治療能讓患者的存活時間加倍[24]。自此，社會支持到底能不能延長癌症患者的壽命就成了具爭議性的問題。在那之後，有許多場研究都想重現相同的結果，其中有八場試驗顯示集體療法的確能提升存活時間，但有七場卻發現沒有任何效果[25]。流行病學的研究結果也是正反皆有，但是，二〇一三年，在一場追蹤了七十三萬四千名患者的研究中，哈佛大學研究人員發現，在他們所觀察的各種癌症當中，有結婚的患者癌症死亡率會降低百分之二十，就算把會有人載他們去看診或提醒準時吃藥等實際優勢排除，數字也仍舊不變[26]。

史畢格聲稱大部分證據都傾向於結婚與否對癌症的存活率來說有很大的影響[27]，然而柯恩卻認爲「心理因素對癌症患者的壽命帶來影響的這套說法根本就是鬼扯」。他形容安東尼的試驗規模太小，什麼也證明不了，簡直就跟研究你從牙仙子那邊拿到的錢一樣：在還沒有確定有什麼效果需要找到解釋以前，就先埋頭研究這種機制[28]。

「我們所做的一切都只是初步階段，」安東尼如此回應。「我們的確要小心。但每年所做的研究都會顯現出方向類似的結果。這些結果顯示，如果我們改變心理，生理也會隨之改變。」安東尼目前正在追蹤兩百名接受過集體憤怒情緒管理療法的女性，預計要追蹤十五年，再看看這對癌症的復發或存活時間的長短有沒有任何影響。

整體而言，人際關係會影響跟健康有關的基因表現的論點，受到一種稱之爲行爲表觀遺傳學的新興研究領域所支持。表觀遺傳指的是一種過程。在這種過程中，細胞裡面的DNA生理構造會改變，或者留下標記，以控制細胞裡面的基因長期如何活化，讓體內的細胞得以發展成各種不同的組織——皮膚、神經、白血球等——縱使DNA完全相同。以前，科學家認爲，一旦表觀遺傳標記在胚胎時期固定了以後就終生不會變更，但現今的研究證實至少有一部分是可以在日後透過社交觸發和更動。

有幾個重要的實驗都使用到老鼠。如果母親透過舔舐跟梳理體毛的方式將孩子養大，長大以後的雌鼠也會十分寵愛自己的孩子，對壓力所呈現的生理反應也會很健康。同時，那些被忽略的小老鼠長大以後會變得性慾極端旺盛，對壓力也會非常敏感，而且會疏於照顧自己的後代。研究人員最近發現了原因：當小老鼠被母鼠舔舐及梳理體毛時，會影響女性荷爾蒙雌激素（對老鼠來說等同於皮質醇）受體編碼基因的表觀遺傳標記[29]。

同樣的差異也出現在童年時曾遭受虐待的自殺者皮質醇受體基因之中[30]——暗示類似的過程可能也會出現在人類身上。其他研究顯示表觀遺傳的改變模式也會因爲社經狀況的好壞而有所不同，在寄養中心長大的孩子跟由親生父母養大的孩子之間會不同，有時甚至連雙胞胎都會有所不同[31]。

我們已經聽過孩子如果經歷逆境會變得怎麼樣了，他們仍在成熟的大腦會對壓力變得更爲敏感。表觀遺傳提供了另外一種角度，說明早期的創傷——特別是嚴酷的社交環境——可能深植於身體之中，進而解釋爲什麼在困苦的環境下長大的人後來會罹患這麼多慢性疾病。類似的研究目前仍在起步中，畢竟人類不同於鼠類。很可能嬰兒時期（或仍在母親肚子裡時）的經歷會在基因裡留下標記，使得後來身體的炎症程度較高，讓免疫系統對威脅變得過於敏感。

新時代醫學與整體醫學的治療師向來認爲，我們可以控制自己的DNA，可以利用心靈的力量自我療癒[32]。類似的說法只是被過度誇大，造成人們的誤解。現在，他們得以利用表觀遺傳學的概念作爲證據。研究人員只需要弄懂哪些表觀遺傳的改變是在童年時期就已固定不變的，以及哪些又是能在後面的人生中予以更動的。他們也不確定這些改變是在什麼時候開始發生（雖然若從動物研究推斷，應該是在兩歲左右最容易受到影響）。明確找出確切的本質、機制以及改變的時間點——遑論這些改變對健康可能帶來的影響——可是一件複雜到難以想像的任務。

現階段，我們似乎能夠明確地說，父母並非賜給我們一個「確切不變的身體」[33]。基因組中的編碼蘊含許多可能性，而社會環境——包含對環境的理解——能幫助我們決定身體要如何塑造。

☆

在位於喬治亞州米利奇維爾的磚造平房裡，六十九歲的蘇珊從書架上拿了裝滿各種顏色卡片的大玻璃罐。她從裡面拿出一些讓我看：卡片包含了簡單的家事跟獎勵，從「擦拭廚房的櫥櫃門」、「把一個房間裡的家具灰塵撣乾淨」以及「到外面的館子吃飯」、「延長可以看電視的時間」。十多年前她參與過一場開創性的試驗，罐子裡裝的這些卡片就是當時留下來的紀念品。

進行試驗的是喬治亞大學金．布勞迪。一開始研究住在偏僻的黑土帶社區貧困家庭時，他知道他們的孩子容易患有酗酒等行爲問題。但並非所有的人都屈服於酒精的魅力之下。因此他的第一個問題是，爲什麼有當地人能抵擋得了這樣的誘惑？

他花了十年，研究類似米利奇維爾這種地方的數千個家庭，並將那些行爲脫軌的孩子，與似乎能夠從環境帶來的壓力中快速復元的孩子比較。是什麼讓這些人得以在如此險峻的環境中維持心理上的強健？原來，最能對孩子起保護作用的，是某種特定的教養方式。就跟老鼠一樣，在關鍵發展階段中，父母正確的養育方式能讓孩子在未來的人生中受到保護[34]。

最具韌性的孩子都是由嚴格、謹愼的父母所帶大的——或許對那些住在較不具威脅性的環境中的人來說太過嚴格。但重要的是，這些父母不但可以溝通，而且深愛自己的孩子，並積極參與孩子的人生。布勞迪稱這種教養方式爲「慈親養育」。這些孩子知道界線在哪裡，如果做壞事也會受到懲罰。但這些孩子也知道父母會這麼做是出於對他們的愛和關懷。

布勞迪設計了一個七週的訓練課程，將這些教養原則傳授給跟十一歲的兒女一起來上課的父母（及祖父母）。課程強調的是紀律與溝通，也會召開一些討論，如「成爲年輕一帶的支柱」及「規則的訂定與實施」等主題的座談會。他稱其爲「強健非裔美籍家庭」（Strong African American Families，簡稱ＳＡＡＦ）計畫。然後以將近七百個家庭爲對象，主持了一場隨機對照試驗，看看這個課程能帶來什麼樣的差異[35]。

蘇珊和孫女潔西卡參與了原始研究。蘇珊說，她原先的教養方式就是嚴格但關愛，不過也從布勞迪的課程裡學到了一些有用的技巧，獎勵罐就是其中之一。雖然潔西卡的哥哥凱文經常進出監獄，但現年二十四歲的潔西卡在校成績優良，目前在亞特蘭大藝術學院讀設計與行銷。蘇珊自豪地讓我看一幅掛在牆上的潔西卡的畫——很漂亮，畫面上有兩個高大的非洲女性跟一個孩子的輪廓，背景是紅色的地球、黑色的山丘，以及黃色的天空。

察看七百組家庭後，布勞迪發現，雖然對照組的親子關係在試驗開始後一個月逐漸變差，但ＳＡＡＦ家庭的親子關係卻變強，最後還改善了他們的行爲：五年過後，相較於對照組，ＳＡＡ

F家庭的孩子喝酒機率只有一半。

但是否有在生理上留下任何影響？爲了找出問題的答案，最近布勞迪找了西北大學葛瑞格．米勒合作。相隔八年，在這些孩子十九歲的時候，兩人從將近三百個家庭取得血液樣本，測量六種不同的發炎指標。SAAF組的孩子的發炎指標全數低於對照組許多[36]。經濟狀況最差的家庭效果最顯著，主要的效果來自教養方式的改變：父母越遵循慈親養育模式，孩子發炎的狀況就越少。

結果非常驚人。多年過去，這些孩子早已離家，這段在十一歲時短短的教養介入行爲，竟依然大幅影響他們的生理狀態。米勒跟布勞迪仍在追蹤那些試驗的參與者，看看這些不同的發炎等級是否會隨著年齡的增長而轉變爲健康上的益處。

離開蘇珊家來到城鎮的另一頭。當我造訪時，莫妮卡跟她那個正值青春期的女兒塔琪夏剛結束SAAF的訓練課程。莫妮卡說，這些課程有助於她思考如何在跟女兒溝通時維持比較正面的態度，例如當塔琪夏說想要當歌手時。「她的歌喉眞的不好，」莫妮卡說。「但我沒有意識到自己這麼說會傷她的心。我學會用另一種溝通方式，在不傷她的心的情況下跟她聊唱歌的事情，幫助她看見自己的未來還有其他的選項。」

在SAAF研究中，採用慈親養育方式的家庭，或許是藉由改變影響孩子健康的行爲，降低發炎的程度；針對這點，米勒想再深入探究。但兩組年輕人的體重或抽菸比率並沒有差別。他在想，莫妮卡所強調的溝通技巧訓練至少可能是原因的一部分。「我猜想，這些訓練對塑造親子之間的情感與溝通策略有幫助，而這些東西至今仍是孩子的心靈支柱之一[37]。」

莫妮卡覺得要改變處境爲時已晚，但希望自己能幫助塔琪夏擁有充實的人生。「我希望她能夠擁有更多人生的選擇，看一看這個世界。我不認爲這樣是奢求。」

ＳＡＡＦ課程的首要目標就是讓這件事情成眞——讓像塔琪夏這樣的孩子知道如何建立一個堅強的自我形象、抗拒同儕壓力，並幫助像莫妮卡這樣的父母成爲孩子遇到困境時的靠山。如果塔琪夏現在能夠維持好成績且不惹上麻煩，未來就更有機會上大學，打造出一條屬於自己的職涯之路。但布勞迪跟米勒的試驗結果顯示，加強莫妮卡跟塔琪夏之間的羈絆能帶來的好處比這多更多。陷入困境時，人體會產生負面的生物效應。透過增加塔琪夏對這些負面生物效應的韌性，或許將讓她在未來面對慢性疾病時，都能夠擁有多一層的防護罩。

☆

布勞迪的研究證實，透過童年時期採用教養介入的方式，或許能夠在慢性疾病發生之前，早一步阻止孩子對壓力敏感度的提升。但如果錯過了怎麼辦？米利奇維爾北邊一千一百公里遠，位於巴爾的摩市中心的研究人員，正在想辦法加強那些處於生命另一端的年長居民的社會聯繫。

大腦的前額葉皮質區對自我調節、理性思考與人際關係等能力都很重要。我們已經聽過，當我們老了以後，前額葉皮質區開始退化的速度比其他腦部區域還要快——尤其對那些孤單或罹患慢性壓力的人來說更是如此，最終更將導致失智的發生[38]。蜜雪兒・卡爾森是馬里蘭州約翰・霍普金斯大學布隆博格公共衛生學院的神經科學家。她正在尋找能夠減緩前額葉皮質區退化速度的方法。老人往往會被孤立、排擠。隨著年齡增長，他們會變得越來越少參加社會活動。卡爾森在想，如果他們能夠擁有豐富的社交環境，並且樂在其中，大腦會有怎麼樣的變化。

她和夥伴一起創立了名爲「經驗志工團」的計畫：長者志工每星期花十五個小時到貧困的小學協助孩子閱讀。多數的健康介入行爲，例如運動計畫等，就算每星期只需要花幾分鐘，人們退出的機率都會很高。卡爾森說，要人們承諾付出十五個小時根本就「太瘋狂了」。然而，這些志工卻一整個學年都沒缺席。「我們說，我們需要他們，需要他們的智慧跟經驗，」她說。「他們做這些事情不是爲了自己，而是因爲孩子都在等他們[39]。」

卡爾森說，志工跟那些受他們幫助的孩子建立了深厚的關係，製造出了一種「魔法」，一種親子或師生間都不一定會出現的魔法。她說，那些學生多數來自問題家庭，但這些長者志工有經驗、有耐心，會看到那些行爲有問題的孩子在家中可能會遭遇什麼樣的對待，同時也期望能看到他們成功。「他們有時候眞的能在不同的層面上跟這些孩子建立起聯繫。」

這個計畫不但大幅提升了孩子在學業上的成就，也增進了志工的健康。「就像在幫他們澆水一樣。」卡爾森說。一份發表於二〇〇九年的先導試驗報告顯示，經過一學年以後，志工們的活動量變大，腳也變得更強健了——而這些數值通常都會隨著年齡的增加而降低[40]。他們在認知測試上的表現也變好了，前額葉皮質區也變得更活躍。

針對該計畫的兩年期隨機對照試驗已告尾聲。卡爾森目前仍在撰寫成果報告，但目前爲止已經發表了一百二十三位志工的腦部顯影研究，焦點放在海馬迴上（是前額葉皮質區的合作夥伴，對學習及記憶很重要）[41]。海馬迴通常會隨著年齡的增長而萎縮，會在罹患阿茲海默症的初期就受到損傷。然而志工的海馬迴卻變大了。跟年齡有關的腦部損傷在他們身上發生了逆轉的情形。

卡爾森說，這樣的結果顯示我們必須用不同的角度看待老化。「我們過於高估老化會帶來的所有負面效果，而且鮮少將焦點放在年齡增加會帶來的好處。好處就是，年老之際，我們已經累積了一輩子的智慧跟知識，而我們缺乏回饋社會的管道。」

她認爲，即便老了，我們依然跟年輕的時候一樣，非常想要對社會有所貢獻。她說的話讓我想起茹比姐，茹比姐一輩子都活躍於政治活動與社會服務。她機智、勇敢，滿腦子的故事跟經驗，如今卻被迫當個旁觀者，除了禱告之外什麼事也做不了。

如果我們將照顧長者的方式從處理衰敗改成利用他們的能力呢？我們可以「將那顆老邁的腦袋奉獻給急需幫助的社會。」卡爾森說。她指出，老人的比例正在攀升；二十年內，超過六十五歲的成人數量將高過低於十八歲的孩子。「我們不知道告訴別人老化就等同於衰敗的意義在哪裡。如果我們重新賦予它一個意義，說老化就等同於要回饋他人，說不定眞的能夠讓他們在老化的過程中漸入佳境。」

☆

身材高大的菲娜身上穿著一件會引人側目的淡紫色巨大斗篷。爆炸頭的正面挑染了一抹銀色，兩側則用黑色梳子往後方定型。她看起來親切又快樂，甚至可說是容光煥發，而我照實說了。

她回答，要是早幾個月，妳一定不會這麼想。菲娜有兩個兒子：五歲的厄哈夫跟三歲的亞納里奧。厄哈夫很早就會說話，但到了十八個月左右就停了。其他能力，如接球和上廁所也一樣，還變得很暴力。「我深受打擊，」她說。「明明一開始那麼聰明，後來那些聰明都不見了，而我又沒辦法鑽進他的身體把那些聰明才智找回來。」

二〇一二年，就在弟弟出生後不久，厄哈夫被診斷出罹患了自閉症。職能治療跟語言治療帶來了極大的幫助。菲娜正準備接受事實，亞納里奧卻出現退化現象。「簡直就像有兩個同樣的小孩。」

他們會吵個不停，一天最多曾爆發十次重大衝突。「我的鼻梁斷過，嘴唇也破過，手臂上還留有齒痕呢，」菲娜說。「我每天晚上只能睡兩、三個小時。」就跟我們在第八章時曾經提過的那個自閉兒母親麗莎一樣，她的婚姻也在這種壓力下瓦解，因此她得獨力照顧小孩，有時還得擔心自身的安全。「有一次，其中一個坐在我身上把我壓制住，另一個則勒住我的脖子。」

菲娜是喬治亞州亞特蘭大市的歌手及表演藝術家；她天生有自信、善社交。她說：「我曾在以色列、迦納、安地瓜和全美各地表演。」生孩子之前，她每星期會有四到五次的現場表演。她也當過表演製作人，還發行過ＣＤ，專輯名稱叫做《灰燼之美》（Beauty from Ashes）。但在兩個兒子罹患自閉症後，一切都停止了。

沒辦法回到鍾愛的舞台或錄音室，她覺得自己陷入困境，相當無助。她出現了胸痛、頭痛及失眠等問題。「我渾身痛個不停，走路的方式就跟老人一樣。一部分原因是因爲有人揍我打我，主要是因爲體內的壓力。」在自閉症出現之前，她說自己從沒吃過藥，連生孩子時都沒有；現在她每天早上第一件事就是吃止痛藥布洛芬。

後來，她參加了一場具實驗性質的課程，主辦者是亞特蘭大馬庫斯自閉症中心，而這個課程改變了一切。

☆

布勞迪的教養課程跟經驗志工團有效證明了加強社區裡的社會連結，能夠增進人們的生活及健康。但是，有更直接的方法嗎？如果我們進行自我訓練，讓眼前的世界，人與人之間的關係看起來更緊密，又會發生什麼樣的事情？

菲娜學到的技巧是由附近的埃默里大學所研發出來的，核心源自印度。發明者洛桑．聶格出生在靠近西藏西方邊界的偏遠喜馬拉雅村莊中。他在印度南部接受佛教的訓練，一九九〇年被送往美國維吉尼亞北部設立一座冥想中心，接著到埃默里大學讀博士，最後任職於該所大學宗教系。

二〇〇三到〇四年間，埃默里大學發生了一連串的自殺事件。有個學生去找聶格，她很擔心大家的心理健康，而聶格曾在課堂上教授一些佛教的理念，讓她留下了深刻的印象。他有沒有辦法想出什麼好的介入方式呢？

聶格的結論是，沮喪、憂慮的人最需要的，就是跟身旁的人建立起更健康的關係。一如喬．卡巴金，他將佛教理念發展成世俗的課程。但聶格的課程重心不在正念，而在同情。

我在一間靠近埃默里大學校園的餐廳和聶格碰面。他穿一件一塵不染、熨得整整齊齊的藍色襯衫和剪裁得宜的夾克，看起來很像西方國家的生意人，只有那串從夾克袖口露出來的琥珀色念珠能看出些端倪。大口吞吃蘑菇義大利餃的同時，他帶點異國口音地用輕柔的語氣說話。

他認爲，培養對他人的同情心比任何事情都重要。綜觀人類歷史，我們多數時候都住在較小的族群中。但現在，「我們住在一個複雜卻又不斷縮小的世界。每天都會跟來自極爲不同的文化、宗教，與社經背景的人交會。」爲了應付這樣的改變，他認爲我們一定要將慈悲心，這種對心愛的人自然會湧生的情感，擴展到他人身上，就算對方看起來跟我們毫無共通點也不例外[42]。

他的課程稱爲「以認知爲基礎的同情心訓練法」（Cognitively-Based Compassion Training，簡稱爲CBCT）[43]。這個課程包含要抱持愛與仁慈的心情冥想，同時也要仔細地思考，如果用不同的角度看待世界，這個世界會呈現什麼模樣。無論外表有多大的不同，內心深處都只是個追求快樂的凡人罷了。聶格說，反思我們彼此間的共同點，會創造出一種連結感，讓我們更容易對他人的需要跟困難做出回應。

同時，我們也必須依賴彼此，「我們不可能在缺乏他人幫助的情況下靠一己之力就有辦法生存。」他指出，就連生存所需的最簡單的東西，例如三明治，都會讓我們跟許多人——從農夫到超市店員——產生連結。將這樣的分析方式拓展出去，到一天當中所需要的所有物品，例如暖氣、電力、道路、汽車、燃料——就能證明我們仰賴許許多多的人才有辦法生存下去。

如果我們花一些時間去想這些事情，「自然會更心存感激，會對別人更溫柔。」聶格這麼說。而他相信這就是一段健康、有意義的社會連結的基石。但眞的有用嗎？

爲了找出答案，聶格和埃默里大學（現在任職於威斯康辛大學麥迪遜分校）精神科醫師查爾斯．雷桑組成了研究團隊。研究主題是發炎反應對健康狀況的影響。「眞的有辦法透過訓練，讓一個人改變自己觀看世界的角度，進而感覺到自己與他人之間的連結變緊密嗎？我非常想知道答案，」雷桑說。「我想看看這是否能減低人體對壓力產生的發炎反應。」

ＣＢＣＴ通常是每週一次的課程，內容包括討論、運動以及冥想，也會鼓勵參與者回家練習。在第一場針對六十一個大學新鮮人的試驗中，相較於對照組，ＣＢＣＴ對那些參加艱難的特里爾社會壓力測試的人沒有帶來顯著的影響。但在那些有上過課的人當中，他們在家冥想的時間越長，參加測試時的憂鬱就會越少，而且發炎反應也會減輕[44]。

雷桑跟聶格發現，如果把ＣＢＣＴ教授給那些因受虐而住在寄養家庭的亞特蘭大青少年，也會出現同樣的結果。單純只是參加課程並不會有顯著的效果，但越常練習的孩子，壓力荷爾蒙和發炎反應就會減緩得越多[45]。有些初步證據則證實，ＣＢＣＴ也能夠幫助提升同情心與加強人際關係。在一場小型的腦部顯影研究中，上過ＣＢＣＴ的學生比較能夠準確地讀出照片裡的臉部表情所要表達的情緒，相關腦部區域也更爲活躍[46]。

研究團隊也將ＣＢＣＴ透過把討論的原則分解成遊戲跟故事，教給當地學校五到八歲的孩子。「他們理解的速度比我教過的任何成人團體都還要快。」指導員布蘭登．奧沙沃迪席瓦說[47]。試驗結果仍未公開，但奧沙沃迪席瓦說，在經過同情心訓練以後，相較於學習正念課程的班級，那些孩子的朋友增加了一倍以上。這個課程也有助於將「我們這一國」跟「不是我們這一國」的這種區別方式化解掉。學過ＣＢＣＴ的孩子彼此之間會有更多的共通朋友，也會交到更多異性朋友。在一個用來評量尊重他人觀點的能力說故事比賽中，得到的成績也比較高。

需要舉行更大型的試驗才能夠驗證這些結果，而聶格跟夥伴目前正在研究ＣＢＣＴ對一些高壓族群會產生什麼效果，這些族群包括埃默里大學的醫學生、罹患創傷後壓力症候群的老兵，以及看護。對菲娜來說，這個課程（由馬庫斯自閉症中心的心理學家山謬·費南德斯卡里巴所主辦）帶給她很大的啓示。「迷霧開始散去了。」她說。

菲娜說，在上課過程中，她意識到自己只看到孩子身上的自閉症症狀。「孩子成了重擔。我本來可以給他們很多很多，一切卻都被自閉症奪走了。」被壓力跟不幸壓垮的她，開始從孩子的角度去看世界，以及他們也是人的事實。「在課堂上，我從一種理所當然的感覺中釋放出來，」她說。「那種感覺就是，我理當擁有一個正常的人生，不應該面對這些挑戰。」她過去一直想要當個好人。「我心想，這不是我放進去的東西啊，怎麼拿出來卻變這樣？」

「然後我就懂了。是我造就了他們的獨特性。」

就這麼一個念頭，菲娜生活中多數的壓力隨之煙消雲散。痛苦跟憤懣的感覺不見了，她說，「我很享受跟他們在一起的時光。」而她的孩子也有了動人的回應。「每天都會有新能力開花，」她說。「厄哈夫能夠用3D的方式畫出郵輪的細部。亞納里奧一天能寫二十五首歌。」而最棒的時刻，莫過於厄哈夫說：「媽咪，妳好棒。因爲我知道妳比以前更愛我了。」

我們是在馬庫斯中心費南德斯卡里巴的辦公室裡聊的，後來菲娜帶我們下樓，見她那兩個剛結束行爲治療療程的兒子。他們很可愛，長長的睫毛顏色很深，穿著紅色的防水夾克跳來跳去。亞納里奧唱了一首跟烏龜有關的歌，把一條綠色的橡皮筋套在我的手腕上。厄哈夫自豪地讓我看一台顏色有紅和藍的變形金剛，再熟練地把機器人變成卡車。接著他們把頭轉向費南德斯卡里巴。「你知道希伯來人是怎麼擁抱的嗎？」他說，接著身體往旁邊一傾，用單手給了醫師一個擁抱。

第十一章　電子設備的效用

具有治癒能力的神經

這並不是一般的醫療行爲。我在一間格局凌亂的農舍中，農舍坐落在薩莫塞特郡查德鎮內結凍的草地上。黃色的諮詢室很寬敞，上方是斜頂天花板，室內則有一張舒適的沙發，和一個插有鮮花的高大花瓶。我往三角形大窗望去，窗外有匹馬輕快地跑過。

派翠沙．桑堤——嬌小，金紅髮色，穿了件有褶邊的桃紅色羊毛衫——把監測器夾在我的耳朵上。她解釋，它能偵測我的血流量，藉此監測脈搏。「我現在就把妳的生理回饋資料叫出來。」

電腦螢幕立刻出現一條黑線：是我的心跳率。人體的心跳速度會因感受到壓力或運動而上升。我一直以爲自己靜止時的脈搏會很穩定，像個節拍器一樣規律地跳動，此刻我發現原來會持續高高低低。不是穩定的直線，圖表呈現出一連串毫無秩序、有大有小的波峰。桑堤解釋，我的心跳率變動値叫做「心率變異度」。

她說：「妳應該會想看看有沒有辦法把那團亂象橫生的波長變得平穩又和諧吧。」一個粗寬的狀態顯示條出現在畫面左邊。狀態顯示條會先慢慢增加，然後慢慢減少，像一個先把水灌滿再漏掉的水瓶。桑堤要我隨著藍色顯示條增減呼吸——增加的五秒間吸氣，減少的五秒間吐氣。

接著發生了一件不可思議的事情。才幾秒鐘，我的最低及最高心跳率從六十到九十之間，變得比較穩定了。原本一座座高低不平的難看波峰，現在則成了平順如蛇般的曲線。

桑堤在薩莫塞特當兼職的家庭醫師，同時也在自家開設私人的替代醫學診所。她稱這種療程爲「眞心諮詢」，建基於一種稱爲「心率變異生理回饋」的技巧上，概念爲透過心率監測器及電腦顯示，練習將心跳率變成平穩的曲線，進入一種被形容爲「和諧」或「同調」的狀態。成功以後，就能試著提升波的高度：也就是最低與最高心跳率之間的差別。桑堤說，每天練習的話，我們就能學會如何提升心率變異程度，從而更常達到這種同調的狀態。

支持者宣稱這樣的練習有許多好處，可以強健心臟、減輕壓力，讓我們覺得更快樂，也更機警。雖然桑堤開診所傳授這樣的技巧，但其實市面上已經出現越來越多的隨身設備，讓人們得以在家中練習心率變異生理回饋，從符合美國食品藥物管理局規範的「StressEraser」（紓壓）到「Inner Balance」（內在平衡）感應器。後者的販售公司爲「心數研究院」（Institute of HeartMath），這種搭配智慧型手機使用的裝置據稱「每天只要使用幾分鐘，就能減輕壓力帶來的負面效果，促進人體放鬆，增強對壓力的韌性」。

身爲科學家，我喜歡這種能夠立刻看到身體正在發生些什麼事的主意。而我在電腦螢幕上看到的資料相當新奇——只要慢慢呼吸，心跳的節奏就會大幅改變。但是，那些宣稱能帶來許多好處的講法則敲響了警鐘。我不大相信這麼簡單的練習能帶來如此強大的效果。的確，耶魯大學醫學院臨床神經科醫師，也是眾所周知的替代療法懷疑者史蒂芬·諾維拉批評心率變異生理回饋不過只是「爛監測器、技術誤差跟噪音」[1]。平順的曲線看起來或許挺漂亮，但我不相信這眞的能夠促進身體健康。

沒想到後續竟出現令我大感訝異的事。研究心率變異度讓我前進到超乎預期的地方，引領我認識心靈與肉體之間的另一個關鍵聯繫；接觸一場或許會挑戰我們對化學藥物的依賴的研究；也認識了一名叫做珍妮絲的女嬰。

☆

時間是一九八五年五月三日星期五，地點在紐約布魯克林。一開始，這天跟往昔的週五沒有什麼不同。西西莉亞在三樓自家公寓廚房裡烹煮義大利麵，十一個月大的孫女珍妮絲開開心心地在地板上玩。下午五點半，珍妮絲的爸媽應該已經下班，快要回到家了。

頃刻之間，一切全變了樣。麵煮好後，西西莉亞提起沉重的平底鍋轉身，打算走到水槽把多餘的湯汁倒掉。但是孫女剛好停在她的腳後。她絆了一跤，鍋子掉下，熱湯全淋到寶貝孫女身上。

珍妮絲送抵紐約醫院，治療她的其中一名醫師是二十七歲的凱文·崔西[2]。這是他從醫的第二年，目前正在接受外科醫師訓練。縱使崔西已經慣於看見嚴重的傷勢——槍傷、頭部受傷等——但看見這名渾身長滿水泡、組織液不停滲出的金髮女嬰時，他仍受到衝擊。雖然臉部沒事，但燒燙傷布滿身體的百分之九十五，包含背部、手臂跟雙腿。

他試著讓自己鎮定下來，集中處理傷勢。他剝掉珍妮絲身上的衣物，接著用抗生素乳膏塗抹她的身體——由於體無完膚，非常容易脫水跟感染——預估她的生存機率只有百分之二十五。接著，他將珍妮絲送到樓上燒燙傷病房，讓她待在一張有鐵欄杆的嬰兒床裡。

珍妮絲在病房裡承受了許許多多難熬的醫療介入及治療。由於無法進食，院方只得透過餵食管餵她吃東西。就跟第六章看到的那些燒燙傷患者一樣，她每天都得經歷十分痛苦的傷口護理療程，還得接受很多次重大的燙傷部位清除手術，再將其他地方的皮膚移植過去——一開始從沒有燙傷的臀部取下。用完以後，就改採用大體皮膚。

她幾度瀕臨生死關頭。五月七日星期二，她的血壓驟降，陷入昏迷：這種現象稱爲敗血性休克。由於血壓不足，心臟無法有效地將血液輸往全身。缺少氧及養分，細胞跟器官就會衰竭。半數以上的嚴重燒燙傷患者會因敗血性休克而死亡[3]。

當時，醫師都認爲敗血性休克是因細菌感染產生的毒素所引起。但就跟珍妮絲的案例一樣，醫師們通常都找不到感染源。崔西和同事幫珍妮絲施打了大量的靜脈注射溶液，試圖提升她的血壓，並注入腎上腺素增強心跳，使動脈收縮。然而到了星期三，珍妮絲的手腳都慢慢變成灰色，肺臟及腎臟都開始衰竭。

星期四一早，危機忽然解除；就跟忽然休克時一樣，珍妮絲突然就神祕地痊癒了。但是五月十二日星期天，她又罹患了新的併發症。

崔西形容珍妮絲罹患的嚴重敗血症爲「二十一世紀的瘟疫」[4]。嚴重敗血症是世界上最常見的死因之一。在美國，嚴重敗血症每年會奪走將近二十五萬條人命。嚴重敗血症通常出現在身染疾患的病人身上，例如像珍妮絲這樣的燙傷患者，或是心臟病、癌症、感染或嚴重外傷等患者身上。

一九八〇年代，醫師猜測嚴重敗血症是由入侵人體的細菌製造的毒素所引起。嚴重敗血症惡化得比敗血性休克慢，患者會先出現全身感染及發炎的徵兆，而後器官逐漸停止運作。這一次檢查，的確在珍妮絲的血液裡找到了微生物。她高燒四十度。接著腎臟、腸道、肺臟及肝臟全部開始衰竭。

抗生素清除了珍妮絲血液中的細菌，病情卻未改善。有好幾天的時間，她都靠維生裝置維持性命，家人（他們只能在短短的探望時間進去看她）則不眠不休地守在電梯旁，盼望奇蹟出現。

奇蹟再次發生，小女孩的病情再次好轉。五月二十八日是她的一歲生日，她也第一次出現能夠撐過去的跡象。這天，珍妮絲看起來比悲劇發生以後的任何一天都還要健康。她第一次喝下牛奶，燙傷傷口也開始癒合。他們舉辦了慶生會；崔西憶起現場的巧克力蛋糕、彩帶以及臉蛋紅通通的珍妮絲的笑聲。每一個人——她的家人跟整個醫療團隊——都不只是在幫珍妮絲慶祝生日，更在慶祝她奇蹟般的康復，以及得之不易的寶貴性命。只要再動一些相較之下較小的手術以後，她就可以回家了。

隔天，一名護士在用奶瓶餵珍妮絲喝牛奶時，她忽然翻白眼，心臟同時停止跳動。崔西跟其他醫生幫珍妮絲做心肺復甦術、施打腎上腺素，並不停電擊心臟。持續搶救了八十五分鐘，甚至植入了電子心律調節器，但仍回天乏術。

五歲的時候，崔西的母親因腦瘤而去世。喪禮結束以後，小男孩問當小兒科醫師的祖父，為什麼外科大夫不直接把腫瘤切除。祖父說，癌細胞已經入侵周遭組織，如果切除癌細胞，大腦的功能也會隨之遭到摧毀。

五歲的他說，等長大以後，他要去做醫學研究，他會發明更好的手術方式，這樣醫生就不用眼睜睜看著病人死去了。然而此刻，二十二年後，他卻必須站在同樣的立場看著珍妮絲死去，什麼也做不了。

崔西連宣告死亡時間都說不出口。他走出房間。他再也沒看過珍妮絲的軀體或她的家人一眼。但這個病例卻揮之不去。他不停地作同樣的惡夢，夢中再三回到醫療現場，每一次都知道最後的可怕結局。

崔西在二〇〇七年的著作《致命序列》裡講到了珍妮絲的故事。他在書中提到，珍妮絲死時，他正準備開始爲期兩年的研究計畫，之前還不確定研究主題爲何的他現在知道了。他寫道：「珍妮絲的故事讓我決定研究敗血症[5]。」他想知道珍妮絲當時到底出了什麼差錯，以及應該如何去應對。

他的研究最終將導引他來到身體內部的某個結構，而心率變異生理回饋針對的也是相同的位置：一束縱橫錯綜的神經纖維，其名稱爲迷走神經。

☆

保羅．萊勒是紐澤西州羅格斯大學精神醫學教授，一輩子都在研究生理回饋。他一開始不相信生理回饋的益處，但後來，他看到一群俄國學生在玩一個新奇的電腦遊戲。

生理回饋有百百種，普遍的原則爲，透過即時監測生理上的不同面向，能夠學會如何將身體調整到自己想要的狀態，例如讓身體放鬆。萊勒研究了能監測肌肉張力的肌電圖生理回饋，以及指溫生理回饋。當我們放鬆時，包含指尖在內的身體末梢溫度會提升。這些方法的確有效，但效果似乎沒比能直接讓身體放鬆的方法來得好，比如說漸進式肌肉放鬆訓練（一種依序讓不同的肌肉群組緊繃然後放鬆的技巧）就是一例。

一九九二年，萊勒來到兒子就學的城市：俄國的聖彼得堡。他四處問當地有沒有在研究生理回饋，有人引他去到一間專門治療罹患氣喘孩童的私人醫院。院內人員利用電腦遊戲提升孩子的心率變異度。萊勒回憶，「最好玩的一款，是用油漆刷在柵欄上，漆滿看起來相當有趣的俄國塗鴉。如果心跳率的波長夠寬的話，柵欄就會被徹底地漆滿。如果沒有，就會有些地方漏掉沒漆到。」[6]

雖然過程新奇有趣，但萊勒不知道對氣喘患者或其他人來說，提升心率變異度有什麼作用。幾年後，萊勒再訪聖彼得堡，有人把他介紹給曾研究過俄國太空人心率變異生理回饋的生理學家及工程學家尤金·沃斯奇勒。沃斯奇勒讓太空人觀看示波器上的正弦波圖形，並要他們將自己的心跳率變得跟該圖形一樣。經過訓練後，太空人的每分鐘心跳率不會超過六十，而且能夠出現極寬的波長。

萊勒幫沃斯奇勒在美國發表了論文[7]，但在成功發表前遭到許多生理學期刊的拒絕。其中一名持反對意見的審查員認爲心跳率不可能出現這麼大的變化，要不是資料不準確或假造，就是沃斯奇勒之前是在研究「某個派別的瑜伽大師」[8]。事實上，太空人的心臟不過是發生了簡單的物理現象罷了。由於沃斯奇勒具有工程師背景，他認出了這種現象，那些生理學家卻漏看了。

在身體裡面，有幾個程序會使得心跳率的波長發生變動。其中一個就是「感壓反射」。由神經系統控制的反射機制會下意識地監控身體的狀況，確保我們的安全。其中有些會對我們的行爲產生影響；例如，如果你碰到灼熱的東西，反射機制會促使你將手抽回去。其他的反射機制則會依據各種不同的生理面向調整，讓身體各部位都能處於安全的限度中。

感壓反射受動脈壁裡的牽張接受器控制，會因血壓的高低而有不同反應。如果血壓升高，就會活化牽張接受器，發送訊號到腦幹，腦幹便會再回傳訊號，讓心臟跳動的速度減緩，血壓下降。如果血壓降得太低，牽張接受器就會傳送相反的訊號，讓心跳率再次升高。

第二個會左右心跳率的程序則是「呼吸性竇性心律不齊」（Respiratory Sinus Arrhythmia，簡稱RSA）。吐氣時，我們的心跳率會稍微下降，並於吸氣時再回到原本的速率。吸氣時，由於肺部充滿新鮮空氣，能快速讓氧氣輸往全身。相反地，吐氣時的心跳減緩，具有讓心臟休息的作用。

爲了要擁有一顆健康且具韌性的心臟，這兩種心律變異的存在都是必要的；心律變異程度偏低的人，相當容易死於心臟疾病[9]。部分原因是，感壓反射能力越敏銳（亦即每當血壓改變時，心跳率的變動程度較高的人），會讓我們越容易從那些血壓產生變動的情況中恢復（如感受到壓力，或運動時）。而倘若心臟沒辦法在吐氣時減緩跳動的速度，整體心跳率就會變高，會給心臟帶來負擔，增加罹患高血壓、中風，及其他心血管疾病的風險。

這兩種會讓心跳率產生變動的模式通常都是發生在不同的時間點。RSA會在呼吸時讓我們的心跳率增加或是減少，而感壓反射則比較慢，每次都要耗掉大概五秒。當兩種變動模式的效果加在一起時，心跳就會變得高高低低，不規律。

如果把呼吸的速度減慢，配合感壓反射——五秒吸氣，五秒吐氣——這兩種變動模式就會出現在同樣的時間點，高低起伏會重疊，成爲單一平順的波形。如果我們沒有做錯的話（準確的呼吸速度取決於體型大小與血液量的多寡），就會產生一種工程學上稱之爲「共振」的現象。每當感壓反射讓心跳變快或減慢時，來自RSA的心跳變化就會準確地補上一記，就像在推盪鞦韆一樣，使得心跳率的波形越來越寬。

萊勒相信，心臟及感壓反射系統能透過這樣的訓練方式變得更強健且更具韌性[10]。有一些證據支持這樣的論點。從這些證據來看，生理回饋會隨著時間過去而提升心率變異度，即使療程結束依然如此，進而對調降血壓有幫助[11]。然而，試驗也發現，心率變異生理回饋的影響不僅限於心臟，也會降低疼痛、焦慮與憂鬱[12]。但爲什麼改變心跳的節奏會影響心理狀態呢？

☆

一九六〇年代，一位名叫赫伯．班森的哈佛心臟病學家正在研究猴子的血壓狀況。此時，一群練習超覺靜坐的人來到醫學院。他們相信自己只需要透過冥想，就能降低血壓，因此希望教授能將他們當作研究對象。班森其實不想跟這種「古怪」的訓練方式扯上關係[13]，但這群人很堅持，而班森也對他們顯然「有些什麼」的能力感到好奇。因此便將注意力從猴子轉移到冥想。

事實上，這群人的血壓並沒有改變。這些冥想者的血壓一直都很低（雖然班森在後來的實驗中發現，超覺靜坐的確能降低高血壓患者的血壓）[14]。但他卻訝異地發現，這些修習超覺靜坐的冥想者能夠進入一種極度放鬆的生理狀態，使得呼吸及新陳代謝的速度變慢，心跳率也同時下降[15]。班森將這種狀態稱之爲「放鬆反應」。

原來，放鬆反應跟戰或逃反應是相對的。戰或逃反應是由交感神經系統所激發，放鬆反應則由副交感神經系統所觸動。副交感神經系統能夠在緊急狀況結束後幫我們冷靜下來，並在周遭環境安全，我們已經在休息時，讓身體的機能回去處理諸如消化、性愛、成長及修復等活動。

副交感神經系統的主要構成元素是迷走神經。迷走神經從腦幹向下，一路蜿蜒穿過脖子和軀幹，分支到人體的主要器官上，包括肺臟、腸道、腎臟及脾臟等。功用之一就是幫心臟減速。迷走神經的活性（稱之爲「迷走神經張力」）越強，處於感壓反射狀態、吐氣，還有不再感到壓力時的心跳率就越慢，心率變異度則越強。事實上，心率變異的程度經常被用來當作衡量迷走神經張力的標準，以及副交感神經系統整體而言是否活躍的指標。

此外，在我們認爲威脅解除，身體的壓力隨之緩解時，迷走神經會把身體所發出的訊息轉回大腦（事實上，迷走神經的纖維有百分之八十都是往這個方向）。腦部顯影研究顯示，心率變異度高的人較具韌性，情緒對壓力的適應力也較強，而心率變異度低的人則過度警覺，連遇到小問題都能感到極大的壓力[16]。心率變異度高的人通常工作記憶[41]較佳、較能集中精神，也更能調節

[41] 大腦裡負責提供短期資訊儲存，進行包括理解、閱讀、邏輯推理等複雜性認知工作的區域。

情緒及面部表情。

有些研究顯示，心率變異度高的人，人際關係較強，也較能從社交行爲中獲得快樂。相反地，心率變異度低的人不只容易罹患心臟疾病，也較容易得到焦慮症、思覺失調症及憂鬱症等精神疾病。

哥倫布市的俄亥俄州立大學心理學家暨心率變異專家朱利安・賽爾寫道：「心率變異度的重要性並非在於告訴我們心臟的狀態，而是讓我們知道大腦的狀態[17]。」

我們減緩呼吸速度以提高心率變異度的動作會刺激迷走神經，告訴大腦關閉戰或逃反應。生理回饋及冥想（或許還有其他諸如瑜伽、太極拳等鼓勵我們減緩並控制呼吸的活動）也許具有類似的效果。當鑽研生理回饋的萊勒研究一群打禪的和尚時，發現他們會創造出一種很強的共振狀態[18]。

不過他認爲，要達到共振狀態的呼吸速度對每個人來說略有不同，單靠練習冥想將這種效果最大化，可能得花上好幾年的時間，但如果透過生理回饋，只要幾分鐘就能學會。「多數人立刻就能掌握訣竅，」他告訴我，「這跟在一間寺廟裡生活十年的速度可是千差萬別！」

然而，長期而言，這些活動是否能對健康有極大的影響仍具爭議性。萊勒指出，臨床試驗顯示，心率變異生理回饋對從高血壓到氣喘等與壓力相關的疾病有益[19]。但這些研究的規模通常都很小，而且都沒有使用統合分析好好評量過。

「不幸的是，沒有大藥廠願意針對各種疾病提供進行兩萬人研究的資金，因此我不敢說心率變異生理回饋的療效就跟盤尼西林治療感染的效果一樣好，」萊勒承認。「問題在於沒有人能夠從中賺錢。生理回饋的設備很容易複製，而且造價低廉。」縱使如此，他對相關研究證據的評語是「非常好」。此外，他還說：「這是一種不需要吃藥，效果又很強的治療方式，又好學，爲什麼大家不來嘗試看看呢？」

萊勒和其他心身療法的研究人員遇到了同樣的困境——缺乏賣點，經費又有限。但多虧了凱文·崔西的研究，醫學界現在對迷走神經的興趣呈爆炸性的增長。

☆

一九八五年，當崔西開始研究敗血症及敗血性休克時，醫師都認爲這些疾病是因爲入侵人體的細菌所導致。但奇怪的是，通常都無法在患者的身體裡找到病原體。沒有人料想得到，就像珍妮絲所承受的那些可怕症狀居然是由我們的身體製造出來的。

科學家曾經假定，罹患感染時所受到的任何傷害，都是由入侵人體的微生物所導致。然而，他們慢慢意識到，生病時出現的許多症狀——發燒、體重減輕、組織傷害，甚至疲勞感及憂鬱——都非由病原體觸發，而是免疫系統所導致，而介於其中的信使蛋白被稱爲細胞激素。有時候，這些症狀有其存在必要，是身體試圖對抗感染而衍生出的副產品。發燒時，體溫上升能幫忙殺死入侵者。疲勞跟憂鬱則讓我們在生病時多休息，並與他人保持距離，免得將疾病擴散出去。發炎反應則對抵抗細菌及清除受損細胞非常重要。

但是，身體可能沒有抓到平衡點，特別是孩子，如果體溫燒得太高，就有可能引發危險的抽搐現象。有時因爲感染而觸發的疲勞感會長駐體內。崔西表示，珍妮絲所經歷的急性敗血性休克，是因身體產生過量的細胞激素所導致。這種細胞激素的名稱叫做腫瘤壞死因子（Tumor Necrosis Factor，簡稱爲ＴＮＦ）。

在一場重要的實驗中，他將ＴＮＦ注入老鼠體內。縱使沒有被細菌感染，老鼠仍嚴重休克，血壓劇烈下降而死亡[20]。崔西發現，基本上，如果體內ＴＮＦ濃度過高的話，激起的發炎反應就不再是適量，而是讓所有的白血球因而動作。它們會塞住血管、堵住血流，讓後面的細胞缺乏氧氣跟養分。在其他實驗中，他發現嚴重敗血症——讓珍妮絲第二次生命垂危的病症——乃因爲另一種稱爲「HMGB-1」的不同細胞激素失控所導致[21]。

崔西意識到，這些細胞激素也會導致其他的問題產生。如果ＴＮＦ席捲全身，我們就會陷入急性休克；如果被侷限於特定位置，就會引起其他的發炎症狀。例如，關節有過量ＴＮＦ的話會導致類風濕性關節炎；在腸道過量的話會引發克隆氏症。由於多了這一層理解，醫學界出現一系列用來抑制或中和細胞激素的藥物，包括抗腫瘤壞死因子製劑，並在那之後成功治癒了數以百萬的病患。

當時仍沒有人清楚知道爲什麼身體會釋放出足以傷害自己的大量細胞激素。後來，在一九九〇年代早期，當崔西在長島曼哈塞北岸大學醫院工作時，他又有了另一個革命性的新發現。當時，他的團隊正在研究一種稱爲「CNI-1493」的實驗型藥物，這種藥物能夠阻止白血球製造ＴＮＦ及其他細胞激素。

崔西想用老鼠試看看這種藥物有沒有辦法治療中風。缺血性中風會導致血液無法流入大腦的特定區域，造成腦部損傷。如果瀕死的細胞釋放出TNF，損傷的狀況就會更嚴重。有一系列的實驗，就是想藉由直接將微量的 CNI-1493 注入腦部，嘗試阻止這種情況發生。

有一天，CNI-1493 不小心注入了罹患其他疾病的老鼠腦中。這些老鼠罹患的是毒血症，也就是細菌毒素會使得非常大量的TNF流進血液，誘發敗血性休克。讓崔西意外的是，在將微量藥物注入老鼠大腦後，牠們全身上下隨即停止製造TNF[22]。效果比注入血管有效三十萬倍。

一定有信號傳送到免疫系統，要免疫系統停止製造TNF。跟過去假定發炎反應單純只是身體對疾病的反應不同，發炎反應乃是由老鼠的大腦嚴密操控。

訊息是怎麼傳遞過去的？崔西沒有在血液裡找到任何釋放出來的荷爾蒙。他忽然有了突破性的想法——或許不是透過化學信號，而是透過電子信號。他曾看過一名學者的研究報告，琳達・沃金斯任職於波德市科羅拉多大學。在那場實驗中，她透過將名為「IL-1」的細胞激素注入老鼠體內引發發燒症狀。她發現只要切斷迷走神經，就能阻止這種現象發生[23]。

第三章曾提過，羅伯特・艾德㊷和大衛・費爾頓是最早發現大腦及免疫系統透過神經溝通的人。沃金斯的實驗進一步證明了這條連結。只不過這一次，和費爾頓及艾德研究過的不同，信號不是透過交感神經系統傳遞，而是透過副交感神經系統，尤其是迷走神經傳達。

在沃金斯的實驗裡，信號從免疫系統到了大腦；崔西在想，迷走神經是否有辦法將訊息傳送

㊷ 即包柏・艾德。英文中，Bob（包柏）為 Robert（羅伯特）的暱稱。

到其他方向。或許這就是爲什麼些微劑量的藥物就能阻止全身繼續製造ＴＮＦ。一九九八年五月，他想到如何測試這個想法。他到醫院手術室借了一台電池式手持神經電流刺激器。

他的實驗對象是罹患毒血症的老鼠。這些老鼠通常都會因爲敗血性休克而死亡，但在崔西利用電流刺激迷走神經以後，產生ＴＮＦ的速度大幅下降[24]。他用這種臨時湊合的治療阻止了敗血性休克的發生。

這種現象證實，除了減緩心跳速度，迷走神經還能有效抑制發炎反應。崔西稱這種現象爲「發炎反射」[25]。如同感壓反射能將血壓控制在安全範圍一樣，發炎反射能夠保護我們免於受到免疫系統的致命武器侵襲。科學家長期以來一直認爲免疫系統是獨立運作的，但事實上它會跟大腦這個「主控制器」溝通。如果大腦透過迷走神經傳遞的信號偵測到身體啓動了發炎反應，它就會立刻回送信號，讓身體平靜下來。

崔西總算猜到珍妮絲的身體發生了什麼事。她的神經系統一定是因爲傷勢而受損——要不是迷走神經的活性下降，就是大腦出現問題。在第一次急性休克時，迷走神經沒有成功傳達夠阻止身體過度釋放ＴＮＦ的信號。第二次的危機，也就是敗血症發生時，迷走神經沒有順利阻止HMGB-1大量釋放。即使後來有顯著復元，但兩次危機累積起來的傷害可能給珍妮絲的器官帶來了過大的損傷，讓她無法存活下去。

似乎可以合理推斷，迷走神經的活性不足是許多因發炎反應失控產生疾病的原因。午餐時間，崔西在餐巾紙背後畫了張速寫——一個植入連接迷走神經電極心律調節器的人[26]。電流剛剛救了老鼠，同樣的方法也能夠用來救人嗎？

改變呼吸頻率或許不是主動增進迷走神經張力的唯一方法。心率變異生理回饋似乎對副交感神經系統有「從下而上」的效果——用刺激迷走神經的方式改變心跳率，進而影響大腦。北卡羅來納大學教堂山分校心理學家的實驗顯示，可以透過改變思考模式，增進迷走神經的張力。

在二〇一〇年的研究中，貝森妮·寇克和跟芭芭拉·弗雷吉克森要七十三名自願受試者每天寫下自己有多開心，以及覺得跟他人之間的關係有多緊密[27]。九個星期後，自願者的情緒健康大幅提升，迷走神經張力也是。

兩人後來在一場隨機對照試驗進一步測試此現象，結果發表於二〇一三年。她們用同樣的方式要求實驗參與者爲情緒打分數，每天還要他們打慈心禪（一種和悲心禪類似但不一樣的修習方式）。同樣的情況發生，兩個月後，相較於對照組，打禪組的快樂程度有了顯著的提升，也覺得跟周遭人們關係更加緊密[28]。情緒的轉換也增進了迷走神經的張力。

在兩場研究中，那些一開始迷走神經張力最高的人受益最多。寇克（目前任職於德國萊比錫馬克斯·普朗克認知與腦科學研究所）認爲這樣的現象表示，正向情緒能透過迷走神經激發「上升螺旋」，讓身體和心靈雙向影響。正向情緒能增進迷走神經張力，並進一步促進自願者的情緒健康。在第三場目前尚未發表的研究中，寇克設計了一個更嚴格的測試，自願者持續十二週每天評量三個對他來說最具意義的社交互動。同時要求對照組評量一天當中花最長時間去從事的三個活動的有益程度。

相較於對照組，社交緊密組迷走神經張力有了大幅提升。「我不停地發現，」寇克說。「對迷走神經來說重要的不是正向情緒，而是社交性的正向情緒。如果你的正向情緒與社交行為無關，如果這些正向情緒沒辦法讓你感受到被愛，感受到與他人之間有緊密的關係，並對此心懷感激之類的話，正向情緒與迷走神經之間的關聯性就不存在了[29]。」我們在第十章看過社會連結可以緩解對壓力的反應——部分原因至少可能就是透過對迷走神經張力的影響。

也有研究宣稱，在進行生理回饋練習時，如果腦海裡想的是鍾愛的親友，效果也會比較好。心數研究院是一個非營利組織，總部位於加州博德溪鎮。該院推廣心率變異生理回饋技巧，並宣稱這種技巧乃根基於科學研究，且世界各地有許多醫院、政府機關、公司，以及成千上萬人都在使用（桑堤所採用的方式，本質上也是依照心數研究院研擬出來的原理）。心數研究院提出的心率變異生理回饋技巧和萊勒研究的不同點在於，除了呼吸的速度要適當，以創造共振效果外，還得處於一種「眞摯的正向情緒狀態」。根據該院網站所言，「情緒上的轉換是這種技巧有效與否的關鍵要素」[30]。

心數研究院內其他專家的說法則荒謬透頂——其中包括你的心率變異度會跟地球的磁場以及太陽的放電行為有直接關聯，以及你的心臟能夠透過心電感應偵測到尚未發生的事件的資訊[31]——而科學界也經常批評這些人所採用的研究方式[32]。然而，在跟寇克聊過她的研究以後，我開始在想，或許他們說得沒錯，正向情緒對我們來說眞的很重要。

坐在桑堤位於薩莫塞特諮詢室內的我決定測試一下這個想法。在做生理回饋的過程中，我先想到自己的孩子，想像自己緊緊地抱著他們，直到心中充滿愛意，彷彿胸腔快要炸開。我的心跳率盡責地在電腦螢幕形塑出一個美妙又平順的波形。接著，我試著用意志力讓自己進入恐慌狀態。

在搭配螢幕上的藍色顯示條緩慢呼吸的同時，我想像有蜘蛛在雙臂爬行、有蛆蟲在皮膚上蠕動，還有一個斧頭殺人魔站在背後，準備要將亮晃晃的巨斧劈下。我把當下痛恨的情緒都集中在殺人魔身上。我覺得自己體內忽然充滿力量，對周遭景物的感知能力也隨之增強，腎上腺素在血管中激盪。但我的副交感神經系統顯然沒有受到絲毫影響。螢幕上的波形依舊平順，而且心率變異度事實上還變大了。

研究生理回饋的萊勒認爲，理論上，長期來看，抱持著充滿愛的情緒會給心率變異度帶來影響。「但我強烈地認爲，跟呼吸的重要影響程度相比，你在練習心率變異生理回饋時抱持著什麼樣的情感其實並不重要，而且也幾乎看不出抱持各種情感之間的任何差異。」有幾個研究比較了心數研究院版的心率變異生理回饋時抱持著真摯情緒與否的差異，他說：「研究人員發現毫無差別。」

寇克也不推薦將社交的緊密程度視爲能增進身體健康的方法。她說，從數據來看，她的研究非常重要，而且代表了科學的觀點，因爲理論上，我們應該能透過思考影響心率變異的程度。然而，或許是因爲影響實在太小，對人體健康來說沒有任何臨床上的意義。她希望未來能夠設計出有效的方式，能夠將具備心理因素的心率變異程度數據最大化。但在這當下，如果想要增進迷走神經張力，她建議可以透過生理上的方式，例如在許多研究中證實能促進心率變異度的有氧運動（補充一些魚油似乎也有效）[33]。「這樣能在最短時間內帶來最大的效益。」

☆

我坐在一張巨大的木質餐桌旁。一隻活蹦亂跳的黑色小狗正在招惹一隻不搭理牠的貓咪，桑堤正在用多功能爐具準備中餐。是什麼讓這個平凡的家庭醫師決定成立一家基於生理回饋療法的診所呢？

桑堤說，她當過十年的軍醫，曾在諸如北愛爾蘭一類的地方服務。後來，滑雪的時候，她摔斷了膝蓋韌帶，因而提前退伍，還拿到一筆撫恤金，並在薩莫塞特成爲全職的家庭醫師。工作時間長，每天都得看三十五到四十名患者，而每名患者都只有十分鐘的看診時間。她不但很有壓力，也慢慢覺得和原先預期的不同。她沒辦法照自己想要的那樣關懷患者，也逐漸失去身爲一名醫師的信心。她覺得在許多案例中，都只是開藥就要患者回家，不去理會潛藏在的問題，例如壓力、虐待等，使得他們一再地回診。

一開始，她也不理會自己胸前的腫瘤。她以前也長過腫瘤，後來發現是良性，她猜想情況也會跟之前一樣。但這顆腫瘤卻是惡性的，而且到確診時，已經擴散到淋巴結。她動了手術，也做了化療跟放射線治療。當時的她四十二歲。

醫療保險給付了一大筆錢，桑堤於是辭職，休息了三年。她因爲自己不需要再工作而鬆了一口氣。她記得有天早上沖澡之後，在浴室的鏡子寫下：活著眞好。她決定要用這段意料之外的休息時間，探索要怎麼做才能讓患者活得更健康，而非等症狀出現再來治療。她去上了一堂替代療法的課，並發現了生理回饋療法的存在。

在醫療保險給付停止以後，她回去當兼職家庭醫師。現在她一天只看十二名患者，每個禮拜有三天看診。她會待得比較晚，讓每個患者都會有十五分鐘看診時間。「相較於多數家庭醫師，我會採用更多整體醫學治療法，」她說，「我會跟患者講，什麼樣的生活模式對他們來說會比較好。」

她說，多花點時間跟患者相處很重要。「除非你跟他們比較熟識，否則無法讓這些已經痛苦掙扎了一輩子的患者改變他們的生活模式。」二〇一二年，她開始做真心諮詢。其中一名患者是六十五歲的老奶奶，名字叫做卡蘿。退休後攻讀歷史學位之前，卡蘿是病理學家兼護士。卡蘿說，她過去一直都活潑又健康，但到了六十歲之後，有一天準備考試時，她忽然出現幾次恐慌感，心臟會跳得很快。當時的她「一天大概喝十杯濃縮咖啡吧」，因此猜想或許是咖啡所導致，因此她打電話給當地的外科醫師，請對方幫她查查看建議的咖啡因攝取量是多少。

「在一通突然打來的電話之後，我站到跑步機上做健康檢查。」她說。她做了一連串的心臟檢查，包含運動式心電圖（有三天的時間，她隨時都得戴著一個心率監測器），心臟超音波（用超音波檢測心臟的狀況）以及運動壓力試驗。除了運動試驗沒過之外，一切都很正常。

卡蘿覺得醫師忽略了其他的因素，例如咖啡因的攝取，以及這些試驗讓她有多焦躁等問題。院方診斷她這種陣發性的脈搏加速情形爲「陣發性心房顫動」（間歇性心律不整），並開立一種名爲「律博克」的強效藥物讓她服用，這種藥物能夠減緩心臟內部的電子信號傳遞。

這個診斷結果讓卡蘿很震驚。「本來非常健康的我心裡突然想：『我生病了，這輩子都得吃藥過日子了。』」女兒產後回去工作，她才剛開始照顧孫子。「我心想，天啊，我還得照顧這個小寶寶，而我的心臟竟然在這個時候出狀況！我們處在一種水深火熱的困境之中。」

卡蘿從來也沒有經歷過陣發性心房顫動的症狀，因此過去幾年，她都在說服醫師減輕律博克的劑量。最後，醫師允許她只需要把藥帶在身邊備用就好，但她依然覺得焦慮。「我再也不覺得自己健健康康了。」她說。週末出遠門時，她會先確定最近的醫院在哪裡，免得心臟病突然發作。出去散步時，隨時都會確認自己的手機處於開機狀態，她會避免去看舞台劇，免得突然病發，得靠擔架將她抬出去。

後來她去找桑堤。六個月之內，她每隔一週就會去做眞心諮詢的生理回饋療程，每天也都會在家練習。她覺得自己的焦慮來自傳統的醫療方式，而現在的她很高興自己能跟桑堤聊聊她的憂慮。生理回饋療法「美妙又可靠，」她說。「我看見自己的心臟運作得很好。我變得更有自信，覺得自己很健康。」

卡蘿說，自從開始接受療程後，她再也不會恐慌了。現在，如果她覺得自己快要變得焦慮——開車、處於擁擠的人潮之中，或是等著要看醫生或牙醫時——就會使用呼吸技巧讓自己冷靜下來。不單如此，她的血壓、靜止脈搏和膽固醇濃度都在沒有服用藥物的情況下降低了。

「藥品業讓許多病人變得非常仰賴這個體系，」桑堤評論。「我們應該讓他們脫離這個體系才對。」她說，應該是要教導各種技巧，讓他們爲自己的健康負起責任。

☆

莫妮克·羅布洛克有著動人的曲線和愛笑的臉蛋，年紀可能將近四十歲，頭髮軟得像羽毛，身上穿了件有皺褶的寬鬆上衣。她坐在阿姆斯特丹大學醫院的一張病床床沿，將上衣領口往下拉，露出粉紅色的傷疤。傷疤長約十幾公分，她解釋說，裡面裝了一個類似心律調節器的東西，這個植入物的導線連接至她的迷走神經。

她拿出一個黑色的小磁鐵──大小和形狀跟車鑰匙很像──掃過胸前，像超市人員掃條碼一樣。這個磁鐵會觸發植入物，放出輕微的電擊，刺激頸部的迷走神經。此刻，她的聲音開始發顫。「我的聲音會顫抖，有聽出來吧？有時候會癢得讓我想咳嗽[34]。」其他情況下，她說自己什麼也感覺不到。她每天早上都得用磁鐵掃一下胸口，不需要再服用任何藥物。

崔西有個大計畫。在這場具開創性的試驗中，莫妮克也是其中一分子。這場研究的主導人是任職於阿姆斯特丹大學醫院及葛蘭素史克藥廠的風濕病學家保羅彼得．塔克。塔克先用八名長期罹患類風濕性關節炎且其他治療皆無效的患者做了一場先導性研究。植入他們體內的設備能執行長達六十秒的「迷走神經刺激」（Vagal Nerve Stimulation，簡稱ＶＮＳ），每天一次，共計四十二天。塔克在二〇一二年的報告中指出，六名患者獲益良多，不但症狀減緩，血液中的發炎程度也同時降低[35]。

莫妮克參與的是第二場試驗，參加者共二十位，二〇一五年新聞頭條也報導了這件事。塔克告訴記者，包含莫妮克在內，「超過半數」的患者病情都有了顯著的改善。參與試驗之前，即使服用最有效的藥物，要她從房間的一頭走到另一頭依舊非常困難。現在她不用吃藥也不會覺得疼痛。「我回到了正常的生活，」她如此告訴英國的天空新聞台[36]。「六個星期之中，我都沒有感受到疼痛，腫脹的感覺也消失了。我可以騎腳踏車、遛狗和開車。簡直就像魔法一樣。」

在我寫這篇文章的時候，這些結果都還沒有在科學期刊上發表，而且少了安慰劑組，很難知道使用VNS的患者病況到底有多大的進展。不過崔西（目前他是曼哈塞范斯坦醫學研究院院長）很看好這種治療方式的潛力。正以克隆氏症的患者進行人體試驗，崔西相信原則上VNS對所有跟傷害性發炎有關的失調症（諸如乾癬、多發性硬化症以及敗血症、敗血性休克）都具有療效。抗發炎藥物並非對每個人都有效，還可能引發嚴重的副作用，主要原因是因為這些藥物會過度壓抑全身上下的免疫系統。崔西說，刺激神經的電療法或許最後會變得更集中，可以只刺激某條連往特定位置的神經纖維[37]。

理論上，電療法也能夠用來調節免疫系統的其他分支——事實上只要是神經系統控制的部位全都適用。研究人員已經在針對嚴重出血症狀的動物試驗中發現，VNS能刺激受傷部位產生凝血酶（一種跟血栓的形成有關係的酶）——顯示能夠在手術過程或嚴重受創時防止流血不止的情形發生[38]。此外，電擊控制腸道神經或許能夠為腸躁症患者帶來幫助[39]，有些研究學者則推測，操控神經發出的信號或許能夠延緩某些癌症惡化[40]。

VNS或許也能夠用來治療精神疾病。這種技術已經被廣泛地用來治療癲癇症。有趣的是，接受電療的人通常會說自己心情變好了（與癲癇症狀無關）。塔克也在類風濕性關節炎患者身上看見情緒好轉。這種現象使得有些研究開始評估VNS是否能夠用來治療難治型憂鬱症[41]。目前為止，相關證據仍然有限，但試驗顯示，VNS對一些患者來說的確有幫助，不過可能得花上好幾個月才看得到成效。

崔西稱這個新領域為「生物電子學」，並宣稱我們正在見證醫學界的一場革命：逐漸不再用化學藥物，而是開始使用電子訊號治療各種疾病。「我想，在未來，這個產業將取代製藥產業。」他在二〇一四年接受紐約時代雜誌採訪時如此說[42]。

這是一個很大膽的想法，但很多人似乎深信不疑。我所採訪的科學家都盛讚崔西的研究。從《富比世》到《科學美國人》的出版商都大肆宣揚他的故事[43]。而在生理回饋費盡心力尋找贊助者的同時，許多公司行號及國家政府都投入大筆經費研究能植入人體的生物電子設備。二〇一三年，葛蘭素史克藥廠宣布將提供百萬美元生物電子學創新獎（該藥廠已投入五千萬美元研究經費），國衛院也宣布了一項長達七年、耗資兩億四千八百萬美元的計畫；二〇一四年，歐巴馬總統也強調了美國國防部高等研究計畫署將有一項新的生物電子學研究計畫[44]。

同時，崔西正開始籌備一本專門探討生物電子學的科學期刊，一間名為SetPoint的公司也開始致力於發展可注入人體的微型神經刺激設備，該設備說不定只跟一粒米差不多大，並能夠無線充電，透過iPad操控。其概念為，這些設備最後將能夠即時運行，監測沿著神經纖維移往人體器官的電子訊號，並在需要的時候調節其強弱。

但意識呢？我們有辦法學會用思考駕馭自己的發炎反射嗎？

崔西說理論上來說或許可行。二〇〇五年，他曾提到依據自己的研究所得到的資訊，應該有辦法幫忙導正心身療法的研究方向[45]，而這件事正開始成真。例如，有幾名科學家正在研究，是否能透過類似生理回饋和冥想等能夠影響迷走神經活動的方法，降低人體的發炎狀況[46]。

對嚴重受創或是情況緊急（例如敗血性休克）的患者來說，迅速而強力的電療效果應該最好。但崔西建議，對慢性疾病——任何從高血壓到類風濕性關節炎及發炎性腸道疾病——而言，或許我們應該使用諸如冥想或生理回饋等方式來逐步增進迷走神經的張力，以達到長期的預防效果。

我不知道崔西現在對心理療法有效與否的看法——他拒絕了我爲了寫這本書的採訪，因此沒辦法從他口中得到答案。在最近的文章中，他都沒有再提及心身療法，卻轉而表示他的公司正在研發的可注入人體的微型裝置將成爲未來的醫療主流。

然而對我來說，同時研究兩種方式比較合理。生物電子學在醫療上的潛力聽起來眞的很令人興奮，但了解心身療法如何逐漸對神經系統產生影響，進而幫助那些情況不那麼危急的案例，並避免使用那些刺激設備——畢竟這是一種具高度侵入性的治療方式，數以百萬的人類將因而仰賴這些昂貴的植入物，而且還須承擔極大的醫療風險（更別提安全上的考量——《紐約時報》於二〇一四年的一篇文章中指出，透過無線的方式去控制神經系統，有可能會讓神經系統變得可以被駭客入侵）[47]。

無論如何，我們都得感謝崔西的努力，讓大腦與神經系統在人體健康中所扮演的角色終於成爲醫學界的中心議題。而且有可能改變許多疾病的治療方式，讓他覺得自己總算讓珍妮絲的死有了一些意義。他在二〇〇五年提到，自己仍會想起她，「就跟個天使一樣」[48]。她在他的研究中，在這些他幫助的患者中得到了永生。

第十二章　尋找上帝

露德的真正奇蹟

我們用推床送她進去。她可能九十多歲吧，皮膚蒼白無彈性，四肢骨節分明，臉上滿布細細的血管，口內無牙。推床幾乎塞滿了方形的小隔間。背後是那塊進來時穿行而過的條紋掛簾，兩側的磁磚牆面有成排的塑膠椅和掛鉤。她的雙腳前方掛了另一塊簾幕。

她發抖著。我們幫她寬衣，解開襯衫的釦子，一顆龐然大肚露了出來。「Ne vous inquiétez pas.」一名矮胖的西班牙女士給了些建言。別擔心。

很快地，除了尿布之外，她赤身裸體。我們一人站一邊，通力合作，動作事先安排，也演練過。我們先將她翻向一邊，在她沉重的身軀底下鋪了條被單，再將她翻往另外一邊，幫她蓋了條藍色的毯子，再利用床單把她提起來，放到擔架上。接著我們快速拉走毯子，用另外一條類似桌巾的被單幫她蓋上，只不過這條被單又冷又濕。

我們七人一組（兩邊各三人，外加頭部的地方一人）扛擔架，腳在前面，穿過內部的簾幕後進入第二個房間。裡面樸素而窄小，觸目所及都是灰色的石頭。方形的房間裡有個高聳、弧形的天花板，讓人有身在縮小版的禮拜堂的感覺。

磁磚地面潮濕又危險，中央是個四角形的石浴槽，浴槽裡裝了及膝的冷水，水的顏色偏藍。遠方立著一座顏色有藍有白的小雕像：是聖母馬利亞。我們拖著腳往前走了幾步，直到女人的擔架到了水面上方，頭枕在最上面的台階上。然後我們用法語數一、二、三，隨即將她浸入水中。

我一整天都在做同樣的事；把一名又一名的女人泡進冰冷的浴槽中。類似的裝了簾幕的小房間約有十個，這裡是最後一間，每一間都有一個負責的小組，小組則由一名女士負責。我們都是不支薪的志工，而我過去從未做過任何類似的工作。每當要開始一輪的作業之前，我們都會花約二十分鐘的時間唱歌、禱告，聲音會沿著小隔間的牆壁往上飄。

接著那些女人就會進來（男性的水槽是分開的，還有一個水槽是孩子專用）。為了此刻，她們已經排了好幾個小時的隊。就跟我們這些志工一樣，這些來泡水的人也來自世界各地。有美國人、義大利人、印度人、愛爾蘭人。有年輕人、老人、有健康的人、也有生病的人。會聚集在這裡，是因為他們相信這些水擁有治療的力量。這裡是露德。

露德位於法國庇里牛斯山山腳下，一八五八年之前沒沒無聞。後來，在這個偏僻的岩洞，一名叫做伯爾納德的十四歲少女聲稱看到聖母馬利亞多次顯現，接著，根據故事所說，這個地方開始湧現一座泉水。現在，露德是天主教徒最主要的朝聖地之一，每年會有超過五百萬人來到這裡，尋求心靈以及肉體的治療。三座相互交錯的教堂矗立在岩洞附近及上方，好幾座湧泉提供來訪者飲用受到祝福的水。但來到此地的訪客多數都是要來浸浴。

許多宗教都有讓信徒能夠治癒疾病及洗滌罪惡的聖地。每年都有數以百萬計穆斯林到麥加朝聖，而印度教徒每隔十二年都會聚集到恆河裡。其他天主教和聖母馬利亞顯靈有關的地點包括位於波士尼亞與赫塞哥維納聯邦的默主歌耶，以及葡萄牙的法蒂瑪。但露德不同於其他宗教朝聖地，或可說獨一無二，因爲它宣稱會透過科學的方式證明這裡的確能夠治癒信眾。

如果有人宣稱病情在露德有顯著的改善，一個由醫師組成的委員會就會搜集相關的醫療紀錄並展開調查，尋找其中是否有任何可能的科學上的解釋。如果沒有的話，就會由一名主教決定是否要將這個無法解釋的治療情形視爲奇蹟。自一八五八年以來，超過七千名信眾跟委員會表示自己的病情痊癒，其中有六十九名被認定爲奇蹟。這些幸運的信眾顯然從肺結核、眼盲、多發性硬化症及癌症的病魔掌中逃了出來。

我對這些明顯的治癒案例很感興趣。我個人並不相信奇蹟的存在，至少不相信那些違反自然法則的奇蹟。但這些案例使得一個重要的問題浮現：宗教體驗跟信念眞的能夠影響我們的大腦，進而影響身體嗎？露德似乎是尋找答案的好地方。

我從浸浴開始研究。我們三個小時輪一班，小隔間裡悶熱又擁擠，因爲朝聖者會不停地穿過簾幕現身。我們請女性寬衣，用被單將她們裹住。我們儘量以手代口，幫助朝聖者解鈕釦、鬆鞋帶、脫內衣。接著，一個又一個地引導她們穿過內側的簾幕。我們有秩序而機械性地帶她們來到浴槽，迅速地將她們轉身。泡進冷水時有些女人會落淚，有些女人會大叫，有些人會碰觸並親吻聖母像；有些人僵硬而緊張，抗拒入水；有些人跳進浴槽的力道太大，讓我們得在千鈞一髮之際接住她們的頭，免得撞到磁磚階梯。

一名美國女性站了很久，不停地跟聖母像低語；一名奈及利亞的母親嗚咽啜泣，請我幫她的兒子禱告。我們將她們轉身，邊說禱詞邊陪她們離開浴槽，然後幫她們穿衣，陪她們穿過簾幕，進入春陽之中。

☆

相信上帝會讓你更健康嗎？公平來說，科學家並不太在意這個問題。直到一九八〇年代爲止，「靈性」一詞鮮少出現在「PubMed」的資料庫中（統整了世界各地的生物醫學期刊資料）。舉世聞名的科學家，諸如理察．道金斯和史蒂芬．霍金都花了整本書的篇幅根除我們對上帝的需要[1]。根據其中一名於該領域任職的學者說，直到近幾年之前，研究宗教與健康之間的關係被視爲「會讓人失去終身教職」的原因之一[2]，能夠確實地毀掉你的職業生涯。

但近年來，有許許多多的人都對此很感興趣。如今，數以千計的相關研究報告都發表在主要的醫學及精神病學期刊上，美國醫學院更定期舉辦宗教、靈修與健康的課程。

這些研究的多數結論都是信仰能讓我們的心情變得更好，或是能擁有更優質的心理健康。有越來越多的研究宣稱其實對身體健康也有幫助。過去幾年，對上帝存有信仰的行爲已經被連結到降低罹患心臟疾病、中風、高血壓、新陳代謝失調的機率，更能增進免疫系統的功能，改善諸如HIV及腦膜炎等病毒感染的症狀，還能降低癌症惡化的機率。有宗教信仰的人老了以後比較不會罹患認知障礙或殘疾，手術後恢復速度較快，也較少使用到醫療服務[3]。

基於上述研究結果，有些學者認爲信仰應該整合入醫療系統，讓醫師得以詢問信仰狀況，並針對患者的心靈健康給予支持。但紐約哥倫比亞大學行爲醫學教授，同時也是《盲目的信仰：宗教與醫學之間的邪惡聯盟》（Blind Faith: The unholy alliance of religion and medicine）一書作者理查．史隆則認爲，這些試驗大多數都沒有適當地將與上帝信仰無直接關係的因素剔除[4]。例如，有宗教信仰的人生活方式通常比較健康——他們較少喝酒、抽菸，也較少從事危險性行爲。

而且，大型的研究調查通常都以上教堂的頻繁率當作判定一個人有多虔誠的標準。整體來說，經常上教堂的人的壽命會額外增加七到十四年[5]。回歸起點，你得要有一定的健康程度才能去教堂，因此或許這些人會比較長壽不算令人意外。那些會上教堂的人的社會連結可能也比較強，一如史隆所指出的，「要加強社會聯繫，其實還有許多其他的方式[6]。」

另一方面，最近有一份針對九十一場研究的統合分析報告則提出了一個暫時性的結論：即使將這些因素都算進去，「虔誠／靈性」或許能提供健康的人一種保護的作用。相較於那些較少上教堂的人，在經過五年或以上的追蹤以後，那些常上教堂的人的死亡機率約低於百分之二十[7]。

若提及會對身體帶來影響，有一部分原因可能就跟安慰劑反應有關；基於相信上帝所帶有的療癒能力，健康狀況因而提升。二〇一一年一場針對超過九百名美國成人的民調發現，有百分之七十七的人相信祈禱能夠幫助治療受傷或疾病[8]。基於對假治療的信念，琳達．波南諾的腸躁症及邦妮．安德森的脊椎骨折都因而痊癒。類似的生化途徑想必也會出現在多數的祈禱者，或是造訪如露德這種聖地的人身上。

但我很快就會發現事情沒有這麼簡單。

☆

雪莉·卡普蘭形容自己是一個「友善的猶太女孩」。有著一雙藍色眼睛及一頭紅色鬈髮的她長得很漂亮。她在佛羅里達長大，二十歲那年則在曼哈頓度過，她參加派對、跟人約會，在一家雜誌公司上班。之後，她回到邁阿密，跟姊姊一起開創了外燴事業，也有一名穩定交往的男朋友。一九九四年，二十九歲時，一切都變了樣。她被診斷感染ＨＩＶ病毒。

「我傻掉了，」她在二〇〇五年的採訪中說。「就像被火車撞到一樣，我覺得困惑、恐懼、憤怒、悲傷、難過[9]。」男朋友離開她，她相信自己活不了多久。她放棄了外燴事業，把信用卡刷爆，去了一趟為期兩個月的歐洲旅行。她認為這就是人生最後一次的狂歡，沒想到卻是一個新的開始。回到邁阿密以後，她決定好好善用不知還有多久的生命時光。她想要找一個愛滋病友互助會，但發現這些互助會的服務對象不包含感染ＨＩＶ病毒的異性戀——它們都只針對男同志或吸毒者。因此她自己創辦了一個。

一開始，「正向連結中心」只有雪莉跟幾個在當地醫院認識的病友，他們每個禮拜都會碰面喝杯咖啡聊天。幾年以後，團體有了五十萬美金的預算跟超過一千五百名成員。正向連結中心提供了社交活動、互助團體、全國病友服務熱線、個人廣告以及一年一度的加勒比海郵輪行程。雪莉因公環遊世界，獲得諸多獎項，也見過諸如李察·吉爾等名人。

透過這個團體，她發現了新的生命意義，並將自身的疾病解讀為上帝為她安排的計畫之一。「會感染ＨＩＶ病毒是命中注定，」她說。「我得了解這種疾病，才能夠從不同的角度幫助這個群體，創造出社交行為上的改變[10]。」不可思議的是，她健康無虞，她相信宗教信仰幫自己防堵了病毒。她不是特例。一場二〇〇六年的研究發現，百分之五十的ＨＩＶ病毒感染者相信宗教／

靈修能延長他們的壽命[11]。但她的說法正確嗎？

這種說法聽起來有點瘋狂。ＨＩＶ會感染免疫系統的ＣＤ４細胞，利用它們來複製出數以千計的自己，並在過程中殺死這些細胞。最後，由於體內的ＣＤ４細胞實在太少，導致免疫系統因而停擺，使患者無法抵抗致命疾病的威脅。當今的醫療讓感染ＨＩＶ的患者能夠活得長壽又健康，但在一九九〇年代中期，這些藥物都還沒出現，得到愛滋病等於被判死刑。

但佛羅里達州邁阿密大學的心理學家蓋兒．艾朗森注意到，有些感染ＨＩＶ的患者沒有出現症狀。許多患者都提到靈修有多重要，她開始懷疑靈修是否眞的能夠影響他們的健康。

包括雪莉在內，艾朗森訪談了一百名近期被診斷感染ＨＩＶ病毒的患者，問及他們的生活狀況及信念，接著追蹤四年。她發現在確診後，百分之四十五的患者變得更虔誠，百分之四十二的信仰狀況變化不大，百分之十三則變得較不虔誠。艾朗森的直覺果然是對的。在這四年之間，那些變得更虔誠的患者喪失ＣＤ４細胞的速度大幅減緩，血液中的病毒數量也較少[12]。以雪莉來說吧，到二〇〇五年爲止，她已經確診十一年了，卻仍然沒有出現任何症狀，而足夠的ＣＤ４細胞也讓她不需要服用治療ＨＩＶ的藥物。

宗教信念的改變很可能會給行爲帶來影響，進而影響疾病的進程，例如會過起比較健康的生活或按時吃藥等。但艾朗森說，她的研究結果相當顯著，就算把生活形態、服藥習慣的改變及其他諸如樂觀或憂鬱等心理因素考量在內也一樣。

這個研究本身算不上證據確鑿，就我所知，也沒有人試著去重現艾朗森的結果。不過如果她沒猜錯的話，我們不需要援引神明的介入這樣的說法，來解釋爲什麼投入上帝懷抱的人病情會比較穩定。艾朗森相信，信仰會降低患者的焦慮程度。

有大量證據證明，壓力會加速HIV病毒轉變，讓身體從沒有症狀到變成罹患具備所有症狀的愛滋病。特別是壓力荷爾蒙或腎上腺素會幫助病毒進入CD4細胞，使得它們在進入以後自我複製的速度加快[13]。在一場著名的研究當中[14]，研究人員追蹤了HIV病毒測試呈陽性的男子九年。在那段期間，每當出現中度壓力的情況，體內的病毒進展成愛滋病的機率就增加百分之五十。有些試驗顯示透過冥想或認知行為治療降低壓力程度，能夠減緩這種疾病的進程[15]。對上帝的信仰可能也是透過同樣的途徑奏效。

事實上，宗教對健康的顯著好處——包括降低罹患諸如糖尿病、失智及中風等慢性疾病的風險——跟低壓力非常類似。研究宗教對大腦的影響的安德魯．紐伯格是費城湯瑪斯傑佛遜大學醫院的神經科學家。他說祈禱和冥想一樣，能夠降低心跳率跟血壓，並幫助我們在面對壓力時調節自身的情緒反應。宗教能幫助信徒「了解自己，幫助他們了解世界，也能幫助他們適應世事。」他說[16]。

面對逆境時，對上帝的信仰或許也能幫助我們獲得強大的社會支持。「你會有種感覺，覺得某個在你之上的人能幫你扛起這些苦痛，」說這句話的人是來自貝爾法斯特的麥克．莫蘭。他是露德國際醫學委員會成員，也經常擔任志工。「有時候，你會覺得自己身在某人的懷抱中。」

但是紐伯格提出警告，一如安慰劑效應，宗教信仰也有其黑暗面，例如你加入了一個仇視他人，對他人充滿憤恨的教會或是宗教團體。「這些典型的極端負面情緒會給人體跟大腦帶來傷害。」紐伯格說，如果要減輕壓力、增進健康，得要「信奉一個擁護正向情緒的宗教；對他人抱持著諸如愛、憐憫等情緒，覺得與他人之間有羈絆，大家都是一體的。不單是針對同一個團體內的人，也延伸到團體以外。」

就算加入的是主流宗教，如果面臨了靈性掙扎，或信奉的是一個憤怒或具批判性的上帝，似乎也會讓人壓力變大，進而影響健康。任職於俄亥俄州鮑林格林州立大學的心理學家肯尼斯·帕格蒙在二〇〇一年做了一項研究。在該研究中，他花了兩年追蹤將近六百名年齡五十五歲以上的醫院患者[17]。那些曾因自身的疾病陷入靈性掙扎——懷疑上帝是否捨棄了他們，質疑上帝對他們的愛，或者認定是惡魔讓他們生病——的人的死亡機率較高，就算將其他因素列入考量，結論依舊不變。

與此同時，蓋兒·艾朗森詢問她追蹤的那些ＨＩＶ感染者如何看待自己信奉的上帝（她沒有詢問那些無神論者，因為比例很低，只有百分之六點三），她將他們的答案分成兩邊衡量：一邊是將上帝視為「正面的」（仁慈、寬容及慈悲），另一邊則是「負面的」（一個會因為罪惡而施以懲罰的嚴厲審判者）。相較於持負面觀感的人，那些以正面角度看待上帝的患者——例如雪莉——疾病惡化得極為緩慢，而且保留下來的ＣＤ４細胞有五倍之多[18]。相反地，相較於持正面觀感的人而言，那些認為上帝是個嚴厲懲罰者的患者，ＣＤ４細胞消失的速度則快上不止一倍。觀感不同帶來的影響非常明顯，就算將生活模式、健康與心情納入考慮因素也一樣。事實上，艾朗森能透過患者對上帝的觀感預期疾病未來的惡化速度，預測效果比其他用來衡量的心理因素都要準確。

其中一名覺得受到上帝遺棄的人是卡洛斯。他是一名天主教徒，搬到紐約攻讀文科學士，卻被診斷感染HIV。「我在紐約沒有朋友，只能靠自己，」他告訴艾朗森。「我對上帝跟屬靈存在的信仰消失無蹤……我覺得自己受到了懲罰。我以爲自己將因爲曾犯過的罪行付出生命的代價[19]。」跟研究期間沒有出現任何症狀的雪莉不同，卡洛斯的感染狀況在確診後迅速加劇，變成愛滋病。

☆

時近黃昏，我站在露德岩洞河流的對岸。聖母中心是負責照顧罹病朝聖者的醫院之一，而我就在聖母中心前面等「聖體遊行」開始。一群神父出現了，他們虔誠地用金色的架台拿著那塊圓形的白色聖餅，架台上方則是一個以金色和奶油色妝點的遮篷。

現場很忙碌。神父聚集在醫院前方的開闊區域，一旁還有一群坐輪椅或躺在擔架上的人。一大群朝聖者跟遊客在外圍繞成一個圓圈。河流前方的河岸上有一道沿著岸邊而建的長牆，許多人就在那牆上坐著。短短的禮拜結束後，每個人都開始朝最近的一座橋走去。聖餅小組先走，後面則是擔架——上面躺著戴氧氣面罩打了點滴的病患——再來則是輪椅。負責推輪椅的護士頭上戴著白色頭飾，身上則穿了件有明顯紅色十字架的黑色斗篷。

在病得最嚴重的人的後面則是其他的朝聖者。他們坐在藍色的「人力拉車」上排成一列。現場有個小女孩，大概十二歲左右，身上穿著綠色的連帽防風外套跟粉紅色牛仔褲，頭髮紮成了馬尾。她駝著背，身體不停地前後大幅擺動，但歡欣鼓舞地握著母親高舉的手。她的後面有一個小男孩，兩、三歲吧，金黃色的頭髮亂蓬蓬的，不停地吸吮著身上那件藍色羊毛衫的袖子。沿路的擴音器傳出唱詩班的音樂。

能夠走路的人跟在後面。我們有好幾百人，遊行隊伍緩慢地過了橋，蜿蜒地走過那座標示著岩洞位置的、有著尖尖塔頂的巨大教堂前方。一名聲如洪鐘的老女人在我身旁大喊「阿們！阿們！哈利路亞！」同時用雨傘權充手杖前行。

我們沒有走進教堂，卻緩慢地走進一個看起來像是混凝土地下隧道的地方，我心想，到底是要去哪兒啊？一進入地下以後，我們轉了個彎，眼前出現一條通道，通道通往一座巨大的地下教堂，大小就跟足球場沒兩樣（我後來讀到這裡可以容納兩萬人）。這座教堂是混凝土蓋的，裡面裝設一排一排的方形照明燈以及巨大的斜梁。

每一面牆上都掛著成排的深紅色旗幟，還用聖人照片點綴。數以百計的木椅整整齊齊地排成一列一列，全部都面對著中央聳起的平台。由於平台四方都有階梯，使平台看起來有點像金字塔。平台在聚光燈的照射下相當明亮，上面還有個巨大的白色祭壇、一尊銀色十字架上的耶穌雕塑，還有一個金黃色球形體。裡面裝滿了焚香，灰色的煙彎彎曲曲地飄上了天花板。

一排排的藍色拉車面向平台——生病的人就在現場最明顯的地方。此刻，我看到了遠方的唱詩班，一旁還有人吹奏小號及彈奏管風琴。禮拜開始的同時，懸掛在天花板上的螢幕聚焦在祭壇旁的神父們身上，讓我們得以看到近距離的畫面；這些影像也會如實地同步傳送到世界各地的露德電視台。

在螢幕上的字幕引導下，我們用各種語言——拉丁文、法語、德文、西班牙文——一起唱頌讚美詩歌。許多或站或坐的人也一同高歌。到了某個時間點，穿著奶油色長袍的神父開始拿著聖餅走動，將聖餅高舉在每一群人的面前，同時讓鈴鐺發出聲響。當他們來到我們這一區時，我身邊的人都跪下畫十字。

聖歌唱頌不停，我覺得自己格格不入。我以前從未參加過天主教的彌撒，而且我通常都會盡力避免參與宗教儀式。用長袍、念誦經文與神祕的高等力量取代理性思維的想法讓我很不安。但同時，場面卻又如此美麗，我的五感都受到了巨大的衝擊。大量的燈光，放眼望去的金、紅、米黃、銀等各種顏色。那甜美又帶點煙薰的焚香味，那振奮心神的音樂，那龐大的群眾，大家同時起立又坐下的肢體感。

我沒有預料到自己會出現強烈的連結感，彷彿我成為某種更為巨大東西的一分子。我有種感覺，在這個大廳中的我們與世界上的其他人們，還有未來或過去的所有人都連結在一起。我身邊有數以千計的人。他們先前從未見過面，此刻卻在談天，並用不同的語言拍子準確而和諧地唱出聖歌。他們的影像也都傳送到這顆星球的各處，讓此刻能與好幾百萬人同時分享。這些讚美歌和動作形成了一種儀式。人們已經參加這種儀式好幾個世紀了，而這樣的儀式在未來的數百年很有可能將繼續傳承下去。

神經科學家安德魯．紐伯格認為，類似這樣的儀式是宗教跟靈修能夠在身心方面給我們帶來影響的極重要原因之一。他說，這種儀式會有這麼大的影響，是因為其根源可以追溯至進化史。在動物的世界裡，最早的儀式是求偶。但他說，我們的大腦變得複雜了，因此能夠將儀式也套用在其他用途，從在寶寶出生前由親友幫媽媽辦的慶祝派對，到奧林匹克運動會的開幕式。「儀式最重要的功用之一，就是讓我們跟他人產生連結。」紐伯格說。求偶儀式只能連結兩人，宗教或其他文化中的儀式則能透過一些普遍的行動跟信念讓社會或社群連結在一起。

宗教性的儀式能夠讓我們產生緊密的連結，因爲這些儀式能夠讓我們共有的抽象信念變得更具體。「當心裡有種信念時，你會感受到強大的力量，」他說。「如果成爲儀式的一部分，信念就會變得更爲強大，因爲它不只存在腦中，還能用身體感受。」

簡單的儀式就像利用念珠念玫瑰經，可以透過用手指數念珠的具體方式和一系列的宗教信念產生連結。儀式或許會因爲有許許多多的人同時做同一件事情而變得更具效力，就像我們在巨大的地下大廳所做的事情一樣。

露德並沒有讓我成爲一名信眾。但在參與過地底的大型禮拜以後，宗教信念帶來的實際力量撼動了我。在這間教堂裡，共同的景象化爲我們可以看見、聽到、感覺到、聞到（而對那些有領受聖餐的人而言，還能嚐到）的東西。宗教信仰或許無形無像，但這個儀式讓世人皆能體會到宗教的明確存在。忽然間我發現，要接受這種信念或許能給身體帶來影響的想法並不困難。

☆

如果能夠用壓力跟儀式這些機制解釋宗教信仰給生理帶來的影響，上帝還有必要用圖像的形式存在嗎？我們已經見識過某些非宗教性的冥想課程（例如CBCT跟正念減壓）對身體的益處了，但這些課程在轉化成非宗教性的同時，是否也因此喪失了一些東西？

幾乎沒有人研究過這件事情，但是心理學家肯尼斯．帕格蒙相信有無宗教層面的確有差別。他跟同事艾咪．瓦科斯要自願者在冥想的同時誦念一段特定的句子。一組自願者要選擇跟宗教有關係的句子，例如「神是和平」或「神是愛」，另一組人則被要求選一個不具宗教意涵的句子，例如「草是綠色的」或「我很快樂」。這些自願者每天都要冥想二十分鐘，為時兩星期，接著帕格蒙跟瓦科斯測試了他們的疼痛忍受度。以將手放進一缸冰水中做測試，相較於練習非宗教性冥想的對照組，或是用同樣的時間學習放鬆技巧的人來說，那些練習宗教性冥想的人能夠撐得比較久，時間將近兩倍（九十二秒）[20]。

在第二場針對八十三名偏頭痛患者的研究中，相較於花一個月練習非宗教性冥想與放鬆技巧的人，練習宗教性冥想的患者頭痛症狀減少，對疼痛的忍耐力也較高[21]（也比較不焦慮，普遍來說更快樂）。「做法會有影響，」帕格蒙說。「有宗教意涵的句子似乎能夠放大冥想的效果[22]。」還有一些小型的研究需要重做，但如果結果無誤，帕格蒙認為，抱持宗教性的觀點冥想，或許會因為處於一個更龐大、更仁慈的觀想中，能幫助降低疼痛帶來的情緒上的影響。「這種做法會讓人的心靈遠離肉身與俗世的困擾，專注在更龐大的宇宙以及個人在其中的位置上[23]。」他說。

對我來說很棒的是，帕格蒙說靈修不必然意味著要相信一個在遙遠之處的造物主，也不需要為了獲得益處而成為信眾。在他的研究中，如果有自願者不想念誦宗教性詞句，可以改作其他選擇，例如把上帝換成「大地之母」（雖然只有一個人真的這麼做）。任何我們認為具備神聖特質及重要性的東西——與眾不同或特別的——應該都有效果。他說在美國，所謂的宗教性都會被理解為某種神聖的形象：上帝、耶穌，或是某種超然的東西。但也可以是其他的。

舉例來說，在瑞典，自然經常被視為是神聖的，就像有信仰的人或許在透過祈禱時會感受到上帝的力量，信奉自然的人也可以對自然產生反應，感受類似的力量。「人們寫到他們在戶外的感受，覺得自己成爲大自然的一分子，感受到一種永不止息的自然脈動。」帕格蒙說。

有些人或許會覺得自己的作品是神聖的；覺得去想像一個更公正、更相愛的世界的想法是神聖的；或者覺得自己的家庭是神聖的。帕格蒙引述一個有兩名稚子的母親的話：「看到我的孩子，就會意識到他們——呃，很像上帝……倒不是因爲他們是什麼非常特別的孩子，而是因爲我不可能單靠自己的雙手就創造出這麼美妙或驚奇的造物……只要搔搔他們的腳底，聽見咯咯笑聲——那就是宇宙，那就是神聖[24]。」

帕格蒙的想法跟其他研究的結果不謀而合。其他研究顯示，將自己視爲更龐大事物的一部分，或是認爲自己具有超過自身的存在意義或目的，能讓身體更健康。第九章曾提到一場研究。在那場爲期三個月的研究中，研究壓力的學者伊莉莎白·布萊克本和伊麗莎·艾波讓受試者待在科羅拉多山區冥想營裡，她們發現相較於對照組，冥想練習者體內的端粒酶——它們能夠透過保護端粒來減緩細胞的老化——濃度較高。兩名學者在查看哪些心理上的改變可能是這種效果的主因時，發現那些感覺自己更能掌握人生，也更能感受生命意義的人，端粒酶受到的影響最大[25]。

任職於戴維斯市加州大學的神經科學家克里福德·薩朗是這場研究的主導者。他認爲這些自願者覺得人生更具意義，而且在自己的掌控中，這種心理上的轉變或許比冥想本身還重要。他指出，這些受試者本來就經常冥想，因此這場實驗給了他們三個月的時間做熱愛的事情[26]。把時間花費在對你來說重要的事物上，例如整理花草或當志工，或許也能對健康有類似的正面效果。薩朗說，這場研究眞正發現的是，「擁有一個過你覺得有意義的人生的機會，會給健康帶來巨大的影響」[27]，不管這樣的人生裡面有沒有上帝的存在都一樣。

與此同時，加州大學洛杉磯分校史帝夫．柯爾（第十章曾提及他在研究寂寞與基因表現）也在研究快樂。他在一場研究中發現，相較於那些受到諸如購物或性交等較膚淺的愉悅所驅策的人，擁有較多眞幸福感（因對生活的意義或目的有較明確的認識所獲得的滿足感）的人發炎相關的基因表現較少[28]。柯爾認爲，人生活得比較有目的或許會讓個人的心理健康較不容易受到壓力影響。就算死了，那些我們在乎的事物仍會繼續存活下去。

換句話說，覺得自己是某種更大事物中的一分子不但能幫助我們面對每日的煩憂，還能平息焦慮的源頭：知道自己終究難逃一死。強．卡喬波在二〇〇八年的著作《寂寞》中提到，對這種連結感的需求是與生俱來的。「就跟發現社會連結對我們來說有益處一樣，發現某種超乎我們以外的存在能帶給我們極大的益處，無論是相信神明或是相信科學都行，」他說。「只有透過一些至高的連結感，才有辦法在不絕望的狀況下面對自身必然迎向死亡的命運[29]。」

帕格蒙說，西方社會向來注重將自己的掌控範圍最大化，同時追求突破極限。「我們試著解決問題。也試圖延長壽命。」但遲早終須面對無法控制的情況。雖然西方醫學能夠大幅增進我們的健康，延長我們的預期壽命，但在遇到健康狀況瓶頸時卻幫不上太多忙。「最常見的情況，就是醫生發現自己愛莫能助，」帕格蒙說。「不幸的是，他們終究只能放手。有時甚至會因而發怒，因爲自己再也施不上力，他們不知道該如何應對這種情況。」

他認爲，靈性能夠幫助認清自身的脆弱，知道我們並非萬能。無論藥物有多先進，「我們遲早都要面對難纏的問題，包含生理上的疼痛，」他說。「而且到頭來，我們終究要面臨死亡。」

☆

我想了解關於奇蹟。

「如果說西方世界有個地方能夠將科學、宗教與健康連結起來，那就是露德。」亞雷山卓·德弗朗紀席斯是露德醫學委員會的主委。他懶洋洋地雙腿交叉坐著，右手掛在椅背上。他的辦公室離地下教堂的入口不遠，既寬敞又典雅，沙發跟扶手椅——用胡桃木雕刻而成的咖啡色襯墊扶手椅——擺在波斯地毯旁。椅子後方有張大木桌，木桌上擺了一個顯眼的直立十字架跟老式的綠色檯燈。書架上有四個相框，都是德弗朗紀席斯會見教宗的照片。照片下方擺了兩本醒目的書：理察·道金斯的《上帝的迷思》（The God Delusion）和史蒂芬·霍金的《大設計》（The Grand Design）。

德弗朗紀席斯很有學者風範，額頭很高，髮色深中帶灰。他在義大利那不勒斯當過小兒科醫師，有哈佛的流行病學學位。他很具魅力，但也很霸道——他連珠砲似的講出一連串學者的姓名，問我熟不熟悉他們的研究，講述冗長的故事時也拒絕被人打斷，像是台雖緩慢但不停往前駛去的列車。

如果有人說自己的病症在露德治癒，德弗朗紀席斯就會負責審查。這個審查委員會是在一八八三年創立的，「以防止外人說露德是個太過迷信，有太多奇蹟的地方，」他說。「法國以當今時代的創造者自居，包括理性主義、資本主義等，而且非常自豪。而國內竟然有個地方湧進越來越多的人想要體驗祈禱跟治病，這讓他們很困擾[30]。」

隸屬於露德的醫師群開始檢查並記錄當地每一個治癒的案例。德弗朗紀席斯說，他們的目標就是「透過科學解釋的力量來證明上帝的存在」。教宗庇護十世在一九〇五年認可了他們的努力，並頒布命令，任何聲稱在露德治癒疾病的人都應該透過「正式的程序」提出申請。

目前的負責人爲德弗朗紀席斯，該程序至今依然存在。如果有治癒的情況回報，他就會召集隸屬於露德、目前也在當地的醫師前來開會。他們會搜集該案例的相關資料，確定那個人是否眞的生病，確定病情是否眞的好轉，是否有人親眼目睹治癒的瞬間。他們還會要求申請者的國家提供造訪露德之前與之後的醫療紀錄與腦部掃描照片；檢查當事人是否曾接受任何能夠說明康復元因的治療；收集醫學上的意見；並且等待，有時得等上好幾十年，確定治癒的情況有持久的效力。

如果獲得委員會醫師認可，就會將資料送至「露德國際醫學委員會」，表決該治癒案例是否確定無法解釋，並提出一份醫學報告。德弗朗紀席斯說，身爲醫師，他們能夠做的就是這些。這份報告會送交當事人在地的主教手上，由主教去決定治療案例是否爲神蹟。

德弗朗紀席斯說，這個審查程序賦予了露德「一種認眞感，肩負起連結信仰與醫學之間的關係的責任」，這是世界上其他朝聖地所沒有的。我原本想說，如果提及支持目前爲止那六十九起神蹟的相關醫療證據，或許會出現防備心理，但顯然他反而引以爲傲，不管我想要看什麼資料，他都會給我一份副本。

他遞給我的資料包括二十世紀起始的所有疾病治癒報告，其中有癌症、眼盲及癱瘓等病症。讓我大感驚訝的是，有幾份原始的診斷報告，包括一個說自己罹患多發性硬化症的法國人，居然是根基於患者自身的經歷與症狀，而非經過實際的檢查。這些人被醫師判定爲無可救藥，而對那些重視相關資料的人來說，這些患者顯然奇蹟似的痊癒了。但與其說這些資料證實了有超自然或神明的力量介入，我在想這些復元案例是否顯示心智具有將可怕的疾病加諸於身上的能力，而宗教信仰則能讓我們擺脫這些負擔。

在我查看的資料當中，有一份不大一樣。這個案例的當事人是一名年輕的義大利士兵，名字叫做維托里奧・米凱利；他是第六十三起神蹟的當事者，通過委員會審查的時間爲一九七六年。當時二十二歲的維托里奧在一九六二年四月因髖部疼痛而住進醫院。院方診斷他的骨盆腔裡有一顆惡性腫瘤，一顆骨肉瘤。接下來的幾個月，腫瘤摧毀了他左側髖部內的骨頭，並且入侵了鄰近的肌肉組織。根據報告，維托里奧沒有接受任何癌症治療——沒有手術、化療或放射線治療。他的腿因少了支撐而搖搖晃晃，醫生用石膏將他從腰下到腳裹住，並宣布他們再也幫不上任何忙。

在母親的堅持下，維托里奧在一九六三年五月到了露德。他體虛病重，食不下嚥，注射了高劑量的止痛藥物，躺在擔架上。「在露德的時候，我沒覺得有什麼不同的地方，」他在二〇一四年時回憶。「但回程火車上，我再也不需要任何的止痛藥物。我開始覺得飢腸轆轆，又開始進食了。」[31] 他回到了同一間義大利醫院，但醫生沒把他訴說的遭遇放在心上，直到好幾個月過後，維托里奧開始覺得腿又連接回身體。一九六四年二月，醫生拆除石膏，他可以走路了。維托里奧在那之後多次回到露德，通常是去擔任志工，甚至還在那裡結了婚。現年七十多歲的他仍能正常行走。

我選擇進一步追蹤這個案例。一回到英國，我就把維托里奧的報告拿給一位名叫提姆・布里格斯的醫師看。任職於密德瑟斯郡史坦摩爾皇家國立骨科醫院的布里格斯是整形外科醫師及骨肉瘤的專家。從維托里奧造訪露德之前拍的X光片看起來，有一個巨大的腫瘤覆蓋他的左臂，大腿骨上端及骨盆髖臼都被侵蝕殆盡。從組織樣本——從周圍的組織切下的細胞——來看，是肆虐而具侵略性的癌症。換到下一頁，是維托里奧離開露德並拆下石膏後拍的X光片。癌症的所有跡象都不見了，骨頭也長回去了。雖然骨頭有點變形，就像疤痕組織那樣，但形狀是對的——大腿骨的凸起，骨盆的凹槽——功能完全正常。

一開始，布里格斯似乎相當訝異。「眞驚人。」他說。他拿走那份報告細讀。幾個星期以後，他從辦公室打電話給我。「我找到解答了！」他得意洋洋地說。在研究過組織切片後，他確認腫瘤的確是惡性，但不像骨肉瘤，較像淋巴癌。淋巴癌是種較常見的癌症，不會影響骨細胞，而是會影響淋巴細胞。淋巴細胞是存在於骨髓之內的白血球。

淋巴癌的「惡性程度完全不同」，布里格斯說。骨肉瘤具侵略性。目前都是透過化療跟手術先完全摘除腫瘤，再繼續化療。即使如此，只有六成患者能活超過五年。如果米凱利罹患的是骨肉瘤，「他應該已經死了[32]。」

相對來說，淋巴癌的患者通常不需手術，而且化療效果極佳。不只這樣，布里格斯跟同事在露德審核報告不起眼的地方發現，米凱利可能施打過一種稱爲癌德星的藥物。這是環磷醯胺的另一個名字，是一種經常用來治療淋巴癌的免疫抑制劑，因爲這種藥物能殺死白血球。審核報告在這一點上寫得很模糊——其他地方都明白寫說米凱利沒有接受過任何癌症治療——但對布里格斯而言，唯一合理的解釋就是有使用癌德星。米凱利對藥物「反應非常好」。

一旦癌細胞消失，米凱利髖關節的重生對布里格斯來說就沒什麼好訝異的了。「經過化療以後，骨頭的重生能力相當驚人。」他說。以米凱利的案子來看，他估算重生時間大概花了六到十二個月。從該份醫療報告提供的有限資訊來看，他沒辦法明確知道中間發生了什麼事。雖然對米凱利來說，當時的康復一定猶如神蹟，但細節似乎沒有什麼是無法用科學解釋的。

回到露德，德弗朗紀席斯堅稱，即使我們後續找到了一些案例的醫療解釋，對那些想要相信的人來說，這些案例依舊會被視為神蹟。「奇蹟是一種解釋的方法，」他說。「主教相信當事人接收到上帝的饋贈。」

我對最早為何要用科學的方式檢驗覺得困惑。雖然審查委員會行事謹慎，但在我看來，神蹟的存在與否仍是信念問題，而非科學。然而，德弗朗紀席斯跟我都同意，信仰——露德即是明證——融合了心靈能帶給健康的所有好處，包括社會連結、減輕壓力跟安慰劑效應。而雖然信仰能夠幫助人們在各方面都覺得比較舒坦，整體來說，同時也證明了心靈無法製造神奇的療效。即便大家都深信不疑，但來露德朝聖的人並非各個都能經歷身體上的轉變。畢竟在幾億名朝聖者中，只有寥寥數千人說自己的身體受到了治癒，僅有六十九個案例被判定為神蹟。

「如果露德說自己是家醫院，它在說完的隔天就得關門大吉了，因為根本就失敗得一塌糊塗！」德弗朗紀席斯說。「露德並非醫院，露德是一個讓你來敬奉上帝的地方。」他說，去算有多少人得到治癒的做法沒有抓到要點；露德要提供的是某種更大、更能影響信徒的東西。他說，醫學委員會最早存在的目的是要記錄下神蹟的資料，藉此證明上帝的存在。但現在，德弗朗紀席斯的使命跟早年不同。

☆

「哈囉。」克里斯多福對我笑。他二十四歲，不過看起來年輕許多。他個頭很小，在輪椅上駝背、蜷著身子，四肢細瘦。他拉著我的手，指向自己大大的微笑，要我用手機幫他拍照。拍好後我拿給他看，他握著手機，螢幕距離臉部只有三、四公分，鬥雞眼細看那張照片，接著點點頭，對照片表達滿意。

克里斯多福罹患一種罕見的先天疾病「大拇指症候群」。由於一個關鍵的基因突變，使得患者會出現一系列的症狀，包括心智遲緩、生長遲滯、心臟疾病、呼吸、進食、視力和語言障礙。他的母親蘿絲跟我說，克里斯多福不會走路，也沒辦法講話。他得穿尿布，隨時都需要他人照料。

我還在吸收克里斯多福的資訊時，蘿絲就將我介紹給她的女兒瑪莉蘿絲，瑪莉蘿絲小克里斯多福三歲。出生時，她也罹患嚴重的基因疾病，但跟哥哥不同的是，她的體內充滿了大量的良性腫瘤，會損傷遭附著的器官，從眼睛、大腦、心臟到肺部都受到影響。瑪莉蘿絲比克里斯多福高，塊頭也比較大。她穿著一件粉紅色的運動服，金髮上妝點了粉紅色和橘色的花朵。就跟克里斯多福一樣，瑪莉蘿絲也坐在輪椅上，包著尿布，無法言語。她沒辦法自己進食，有癲癇的症狀，雙眼也看不見東西。我握住她的手，說自己很喜愛她頭髮上的花朵，但她的表情依舊空洞。

蘿絲跟她的孩子來自愛爾蘭科克郡。一個名叫「卡薩」的小型愛爾蘭慈善組織舉辦了一個共計一百三十人的露德朝聖團，他們跟著一起來到這裡。晚餐過後不久，我們在旅館的大廳碰面。

他們才剛抵達，將在這裡待上七天。蘿絲聰明又實際，但深色眼瞳卻露出疲累。

她跟我說，自己是在克里斯多福四個月大的時候第一次帶他來這邊。先前他從沒離開醫院，醫生說他只剩下一個月的壽命。在醫療團隊的陪同下，她帶他到機場，搭上一班開往露德的飛機。「這裡是最靠近天國的地方，」她說。「我希望他能在沒有痛苦的情況下離開。」如今，她每年都會帶自己的孩子過來。蘿絲說，露德的人會接納他們。「在家鄉，大家都不明白他們其實很可親。外人只看得到輪椅。在這裡，人們衷心地喜愛他們。」

在初次造訪之後，克里斯多福的未來有了改變。蘿絲說，他已經動過十七次手術，「心臟、肺部、雙腿、耳朵、眼睛——全身上下都開過刀」。但她將病情的進展歸功於每年一次的朝聖。「要不是來露德，克里斯多福不可能活到現在，」她堅稱。「以前的他沒辦法進食，也無法跟人互動。看看現在的他。」她兒子此刻玩得很開心，乘輪椅在大廳裡跑來跑去，其他訪客都很喜歡他。此外，瑪莉蘿絲「以前癲癇一天會發作四十次，」蘿絲說。「現在只剩三次。她第一次露出笑容，是九個月大在岩洞的時候。我知道不用再擔心她了。」

不過對我來說，最需要露德的人是蘿絲。她成天都得待在家裡照顧兩個孩子還有丈夫，她說丈夫病得很重。「在家裡，我哪兒也去不了，」她說。「我沒辦法自己推兩個輪椅。」只有在朝聖時，她才得以休息。「我沒有其他的生活了，」她直白地說。「在這裡，我可以當蘿絲，可以當個人。自從孩子們出生以後，家鄉的人都遺忘了我的存在。在這邊，我知道自己還存在。照料我們的女士也知道我的存在。」若是少了這一年一度的旅行，少了醫療團隊跟其他朝聖者的支持，她不知道自己還有沒有力氣繼續走下去。「我的肩膀本來有個重擔，回到家的時候，重擔不見了，」她說。「我不知道是浸浴、岩洞、擁抱，還是人們不同的目光帶來的效果。但就是在這裡發生了。讓我能煥然一新地回到家。」

我發現，露德最驚人的地方在於，無論朝聖者的疾病有沒有好轉，每個跟我說話的人都感覺自己經歷了奇蹟。

在河水對岸的聖母中心，另一群來自愛爾蘭的朝聖團體正在打包，準備離開。我在這裡遇到了來自鄧加文的卡洛琳．丹普西。四十七歲的她是一名老師，留著一頭美麗的短髮，身上帶著一個紫色的鱷魚包。她跟三個八十多歲的老婦人共住一間病房。我們坐在她的床上聊天，護士拿了圓餅乾跟茶水來給我們。

她的伴侶因癌症而辭世。如今換卡洛琳長了惡性肉瘤。肉瘤七年前出現在她的腿上，後來動手術切除，但現在又在腹腔裡復發。卡洛琳並不是虔誠的教徒；她原本沒打算來露德，是因為母親堅持才來這一趟。但她現在不想回家了。

「這裡的彌撒跟別的地方不同，」她說。「在家鄉，彌撒感覺起來只是種儀式，大家都沒有真心誠意。但這裡的人們很真誠地在望彌撒。感覺起來就像好幾千人都在為你的健康祈禱。」她對浸浴沒什麼感覺。但早些時候，她參加了一場敷油彌撒，就在神父用聖油塗抹在她身上時，「我動彈不得。我在融化，深深地覺得放鬆了。」卡洛琳的癌症復發時，「我本來非常害怕，」她說。「但今天我有一種感覺。抱著希望活下去，無須擔心受怕。」

穿過走廊之後，我遇到了八十二歲的強．弗林。禿頭的他說話時上氣不接下氣。他的床上散放著令人眼花撩亂的大量藥丸跟膠囊——粉紅色、白色、紅綠相間的；裝在黃色罐子裡的，放在錫箔包裝內的，還有裝在白色塑膠瓶中的。強在一間鑄鐵工廠裡工作了三十年，直到他因爲肌腱撕裂傷而再無法工作爲止。同一年，也就是一九八八年，他第一次來到露德。「我喜愛這種感受，」他說。「深深令我著迷。」這是他第十六次造訪。

七年前中風過以後，他就罹患了神經痛，一隻手跟一隻腳都施不上力，渾身都有關節炎。他說，在故鄉的時候，他會因爲自己沒辦法再從事的那些事而覺得灰心，來到露德讓他看事情有了不同的角度——他說，你會看到很多比自己還嚴重的人——並幫助他接受自己的現況。

醫院外頭，有兩個女人坐在暗處抽菸聊天，眼望對岸被燈光照亮的岩洞。她們請我在一張空的輪椅上坐下。其中一人是瓊安——「我有多發性硬化症、癌症、糖尿病跟關節炎，」她說。「我五十六歲。」——另一人安則罹患了週期性憂鬱症。「我弟弟在我四歲的時候淹死了，」她說。「我父親在我七歲的時候過世。我還是孩子的時候就被性虐待。我結了婚，後來老公跟別人跑了。」

對她們來說，露德的特別之處在於社會支持。有機會能跟他人聊聊自己的問題，是故鄉的醫學專家——或當地社會——無法給予的。這兩名女子這禮拜才認識，但是「我們分享了彼此的生命經歷，」瓊安說。「在故鄉的時候，我是獨自一人走在人生道路上。在這裡，我有種很強的歸屬感。」

「在故鄉，大家彼此之間沒什麼對話，」一手拿杯茶另一手叼根菸的安回應。「如果去看精神科，醫師會開藥給我們。醫師說：『我不是來聽妳說話的，我是來診斷妳的病情，開藥給妳吃。』」她說，她不是要批評醫療人員。醫生不可能聽每個患者的故事，如果少了精神科醫院，她早就沒命了。「但這裡不一樣，大家比較不怕別人。人們勇於開口，愛會從牆面滲出來。」每一名朝聖者都提到這裡的志工會照顧他們並給予支柱，從青少年志工到資深醫師都一樣。「感覺棒極了，」瓊安說。「他們會用尊重的態度對待你。」

不可思議的是，我從志工口中也聽到同樣的感想。每年夏天，他們都會放棄七天的寶貴假期，自費來到此地。「我不是爲了那些朝聖者來的，」在員工自助餐廳排隊等吃晚餐時，其中一名志願者跟我說。「我是爲了自己而來的。我每一年都會想這麼做，我需要這麼做。」另一名志工則是來自倫敦的銀行家。他沒有告訴朋友自己來露德。他說，最早是在青少年時期來到這裡，由於自身的疾病在露德治癒，他來表達謝意。幾十年過去，他依舊會過來，因爲「幫助別人讓我覺得很開心。」

志工跟醫療人員說，露德讓他們能從另一個角度看待生活中的困擾，而且還賜予了他們平常生活中得不到的友誼。他們說，這裡能讓你瞬間交到好朋友。在這裡的每一個人——無論生病或健康——都是平等的，也沒有人在乎對方原先的職業。

我親眼目睹了他們所說的情形。健康的人、病人、有錢人跟窮人眞的都以一種我從未體驗過的親密度彼此相處，而且大家都樂於助人。在浴槽處，志工會幫朝聖者綁鞋帶。在教堂裡，生病的人一列列坐在最前排。就連充滿了俗氣的觀光購物商店的小街道，看到的都不是腳踏車騎乘道，而是輪椅專用道。一名我從未謀面的修女偷偷幫我付了午餐錢。我到車站協助朝聖者下火車，後來才知道身旁的志工包含了一名總裁跟一名清潔工。

德弗朗紀席斯說，這就是露德的眞正奇蹟。

他認爲，在西方社會裡，生病的人會被孤立，人格特質也會被剝奪。「住進醫院以後，」他說。「你就變成白血病，變成高血脂症，變成了你的疾病。」然而他想，在露德，人們會將患者當成人對待，地位就跟這裡最資深的醫師同樣平等。「在露德，一起唱歌，一起祈禱，一起聊天，一起跳舞，一起喝啤酒都是再正常不過的事情。」

而這就是德弗朗紀席斯的新使命。身爲露德醫學委員會主委的他仍會記錄下不可解的治癒案例。但他現在的首要之務，是讓外界的人知道尊重、珍視並照顧患者有多麼重要。最終，他希望能夠改變社會對待病人的方式，不只針對公立或私人醫院，而是在日常生活中；鼓舞每一個人過不同的生活，讓宗教信仰並非成爲生活上的必需品。「這是一種超乎教會以上的生活模式，」他說。「這是一種截然不同的社會形態。」

在這種社會形態中，我們的生理狀態會跟心理、情緒以及心靈健康融爲一體。如此一來似乎能帶來不同的療癒層面，不只療癒我們的細胞跟分子，更拓展到身心靈。在這本書裡面，我們看到了一些案例，研究學者不停地發現用整體性方式治療患者，不只對生理上有益，對情緒亦然。這裡是露德，這種療癒方式大規模地運用在朝聖者身上。年復一年，總會有數以百萬計的患者、志工跟醫療人員回到這裡，感受它的氛圍。

☆

浴間裡很熱。我的身體正在冒汗。差不多要到換班的時間了。今天下午，我們扛了一張又一張的擔架。這樣的工作讓人身心俱疲。我得試著理解那些吼出來的指示。試著不要在潮濕的磁磚上滑倒。穿過難以計數，各種形狀、大小、造型的內衣褲。而此刻，我面對的是一個大腹便便的老婦女。

將她浸入水中時，她眼睛忽地睜大。「噢噢噢噢！」她說，無牙的嘴形成一個完美的圓。只在裡面待了一秒，我們就把她扛了出來，同時將擔架的一頭抬起。水珠從她身上滾下時，她定定地看著馬利亞的雕像。我們異口同聲地用法語說：「露德的聖母啊，請爲我們祈禱吧！聖伯爾納德，請爲我們祈禱吧！」接著我們換掉了濕被單，幫她蓋上毯子。

將她帶回推床處時，她很冷靜，不再發抖。其他人在幫她穿衣時，她緊緊抓住我的手。「謝謝妳！」她用法語說。她將我拉近，然後微笑。「謝謝妳！」她有一雙灰白色的眼眸。以前，我只看到高齡的醜陋：皺紋，肥胖，萎縮的肌肉，無力的四肢。現在，我看到了慈善，友愛，笑容。她的美撼動了我。我在想，她是個怎麼樣的人，日子過得怎麼樣，她認識些什麼樣的人，跟死亡如此靠近是怎麼樣的感覺。

我不知道該怎麼表達。我懂的法語很有限，也不知道她的信仰狀況。「C'était parfait.」我低語。這種感覺太棒了。

結語

「有看到嗎？」瑪莉．李．麥可羅伯斯在牆邊調整了站姿。「眼皮鬆開，眼睛放鬆，」她建議。「不要用力看。」位於華盛頓州的米爾克里克是一座富裕的城市，麥可羅伯斯的家就在這裡，而我們現在在她家裡一個黝暗的小房間中。房裡擺了很多書架，主要的家具是一張高高的按摩桌，而我就躺在按摩桌的墊子上，身上蓋了條輕柔的絨毯。麥可羅伯斯是一位靈氣老師，正在試圖讓我看見她的氣場。

在當地新聞台最近的專題報導中，麥可羅伯斯顯然在為一名纖維肌痛症施以治療[1]。報導中描述她如何清除人體能量場中的淤塞，藉此治癒患者的身體。患者是一名叫做蘇的管理人員，有著一頭金髮。蘇說，麥可羅伯斯才幫她做過兩次療程，疼痛就消失了。在做過靈氣治療以後，蘇的體重也減輕了，而且血液測試顯示膽固醇跟血糖值也都降低了。

我承認自己對氣場的存在與否及能量場治療抱持懷疑的心態。沒有科學證據能證明這些東西的存在，在臨床試驗中，靈氣治療的效果並沒有高於僞治療[2]（順勢醫學亦然）[3]。因此，我很難相信這種治療能夠對生理有任何直接的影響。然而許多人——例如蘇——清楚感覺到靈氣跟其他替代療法的效用，每年都花好幾百萬美元接受這些治療，罔顧那些證明其無效的試驗結果。有某種東西對患者有益，而我想知道這個東西是否就是心靈。因此我來這裡試試靈氣能爲我做些什麼。

療程一開始不太順利。麥可羅伯斯說，我們的能量場會顯現在身體的外圍，如果認眞看的話就會看到。然而，我只看得到麥可羅伯斯跟那堵牆。她把百葉窗關起來，我繼續盯著看，直到眼睛迷濛爲止。「很難說耶。」我猶豫地說，不希望這麼快就冒犯到她。麥可羅伯斯輕鬆應對。孩子比較容易看到，她聳聳肩，於是療程正式開始。

麥可羅伯斯很和善，臉上始終掛著微笑，曬黑的臉皮膚緊繃，纏了條輕飄飄的圍巾。她跟我說，今天，她會同時運用靈氣療法與超自然療法。她呼喚自己的指導靈跟靈魂助手來到現場，也呼喚了我的。她輕聲說，我相信與否都不打緊，他們還是會過來。她把一隻手放在我的肚子上，同時舉起另外一隻手，她的手指在我身體的上方揮過來比過去。

她說，我的能量是閉鎖的，像一艘玻璃纖維製成的船底一樣又硬又滑。爲了使能量變柔軟，她要我深呼吸，放輕鬆。她的聲音很能撫慰人心，毯子底下溫暖又舒適，某處傳來水珠滴下的細微聲響。我開始覺得麻木，手腳刺刺的，宛若飄浮。接著，麥可羅伯斯看到我童稚時期的影像，「細瘦如柴」，在大喊些什麼，可是沒有人在聽。她問我這樣的畫面是否正確，雖然我的的確確在成長過程中對自己的體型感到失望，但那是因爲我又矮又胖，而非又瘦又高，而且我很確定自己一定會讓別人聽清楚我想說的話。

麥可羅伯斯問我是否有親近的人「一臉怒容」，我說是爺爺。我可以猜到接下來會發生什麼事，果不其然，她說爺爺就在房間內。她問我，他以前會不會提到軟木塞？「用軟木塞把瓶子塞起來……不對，不是這樣。」我在想自己是不是應該要順著她的話去講，「用軟木塞把嘴堵起來」，但我不記得爺爺有這樣講過，因此沒說話。

她問我會是父親嗎，我說不會，他還活著。她說自己也看得到他，她看到了一個畫面：一個男人兩腿交叉，穿了件有褶紋的褲子，不耐煩地用腳點著地面。她重複講到同一個畫面，講到一個嚴厲、愛批評又好記仇的人。或許在她的想像中，英國的爸爸都是這副德性，但我對父親並沒有過這種印象——此刻，我對自己不停地讓她失望感到愧疚。

麥可羅伯斯的手移往我的頭部，手指按住我的前額跟後腦勺，按摩我的耳朵後方。我並未罹患任何嚴重的生理疾病，但麥可羅伯斯說我心有所懼。她說，恐懼在妳的胸腔蟄伏著。妳害怕如果放手，一切都會分崩離析。這個講法有道理；身爲一個職場媽媽，我覺得自己有很多事情得去應對。我會說是壓力，但麥可羅伯斯說是恐懼，源於我在孩童時期沒有得到無條件的愛。

她問我有沒有結婚。我說沒有，但跟伴侶同住。我沒有提到孩子，因爲她沒問。而倘若麥可羅伯斯眞的看得到我的氣場，那我的氣場沒有透露出這個代表了我的身分的關鍵要素（她後來跟我說，她不會預期看到誰的小孩出現，「除非需要治療的地方就在那裡」）。她警告說，我的感情關係也有很嚴重的問題，我將面臨一個抉擇。顯然我在重蹈覆轍，而且應該要找一個能夠無條件愛我的人。沒說我是個感情關係穩定的兩個孩子的媽，我猜想她可能把我視爲一個無望地等著一無是處的男友開口求婚的女子。

是治療的時間了。麥可羅伯斯使勁地在我的身上移來移去，並說她已經打開了我脊椎的通道，釋放掉了儲存在體內的恐懼跟疼痛。接著她警告我可能會面臨「知覺上的重大轉變」。她說，妳相不相信不重要，身體會自然行動。

☆

我在夏日的公園裡決定動筆寫這本書。探討透過利用心靈的力量，替代療法能夠提供一些傳統醫學所無法提供的東西。

十二個章節結束，我知道了大腦能夠控制生理的許多面向，包括身體所使用的工具——從荷爾蒙跟天然止痛物質到免疫系統使用的武器——以減輕症狀及對抗疾病。不只對身體的狀況進行反應，我看見大腦如何利用我們對周遭環境的認知，包括過去的回憶及未來的預期，決定如何來準確分配體內的資源。這些過程或許只帶來區區幾秒的影響，又或許會在往後的歲月裡給生理帶來影響。

我們很難隨心所欲地運用這些工具；我們沒辦法單純透過「希望」讓自己變得更健康。但就如前頭的頁面所述，我們能夠透過一些方式，利用意識影響它們，從相信自己服用了藥物，或專注於此時此刻，到尋求鍾愛的人的心理支持。

在我接觸到的方式中，幾乎所有的核心指導原則都是：如果我們覺得安心、有人照料，事情在自己的掌握之中——在諸如受傷或生病等危急時期，或是針對自己的人生——我們就會更健康。我們會比較不怕痛，較不疲累，較不常生病。免疫系統會保護而非攻擊我們。我們的身體會卸下緊急防禦，專心讓我們修復及成長。

這對替代療法來說有什麼意義呢？靈氣療程並沒有讓我因此相信能量治療的力量（遑論那些友善的靈魂）。但在知道心靈能夠藉由各種不同的方式影響身體以後，我發現即便治療並非如他們所宣稱的那麼有效，但像麥可羅伯斯這樣的治療師，或許依然可以用一種融合本書中所提到的多種不同治療元素的方式，有效地治療患者的疾病。

舉例來說，就像充滿同理心的一對一諮詢所提供的安慰劑效應一樣，麥可羅伯斯引發的放鬆狀態，對我來說跟催眠的感覺十分類似，技巧包括了正向暗示及撩撥情緒的視覺心像。她所承諾的知覺上的轉變並沒有發生，但對更容易受到催眠或對她的技巧更有信心的人來說，我相信相較於傳統藥物，她的療法或許更能有效地減輕壓力、疼痛或疲勞。

在試驗中，替代療法的效果也一樣很好，只不過療效和安慰劑差不多。舉例來說，在二〇〇一年，艾克塞特大學的艾札·恩斯特以慢性疼痛患者舉行了一場嚴謹的試驗，針對的是跟靈氣療法相似的信念療法[4]。他將真正的治療師跟演員（沒有接受過信念療法訓練，而且在治療過程中安靜地倒數計時，免得不小心對患者灌輸了任何能治癒身體的想法）做了對照。兩組的療效相同，但病情都有大幅度改善。恩斯特後來提到，有些人甚至「在研究過程中無須再以輪椅代步」[5]。

所以我們應該擁抱替代療法嗎？是否只要有療效，就不用管這些治療師要怎麼做？

當然，問題之一在於接受替代療法的患者的收入不一定很高。舉例來說，在搜集這本書的研究資料時，我認識了三十七歲的涂蒂·巴洛格。出生於匈牙利的她，目前跟丈夫及稚子住在愛爾蘭。她長得很漂亮，五官細緻，表情生動，有一頭亮麗的褐髮，然而體內卻滿是疼痛與疾病。一年前，她被診斷出右胸罹患癌症。她拒絕接受傳統的治療方式。「我很討厭醫生、病院和護士，」她說。「他們要我做放射線治療。他們會讓我化療，或者切掉我的胸部。我不要那樣。」

於是她先試了靈氣療法，然後嘗試手足按摩。「我心裡知道——如果這個疾病是由我自己引發的，那我也有辦法解決它。」後來她找到了德國新醫學。德國新醫學的觀點爲，癌症是因爲情感衝突所產生的；如果我們解決掉衝突，癌症就會康復。創始人力克·哈瑪宣稱，罹患乳癌的女性情感衝突源自心愛的人，或是自己身爲母親的角色[6]。涂蒂說，她對這樣的說法很有共鳴，由於對自己的身材缺乏自信，導致她刻意跟丈夫保持距離。「爲什麼妳要那麼做呢，看吧，妳現在可是得了癌症耶！」她說。「我花了將近六個月的時間才原諒自己。」

但癌症並沒有康復。二〇一四年一月，她的關節開始出現劇烈疼痛，癌細胞擴散到了骨頭。「會罹患骨癌，是因爲你覺得自己沒有價值。」她說。她每天都會站在浴室的鏡子前面，反覆跟自己說：「我很珍貴。我愛自己。」

到了六月，涂蒂變得寸步難行，身體也經常處於嚴重的疼痛狀態。我是在露德遇到她的，涂蒂跟蘿絲和她行動不便的孩子們參加了同一個朝聖團。她以輪椅代步，用聖水沖洗過胸部，也去過岩洞，但還沒有浸浴。我問她，如果妳相信能夠自我治療，爲什麼還要來露德？她說，也許是來告解吧，懺悔她害自己得了癌症。「也許是來滌清我的罪惡。」

記住這件很重要的事：雖然心靈會影響健康，但不代表心靈能治好一切的疾病，或是任何也許跟心靈有關的療法都忽然變得合情合理。如果早期接受治療，乳癌的痊癒率很高，但如果跟涂蒂一樣擴散到骨頭，就會變得無法治療。若是有人拒絕傳統醫療，卻相信那些沒有經過科學驗證的療法，下場很可能就是死路一條。

或許涂蒂的案例很極端，但在許多案例中，患者都因拒絕傳統醫療，選擇替代療法，因而喪命[7]。就算情況沒有這麼嚴重，患者的性命還是有可能受到威脅。二〇〇二年，英國研究人員調查了一百六十八名順勢療法醫師，發現將近半數會建議患者不要讓孩子施打麻疹、腮腺炎、德國麻疹混合疫苗[8]。二〇〇六年，英國國家廣播公司的《新聞之夜》做了類似的調查，發現他們所接觸的順勢療法醫師幾乎都建議旅客不要服用一般的瘧疾預防藥物，並建議改爲服用無效的順勢製劑[9]。一位在主要幹道上開業的順勢療法醫師告訴新聞之夜的研究人員：「我們的製劑能讓身體裡的能量不會出現瘧疾形狀的坑洞，因此瘧蚊不會把瘧疾注入你的體內。」看到這種可笑——而且可能還會害人喪命——的建議很難讓人不動怒。

因替代療法而產生的併發症較罕見，但的確存在。例如，用來施行針灸的針曾讓患者引發嚴重感染症狀[10]，而未經許可的草藥可能會有嚴重的副作用。另一個需要擔心的，是治療師可能會在無助的患者身上留下的心理傷害。涂蒂生理上的衰退已經夠讓人痛心了，最慘的是，她還因爲相信癌症是自找的而深懷罪惡感。訓練不足的催眠治療師可能會意外幫患者植入例如被虐的錯誤記憶。靈氣療程中，麥可羅伯斯說我的疼痛源於沒有得到己身所需要的愛，她並沒有擊中我的要害。但如果我今天病得很重，一心只想痊癒，或許她的治療方式會使我轉而討厭那些親近的人，並將生病的過錯都推到他們身上。但是，在這樣的時候，我最需要的不正是他們的支持嗎[11]？

有越來越多團體或個人都在想辦法將傳統醫療及替代療法整合，從像派翠沙．桑堤這種開業的家庭醫師——她的診所裡也提供順勢療法——到大醫院都一樣。舉例來說，位於格拉斯哥、由NHS贊助成立的結合醫學中心提供諸如順勢療法及槲寄生療法等整體醫學治療方式。在美國的史丹佛大學醫學院整體醫學研究中心，癌症患者可以在化療之外另接受民俗針灸治療。這種做法可以確保院方能夠控管所提供的治療服務，而患者也能得到所需的傳統治療。

在我造訪史丹佛大學醫學院整體醫學研究中心時，治療師黃德明解釋他的針能夠「調節體內的能量」，並詳加解釋針灸會用到的十二個主要能量通道——或稱爲經絡。西方科學家還沒有辦法找到這些通道存在的相關證據[12]，而關於針灸療法的效用仍具爭議性。在試驗中，假針灸——針不會刺進皮膚，或是刺進錯誤的地方——的療效通常都跟眞正的針灸非常近似（但兩者的療效都比完全沒有接受治療要好得多），顯示在多數案例中，針灸的療效其實來自強烈的安慰劑效應。然而，嚴謹的分析報告顯示，在用來治療反胃及一些慢性疼痛時，針灸的療效仍比安慰劑療法稍微強一些[13]。

黃師傅會在癌症患者身上施針，以減輕治療帶來的副作用。「這裡多數的患者症狀都會減緩，」他說。「讓他們能夠更順利地做完全部的療程。」他宣稱，施以針灸能提高存活率，因爲會讓更多患者把所有的療程都做完。而且還能減少支出，因爲如果患者出現副作用時，他們會來找他，而不是去找腫瘤科醫師。「看一次腫瘤科醫師的錢可以來這邊看個四、五次[14]。」

針灸療法具爭議性。史蒂芬·薩茲伯格是任職於馬里蘭大學帕克學院的計算生物學家，也是著名的替代療法批評者，他形容結合醫學「精明迎合市場，庸醫危險治療」，並認爲公費醫療中心不應提供諸如針灸等治療方式[15]。牛津實證醫學中心的科學哲學家暨流行病學家傑瑞米·霍威克則不同意這樣的看法。他認爲，無論替代療法是透過生理或心理（或兼具）的方式奏效，都無須過度擔心，應該將注意力放在替代療法與傳統療法在實驗中的療效差異。「我想，知道某種療法有效，比知道它爲何有效來得重要，」他說。「如果得了癌症，我不會在意醫師有沒有辦法提供該療法的合理解釋。我只想要他治好我的疼痛。你難道不會這麼想嗎[16]？」

我應該也會吧。但我還是有點不安。因爲透過提供替代療法這種方式，傳統醫師似乎在幫這些沒有科學根據的療法背書，賦予其合理解釋。對我來說，就像承認自己的失敗；承認這些異國的人體解讀方式持有某種科學無法解答的力量。那麼，當人們開始相信治療師口中的能量場跟氣場的改變是他們的病情能夠改善的原因（更別提具有療癒能力的靈魂、德國新醫學，或其他隨之出現的東西），或他們對藥物跟疫苗失去信心時，我們還會覺得意外嗎？

☆

與其相信神祕的儀式跟療法，本書所描述的科學案例顯示，許多情況下，我們都能夠透過（有意識或無意識地）利用心靈的力量，影響自身的健康。如果你覺得替代療法有效，就沒有必要拋棄它們，特別是目前傳統醫學還沒辦法提供所有相同的治療元素。但要對你可能會從替代療法醫師口中聽到的建言持批判性的態度。相信自己的大腦跟身體。讓你覺得身體比較舒服的未必是藥水、針灸或揮舞的手臂。試著去相信這些東西只不過是巧妙地啓動了身體裡面的按鍵，讓你得以影響自己的生理，進而減輕症狀，並對疾病產生防護力。

而談到醫學界，我們先前認識的許多科學家跟醫師都沒有對替代療法照單全收，而是嘗試另一種辦法。他們想知道這些療法中，眞正起作用的因子爲何（例如同理心、社會支持、希望），以及如何將這些因子融進現有的醫療，讓病人得到更好的照顧。

更多的基礎研究勢在必行，我們才剛開始了解大腦與身體之間的複雜連結。其中一個有趣的研究領域爲男女對壓力是否會有不同反應。目前爲止的研究顯示，男性對諸如心算或演講等挑戰較敏感，女性則在面對如社會排斥一類的人際問題最感壓力[17]。「我們是兩種截然不同的動物。」加州大學舊金山分校壓力研究學者伊麗莎．艾波說[18]。她很想知道這樣的差異是否能解釋爲什麼男女會罹患不同類型的壓力疾病：男性容易受到心血管疾病及糖尿病的影響，而女性則較易罹患焦慮症跟憂鬱症。

我們還需要進行更多的臨床試驗，找出究竟是什麼東西能在現實生活中幫助患者。即使是世界上最多人研究的「正念療法」，也需要經過研究人員測試，例如是否對某些族群的效果比較好；它跟多種疾病的最有效藥物相較之下，效果如何；以及它是否不只會改善我們的心理狀態，還能減輕壓力對身體帶來的生理衝擊，能夠長期降低罹患疾病的風險。

不過，我們已經看到許多案例，研究學者們使用了一些本書述及的治療原則去改變照護患者的方式，並得到了驚人的結果。其中包括跟病重的患者聊到美好生活意義的薇琪．傑克森；提供誠實安慰劑的泰德．卡普查克；改變了放射科醫師跟患者說話的語句的艾薇拉．連恩；以及設計出能夠使疼痛消融不見的虛擬世界的杭特．霍夫曼。他們都採取嚴謹的實證科學態度，將療程與整體醫學整合。他們都在努力設法降低患者對藥物的依賴及減少其他物理治療方式的介入，進而改善患者的身體狀況。

當然，我沒有細談的案例也數不清。在明尼蘇達州羅徹斯特梅奧醫院有一位研究衛生科學的學者傑夫．史隆，他想要讓醫師考量患者的感受，而非僅仰賴物理測試。現在的看診時間都很趕，要這麼做相當困難。「在現今的醫療系統中，醫師通常只有一到三分鐘的時間看門診患者，而不會去在乎病的起因，」他說。「剩下的時間都用來檢查患者的身體，或是在檢驗單位檢查完之後跟患者討論結果[19]。」

因此在梅奧醫院，每個腫瘤科患者掛號時都會被問三個簡單的問題——院方會要他們用一到十分評量自己的疼痛、疲勞及生活品質。史隆說，連這個簡單的做法都能幫助醫生注意到他們可能忽略的問題。例如，生活品質聽起來像是個模糊不清的心理標準，但事實證明它對存活率的高低與否非常重要。「我們發現，如果分數是五分以下，你的癌症死亡率會增加一倍。」史隆說[20]。

在英國接二連三出現的「瑪姬中心」的做法則相當獨特，但又跟病人的感受有重要關係。這些中心希望罹患癌症的患者能在那裡找到實用的、情感的，以及社會的支持，並致力於「提升人的靈魂層次」。這些中心的主要設計師們（包括法蘭克．蓋瑞[43]及札哈．哈蒂[44]）都意圖設計出友善、親密、美麗、有家的感覺的空間——有別於多數的傳統醫院。訪客可以跟其他患者聊天、

43 Frank Gehry（1929～）曾獲普立茲克建築獎，為美國當代建築大師，有「建築界的畢卡索」之美譽。

44 Zaha Hadid（1950～2016）首位獲得普立茲克建築獎的女性建築師。預計二〇二〇年開通，連結淡水與八里的淡江大橋即出自其設計。

跟腫瘤科護士或心理學家諮詢：獲得營養或費用上的建議，或只是坐在花園裡喝杯茶。

我沒有注意到有任何人以隨機對照試驗的方式，將造訪瑪姬中心患者的病況變化與其他地方比對。但就如同一名支持者在《英國醫學期刊》上所言，「如果這些建築物能夠讓使用者獲得愉悅的感受或片刻的沉思，獲得跟親友相處的時刻，或者獲得只有在這裡才能體會到的希望及平靜，那麼它們已經達到極爲了不起的成就[21]。」

☆

我差不多該在這裡總結，並感謝那些在本書中所看到的研究及計畫，讓我們見證了醫學界的革命。我們將很快就能完全理解心靈在人體健康中所扮演的角色，也將看見人道的照護方式並非附加性的奢侈，而是讓患者病情改善的核心指導原則。不幸的是，有些事情正在阻止這件事的發生。

其中一個難處在於研究經費的來源：在美國，超過四分之三的臨床試驗都是由藥廠贊助[22]，因此對於證明任何有可能會降低患者對自家產品需求的醫療方法興趣缺缺。藥品跟醫療設備顯然比催眠療法或生理回饋更具誘人商機。然而，政府對物理性治療方式的熱愛大過市場的力量：幾乎公家單位的所有經費都投進傳統藥物的研發中。例如美國國家衛生研究院（簡稱國衛院）的年度預算約三百億美元，其中只有不到千分之二花在測試心身療法上[23]。

我認爲更大的問題在於普遍而根深蒂固的偏見：不相信心靈或許有治癒的力量，或者能讓我們活得更健康。我在本書的前言曾描述過的唯物主義者的世界觀——偏重物理性的實驗結果及醫療方式，認為個人的感受無須理會——仍舊是科學界的統治霸權。（史隆回憶，他曾做過一個研究，有些接受過安寧療護的癌末患者給自己的生活品質打的分數就跟健康的人一樣，審稿人的第一個反應就是，「患者一定是搞錯了」。）如果要試圖將科學研究中的誤差值排除，忽略個人感受的做法的確很重要。但若講到照護患者，這種做法未必總是正確，因為心理健康與生理健康密不可分。

西方醫學（合理地）建構於科學及試驗證據之上。而且對許多決策者及贊助者來說，物理性的治療方式「感覺起來」比心身療法更科學。此刻，研究生物電子學的凱文·崔西，正在利用從私人及公家單位拿到的幾百萬美元探究以電流刺激神經系統的想法，不過在我寫作的當下，他所發表的最大型研究報告也不過才八名受試者。相反地，明明數十年來，腸胃科醫師彼得·沃維爾在試驗中已經用針對腸道的催眠療法治療過好幾百名腸躁症患者，結果也都相當正面，他仍說服不了當地的機構提供研究資金。

「我認為有雙重標準，」實證醫學中心的霍威克說。「經常用來批評非傳統型治療試驗的說法是，這些試驗的品質都偏低，」他說。「事實絕非如此。」他說，正念療法已經在數百個設計良好的試驗中研究過。二〇〇五年，一份針對一百一十場順勢醫學試驗的分析報告發現，相較於傳統藥物的研究，這些試驗的品質更高[24]。

在為這本書取材時，這種對心身療法根深蒂固的抗拒一而再再而三地出現。就算科學家籌措到研究經費，要進行試驗，通常還得衝撞所在的醫院及大學的習慣做法。

艾薇拉·連恩告訴我，當她計畫研究接受微創手術的患者時，哈佛大學當地的倫理委員會做何反應。「我記得有一次，我有兩場試驗卡在委員會那邊，」她說。「其中一場試驗，是在治療過程中，念放鬆腳本讓患者放鬆情緒。另一場則是在頭幾天就在患者的頸動脈裡裝支架，而這場試驗的設計讓你很有可能會害幾個患者喪命。頸動脈試驗立刻就通過了，而催眠試驗則是遙遙無期[25]。」

與此同時，週產期照護專家愛倫·哈內特則想要測試比對看看，如果女性在臨盆時，待的不是放置許多技術設備與一張病床的傳統醫院病房，而是「有氛圍」的環境——燈光昏暗，牆上投射自然景觀，地板上放張床墊——併發症的機率會不會降低。然而她的想法卻受到了抗拒。她說，她所接觸的醫院大多一口回絕，不願更改擺設，即使醫療設備仍在一旁也不願意。「任何願意嘗試的人，都要費盡心思克服出資者的想法跟態度，使得進行試驗難上加難[26]。」

在一個基於試驗結果的實證醫學體系中，我們的醫學最終會由試驗所主導。因此或許也難怪在西方醫學裡，很少有人試著去照護並利用患者的心理資源。即使立意良善，醫學專家任職於一個將醫療科技放在優先的系統之中，而且這樣的醫療系統越來越不在意對人的照護。

比爾·埃利是位於喬治亞州亞特蘭大埃默里大學醫學院的副院長。他說在美國，「醫生已經變成了醫療生產線上的一分子。我們被迫花更少的時間去看更多的病人[27]。」他很擔心就是這樣的趨勢才讓醫療人員欠缺同理心（進而讓大量的醫生心情憂鬱，產生職業倦怠）[28]。即使國家每年花將近三兆美金在醫療保健上，院方卻爲了減少開支而壓縮門診時間；三兆美金相當於超過GDP的百分之十七，這個數字比世界上的其他國家都還要高[29]。與此同時，處方藥物的使用量高到讓人頭暈目眩。幾乎半數以上的美國人都在服用藥物[30]，這些人多數罹患心血管疾病及高膽固醇（兩者都會受壓力影響），而在六十五歲以上的成年人當中，將近百分之六十每次都要服用五種以上的藥物（百分之十八則是每次最少要吃十種藥）[31]。

當然，物理性的治療方式——從藥物到心臟手術——非常重要。我兒子還在襁褓時曾經罹患肺部感染，他當時服用的抗生素很可能救了他一命，而我根本不在意顧問醫師的態度好壞。我們這些住在已開發國家的人眞的很幸運，特別是在被視爲理所當然的治療及預防童年時期的感染一事上。

但現在面對的主要威脅並非容易透過藥物治療的急性感染，而是藥物難治的壓力相關慢性疾病。我們看見在許多案例中，比起安慰劑，止痛藥及抗憂鬱藥物的療效或許也沒高到哪裡去。在美國前十大暢銷藥物當中，療效最差的是每二十五人服用，只有一個人的病情會改善；療效最好的則是四人當中有一人會改善；斯達汀類的藥物則可能在每五十人當中只有一人有效[32]。

同時，物理性治療帶來的損害遠大於替代療法所造成的傷害。二〇一五年時，一份針對精神藥物試驗的分析報告發表在《英國醫學期刊》上，指出這些藥物每年都會在西方世界害超過五十萬人喪命，而療效卻是微乎其微[33]。在美國，每年就有超過四十萬人因醫療疏失而喪命——使得醫療疏失變成僅次於心臟病與癌症的第三大死因——還加上四百萬到六百萬的嚴重受傷案例[34]。根據美國食品藥物管理局所提供的資料，美國每年都會有兩百萬起嚴重藥物不良反應的案例，其中有十萬人因而死亡[35]。

而這些數據並不包括，舉例來說，可以預期的藥物及醫療介入的副作用及併發症（如第七章所言，多數患者可能並不需要經歷這些額外的治療方式），或是處方藥物濫用所引發的巨大問題，或是越來越常看見的抗生素抗藥性。美國是世界上最富有的國家，然而縱使國庫內有幾兆美金，美國人的預期壽命卻比不上如哥斯大黎加這種收入中等的國家。

我並不是在鼓吹靠心靈的力量自癒；但否定心靈在醫學上的價值也絕非答案。希望本書或許能幫助大家克服對心身療法的一些偏見，也盼望能讓社會大眾意識到，相較於越來越依賴物理性的介入及藥物，相信心靈能夠影響健康的想法事實上更科學，證據也很充分。

有一天，或許這樣的認知能夠幫助引領我們走向一個結合兩方優勢的醫療系統：不但在需要的時候能善用藥物及醫療技術拯救性命，還能協助我們降低罹患疾病的機率，並幫助我們在患病時應對自己的症狀，病入膏肓之際，能關懷我們，讓我們死得有尊嚴。我希望這樣的醫療系統視患者爲醫療過程的參與者之一，尊重他們，並認同他們的信念、感受及需求也會影響治療的成效；再也不會去責怪那些罹患不可解的症狀的人，並意識到我們所面對的絕大多數健康問題既非生理也非心理上的，而是身心雙方。

現代醫學的問題深不見底；顯然心身療法不可能解決這一切。但對我來說，試著藉由將病人視爲複雜的人類而不只是肉體，以提升醫療結果的做法，似乎是個還不壞的開始。

☆

當然，擁抱心靈在人體健康中扮演的角色可能已經超越醫學界的範疇。對我來說，本書描述的最令人訝異，也是最震驚的發現，是貧窮與不平等所造成的壓力，竟使得一大群人在連尿布都還沒包上之前，就注定要罹患終身的慢性疾病。很難不去認同相關的研究學者希望能改善社會政策，以降低這些不平等的狀況，特別是對已屆生育年齡的弱勢女性伸出援手。同時，在年齡的另一端，像經驗志工團這樣的計畫則意味著要重塑我們的眼光，將衰老視爲一種資源，而非負擔。

但在理解到心靈與肉體之間的連結後，我還有一個體悟。留到最後才講，是因爲這個體悟不只是關於健康、醫學或社會，而是更根本的東西。這個體悟讓我們知道人類是什麼。

根本上，科學研究顯示，雖然多數人都以爲自己是被動地在經驗周遭的世界，其實在很大的層面上，這種經驗都是由我們自行建構並控制的。「我們的身體不只是訊息的接收體，」安慰劑研究學者泰德・卡普查克說。「訊息是由我們自己創造的。」研究其他領域（例如記憶及視覺）的心理學家和神經科學家也正在發現相關的證據。記憶並非忠實的紀錄，而是變動的產物，每次回憶過去時都會進行編寫、重述；而對顏色跟形狀的認知主要取決於先前的經驗跟預期。

如今，這樣的原則顯然也適用於健康：思想、信念、壓力高低與世界觀都會影響我們覺得自己是生病或健康。如同第四章的疲勞研究學者提姆・諾克斯所言：「你不需要相信大腦所說的一字一句。」

不過這裡要提到的新想法則是，當涉及人體健康時，心靈比我們對周遭物理世界的主觀感受來得重要許多。例如，藉由基因表現的改變，以及大腦內部的迴路，透過這樣的迴路看到的世界也會形塑我們的身體。我們能建構的不只是自己的感覺，也包含我們認定的物理現實。到頭來，身體的健康狀態也會影響心智狀態，發炎會引起疲勞及憂鬱，低血糖會讓我們變得急躁[36]。讓身體平靜下來——例如透過深呼吸——能改善我們的情緒。

在笛卡兒將心靈與大腦分開近四百年後，我們仍傾向於認爲自己是理性、邏輯的生物，並具備高度發展的心智，讓我們得以將與生俱來的動物天性昇華。證據顯示出截然不同的眞相：身體及心靈以一種精細的和諧在進化，兩種完美融合，難分彼此。類似「心身」及「整體醫學」這樣的詞彙經常惹來訕笑，被認爲既稀奇古怪又不科學。事實上，這種想法認爲心靈跟肉體是分開的，是一種轉瞬即逝的，如同幽靈或靈魂那樣飄浮在頭顱中的一種存在，完全不合乎科學常理。

這樣的融合意味著我們或許不總是如自己所想的那麼客觀、理性。若說進化形塑了我們的心靈及肉體，我們就是被設計來保有能夠讓自己更健康，並增加存活機率的信念，這樣的講法未必正確。強而有力的進化力量使我們相信上帝，或相信具同理心的治療師所調製的藥物，或相信未來會更好。諷刺的是，即使這些想法可能是錯的，有時候卻能派上用場：這些信念使我們更健康。

透過明白心理如何帶來影響，進而反映在生理上，或許我們終於可以解決這個似是而非的論點，並以一種根基於證據，而非錯覺的方式，跟身體和諧共處。

注釋

前言

1 Nahin, R.L. et al. National Health Statistics Reports, no. 18, July 2009. 詳見：https://nccih.nih.gov/sites/nccam.nih.gov/files/nhsrn18.pdf

這份報告是二〇〇七年度採用輔助與替代療法的統計數字。統計資料並不包含禱告。二〇〇二年的統計報告中，則問及了「是否因健康問題而禱告」——統計結果發現，百分之六十二的成年人都曾採用過某種輔助與替代療法（如果不包含禱告的話則是百分之三十六）。

Barnes, P.M. et al. *National Health Statistics Reports,* no. 343, May 2004. 詳見：http://www.cdc.gov/nchs/data/ad/ad343.pdf

於二〇一五年時也公開了一份統計報告，但並沒有提供任何費用等相關的資料。這份報告採用的定義較為狹隘，其所提供的數據為二〇一二年時，有百分之三十四的成年人都曾採用過輔助與替代療法。

Clarke, T.C. et al. *National Health Statistics Reports,* no. 79, 10 February 2015. 詳見：http://www.cdc.gov/nchs/data/nhsr/nhsr079.pdf

2 *National Ambulatory Medical Care Survey: 2010 Summary Tables.* 詳見：http://www.cdc.gov/nchs/data/ahcd/namcs_summary/2010_namcs_web_tables.pdf

此表格數據為二〇一〇年。

3 Silberman, S. *The Journal of Mind-Body Regulation* 2011; 1: 44–52

在寫這本書的同時，NHS仍在英國的某些地區提供順勢療法醫療服務，詳見：http://www.nhs.uk/Conditions/ homeopathy /Pages/Introduction.aspx#available（查詢日期為二〇一五年四月三十日）

4 Dunn, P.M. *Archives of Disease in Childhood – Fetal and Neonatal Edition* 2003; 88: F441–F443

第一章

1 Horvath, K. et al. *Journal of the Association for Academic Minority Physicians* 1998; 9: 9–15

關於腸促胰激素的其他故事，包含史帝夫・邦克寫的〈腸促胰激素試驗：一種廣泛使用、有可能會幫助或者傷害自閉症病童的藥物，竟然直到現在才要開始檢測其效用〉（刊載於《科學家》，一九九九年六月二十一日）以及維多利亞・貝克寫的一封公開信，詳見：https://groups.google.com/forum/#!topic/alt.support.autism/lnDCRgEwbJ4

2 《日線》講腸促胰激素那一集的逐字稿請參閱：http://psydoc-fr.broca.inserm.fr/fora/aut_for1.html

3 二〇一四年二月七日電訪亞德里安・山德勒。

4 Sandler, A.D. et al. *New England Journal of Medicine* 1999; 341: 1801–1806

5 施打了腸促胰激素的那些孩子的分數從五十九降到五十；以統計數據來看，兩組之間並無顯著差距。

6 我在二〇一四年五月二十日電訪邦妮・安德森。已屆八十歲的邦妮不記得準確的日期，但她認為應該是在二〇〇五年。

7 二〇一四年五月七日到華盛頓大學採訪傑瑞・賈維克。

8 二〇一四年五月十六日電訪大衛・凱姆斯。

9 Kallmes, D.F. et al. *New England Journal of Medicine* 2009; 361: 569–79

10 Anon. The Lancet 1954; ii: 321

11 Sandler, A.D. et al. *New England Journal of Medicine* 1999; 341: 1801–1806

12 Huedo-Medina, T.B. et al. *British Medical Journal* 2012; 345: e8343
13 Hardy, J. et al. *Journal of Clinical Oncology* 2012; 30: 3611–3617
14 Wartolowska, K. et al. *British Medical Journal* 2014; 348: g3253
15 羅珊娜是用義大利文跟我說的，艾莉莎．弗沙迪將她的話翻譯成英文。
16 de la Fuente-Fernandez, R. et al. *Science* 2001; 293: 1164–1166
17 'The Power of the Placebo', Horizon BBC2, February 2014
18 Benedetti, F. et al. *Nature Neuroscience* 2004; 7: 587–588
19 詳見：http://www.redbullstratos.com/the-team/felix-baumgartner/
20 二〇一四年三月二十一日和二十二日分別到布赫伊策維尼亞及羅薩高原採訪法布利奇歐．貝內戴提。
21 Levine, J.D., Gordon, N.C. & Fields, H.L. *The Lancet* 1978; 312: 654–657
22 Kirsch, I. *Epidemiologia e psichiatria sociale* 2009; 18: 318–322
Kirsch, I. *The Emperor's New Drugs: Exploding the Antidepressant Myth* (Basic Books, 2011)
23 Benedetti, F., Carlino, E. & Pollo, A. *Clinical Pharmacology & Therapeutics* 2011; 90: 651–661
24 Wechsler, M.E. et al. *New England Journal of Medicine* 2011; 365:119–126
25 Chvetzoff, G. & Tannock, I.F. *Journal of the National Cancer Institute* 2003; 95: 19–29
26 Freed, C.R. et al. *New England Journal of Medicine* 2001; 344: 710–719
27 McRae, E. et al. *Archives of General Psychiatry* 2004; 6: 412–420

第二章

1 二〇一四年五月二十八日到麻州劍橋市採訪泰德．卡普查克。
2 Kaptchuk, T.J., et al. *British Medical Journal* 2006; 332: 391
3 Moerman, D.J. *Medical Anthropology Quarterly* 2000; 14: 51–72
根據摩爾曼的說法，探討安慰劑效應之意義的最大爭議，即來自於異文化之間的顯著差異。針對這個議題，摩爾曼進行了廣泛的研究，多數研究都概括介紹於他在二〇〇二年出版的《意義、醫學，以及安慰劑效應》（*Meaning, Medicine and the Placebo Effect*）一書的第六章中。
4 Amanzio, M., Pollo, A., Maggi, G. & Benedetti, F. Pain 2001; 90: 205–215
5 二〇一一年四月二十日電訪丹．摩爾曼，並於二〇一五年五月透過電子郵件再次確認。
6 Walsh, B.T., Seidman, S.N., Sysko, R. & Gould, M. *Journal of the American Medical Association* 2002; 287: 1840–7
7 Kaptchuk, T.J. et al. *PLoS ONE* 2010; 5: e15591
8 Kelley, J.M., et al. *Psychotherapy & Psychosomatics* 2012; 81: 312–314
9 Kam-Hansen, S. et al. *Science Translational Medicine* 2014; 6: 218ra5
10 詳見：http://www.aplacebo.com/
11 Moerman, D. *Pain Practice* 2006; 6: 233–236
12 二〇一四年二月四日和二〇一五年四月十三日透過電子郵件採訪艾札．恩斯特。
13 詳見：http://edition.cnn.com/2012/05/29/world/asia/afghanistan-girls-poisoned/

14 *World Health Organization Weekly Epidemiological Monitor* vol 5, issue 22: Sunday 27 May 2012

15 Lorber, W., Mazzoni, G. & Kirsch, I. *Annals of Behavioral Medicine* 2007; 33: 112–116

Witthöft, M. & Rubin, G.J. *Journal of Psychosomatic Research* 2013; 74: 206–212

16 Reeves, R.R., Ladner, M.E., Hart, R.H. & Burke, R.S. *General Hospital Psychiatry* 2007; 29: 275–277

17 Silvestri, A. et al. *European Heart Journal* 2003; 24: 1928–1932

18 韓福瑞設想頭腦裡面存在一個「健康總管」，功能就像是醫務管理師，會預測身體未來的需求，按照需要恰當地分配貴重的資源（從免疫反應到身體自發性產生的症狀，例如疼痛或發燒等）。

韓福瑞在二〇〇二年出過一本名為《心靈造就肉體》（*The Mind Made Flesh*）的書，書中第二百五十五頁到二百八十五頁有一篇文章：〈遠大前程：關於信念療法及安慰劑效應的演化心理學〉，文中討論到這些想法。針對同一議題較新的回顧則刊載於：Humphrey, N. & Skoyles, J. Current Biology 2012; 22: R1–R4.

19 Benedetti, F., Durando, J. & Vighetti, S. *Pain* 2014; 155: 921–928

20 這裡的談話原先出現於另一篇名為〈自療〉的文章中，相關資訊如下：

'Heal Thyself' by Jo Marchant, *New Scientist,* 27 August 2011, pp. 30–34.

21 瓦拉何提倡替代療法，這個觀點使得他在二〇一二年時獲得了德國懷疑論者所頒發的「金板獎」（此獎項旨在諷刺那些信奉偽科學的人）。

22 Walach, H. & Jonas, W.B. *Journal of Alternative and Complementary Medicine* 2004; 10: S–103-S–112

23 二〇一一年四月二十日電訪厄文．柯爾希，並於二〇一五年五月透過電子郵件和他再次確認。

24 Kaptchuk, T.J. et al. *British Medical Journal* 2008; 336: 999

25 Gracely, R.H. et al. *The Lancet* 1985; 1: 43

26 McMillan, F.D. *Journal of the American Veterinary Medical Association* 1999; 215: 992–999

27 Jensen, K.B. et al. *Proceedings of the National Academy of Sciences* 2012; 109: 15959–15964

第三章

1 跟同年齡、同性別的人相比，移植過腎臟的人罹癌率高出一到兩倍，主要原因在於，那些能夠讓他們的身體不去排斥新器官的藥物，也會抑制能夠保護身體免於受癌症侵擾的免疫反應。Wong, G. et al. *Kidney International* 2014; 85: 1262–1264

2 二〇一四年三月二十一日到布赫伊策維尼亞採訪法布利奇歐．貝內戴提，於同年二月十三日透過電子郵件採訪。

3 二〇一四年二月七日電訪亞德里安．山德勒。

4 Sandler, A.D. et al. *Journal of Developmental & Behavioral Pediatrics* 2010; 31: 369–375

5 Ader, R. & Cohen, N. *Psychosomatic Medicine* 1975; 37: 333–340

6 二〇一四年三月二十七日到埃森大學採訪曼弗雷德．蕭洛斯基。

7 Vitello, P. *New York Times* 29 December 2011, p. B8

8 *Healing and the Mind with Bill Moyers* 1993, Ambrose Video Publishing, Vol 2: The Mind Body Connection

9 Williams, J.M. et al. *Brain Research Bulletin* 1981; 6: 83–94

10 *The Rochester Review*, 1997; vol 59, no 3. 詳見：http://www.rochester.edu/pr/Review/V59N3/feature2.html

11 *Healing and the Mind with Bill Moyers* 1993, Ambrose Video Publishing, Vol 2: The Mind Body Connection

12 Ader, R. & Cohen, N. *Science* 1982; 215: 1534–1536

13 *Healing and the Mind with Bill Moyers* 1993, Ambrose Video Publishing, Vol 2: The Mind Body Connection.

14 Olness, K. & Ader, R. *Developmental and Behavioral Pediatrics* 1992; 13: 124–125

15 Giang, G.W. et al. *The Journal of Psychiatry & Clinical Neurosciences* 1996; 8: 194–201

16 二〇一四年二月二十七日電訪凱倫．歐拿斯。

17 Exton, M.S. et al. *Transplantation Proceedings* 1998; 30: 2033

18 Exton, M.S. et al. *American Journal of Physiology – Regulatory, Integrative and Comparative Physiology* 1999; 276: 710–717

19 Vits, S. et al. *Brain, Behavior & Immunity* 2013; 29: S17

20 Goebel, M.U. et al. *Psychotherapy & Psychosomatics* 2008; 77: 227–234

21 這些數據是威茲克給我的。如想知道更詳盡的數據請參閱：http://srtr.transplant.hrsa.gov/annual_reports/2012/

22 二〇一四年三月二十七日到埃森大學採訪奧利佛．威茲克。

23 Ghanta, V.K. et al. *Annals of the New York Academy of Sciences* 1987; 496: 637–646

Ghanta, V.K. et al. *Annals of the New York Academy of Sciences* 1988; 521: 29–42

Ghanta, V.K. et al. *Cancer Research* 1990; 50: 4295–4299

Ghanta, V.K. et al. *International Journal of Neuroscience* 1993; 71: 251–265

24 Ader, R. et al. *Psychosomatic Medicine* 2010; 72: 192–197

25 Doering, B.K. & Rief, W. *Trends in Pharmacological Sciences* 2012; 33: 165–172

第四章

1 West, J.B. *High Life: A History of High-Altitude Physiology and Medicine* (1998), Oxford University Press, p. 281

2 West, J.B. *High Life: A History of High-Altitude Physiology and Medicine* (1998), Oxford University Press, p. 282

3 Grocott, M.P.W. et al. *New England Journal of Medicine* 2009; 360: 140–149

4 當然，爬得越高，空氣中的含氧量越低，但在海拔七千一百公尺後——至少出現在這些經驗豐富的登山高手身上——身體會藉由提高血紅素（負責輸送氧氣的分子）的濃度抵銷缺氧的作用。

5 二〇一五年五月十一日透過電子郵件採訪丹．馬汀（即丹尼爾．馬汀）。

6 Noakes, T.D. *Journal of Applied Physiology* 2009; 106: 737–738

7 該領域的研究學者稱其為「乳酸悖論」。有人討論過這種現象存在的證據，詳見：

West, J.B. *Journal of Applied Physiology* 2007; 102: 2398–2399

Van Hall, G. *Journal of Applied Physiology* 2007; 102: 2399–2401

West, J.B. *Journal of Applied Physiology* 2007; 102: 2401

8 倫敦英國廣播公司二〇一二年的報導；影片片段詳見：http://www.bbc.co.uk/sport/0/olympics/18912882

9 倫敦英國廣播公司二〇一二年的報導；影片片段詳見：http://www.bbc.co.uk/sport/0/athletics/19230671

10 Nathan, M. et al. *South African Medical Journal* 1983; 64: 132–137

Kew, T. et al. *South African Medical Journal* 1991; 80: 127–133

Noakes, T. et al. *British Medical Journal* 1995; 310: 1345–1346

11 Noakes, T.D. *South African Medical Journal* 2012; 102: 430–432
12 二〇一四年四月二十二日透過電子郵件採訪提姆．諾克斯。
13 St Clair Gibson, A. et al. *American Journal of Physiology – Regulatory, Integrative and Comparative Physiology* 2001; 281: R187–R196

Kay, D. et al. *European Journal of Applied Physiology* 2001; 84: 115–121

如想看更多關於諾克斯所提到的控制中樞存在的證據，請參閱下文：

'Running on Empty' by Rick Lovett, *New Scientist,* 20 March 2004, pp. 42–45
14 Noakes, T.D. et al. *The Journal of Experimental Biology* 2001; 204: 3225–3234

Noakes, T.D. *Applied Physiology, Nutrition and Metabolism* 2011; 36: 23–35
15 二〇一五年五月十八日透過電子郵件採訪丹．馬汀。
16 Swart, J. et al. *British Journal of Sports Medicine* 2009; 43: 782–788
17 Okano, A.H. et al. *British Journal of Sports Medicine* 2013; doi:10.1136/bjsports-2012-091658
18 Beedie, C.J. & Foad, A. *Sports Medicine* 2009; 39; 313–329
19 二〇一四年四月十日到倫敦採訪克里斯．比狄。
20 Pollo, A. et al. *European Journal of Neuroscience* 2008; 28: 379–388
21 Cairns, R. & Hotopf, M. *Occupational Medicine* 2005; 55: 20–31
22 不過這件事或許要改變了。一場二〇一五年的研究從將近六百五十個人的血液樣本進行分析，發現相較於健康的人，在過去三年內曾經生過病的人，其血液中會引起發炎症狀的化學物質濃度相對較高，而超過三年前生過病的人，其濃度則低於一般人。

Hornig, M. et al. *Science Advances* 2015; 1: e1400121
23 White, P.D. et al. *The British Journal of Psychiatry* 1998; 173: 475–481

24 若想知道關於此試驗更詳細的資料，請參閱：
Edmonds, M. et al. *Cochrane Database of Systematic Reviews* 2004; 3: CD003200
Bagnall, A.-M. et al. 'The Treatment and Management of Chronic Fatigue Syndrome (CFS)/Myalgic Encephalomyelitis (ME) in Adults and Children: Update of CRD Report 22'. 詳見：http://www.york.ac.uk/media/crd/crdreport35.pdf
Malouff, J.M. et al. *Clinical Psychology Review* 2008; 28: 736–45
Price, J.R. et al. *Cochrane Database of Systematic Reviews* 2008; 3: CD001027

25 二〇一四年五月二日電訪彼得．懷特。

26 White, P.D. et al. *The Lancet* 2011; 377: 823–836

27 *The Lancet* 2011; 377: 1808

28 Collings, A.D. & Newton, D. Response to White, P.D. *British Medical Journal* 2004; 329: 928. 詳見：http://www.bmj.com/content/329/7472/928/rr/702549

29 Blackmore, S.J. Response to White, P.D. *British Medical Journal* 2004; 329: 928. 詳見：http://www.bmj.com/content/329/7472/928/rr/759419

30 若對莎曼珊的藝術創作有進一步的興趣，請參考：http://www.samantha-miller.co.uk/

第五章

1 二〇一四年五月十四日至十五日間到位於曼徹斯特威辛頓社區醫院採訪彼得．沃維爾。

2 Herr, H.W. *Urologic Oncology: Seminars and Original Investigations* 2005; 23: 346–351

3 二〇一三年十月二十三日到巴黎居禮研究院採訪大衛．史畢格。

4 每個人的易受催眠指數都不同。傳統的評量方法包含給予一連串的暗示測試，看看他們會成功還是失敗，例如手臂是否會自己抬高，或是有沒有在房裡看到最要好的朋友等。普遍來說，百分之八十左右的大眾的易受催眠指數都是一般，百分之十的人容易受到催眠，另外百分之十則幾乎不會受到催眠（相關案例可參閱 hypnosis.tools/measurement-of- hypnosis.html）。然而，依據在不同地區所做的不同研究，分數的算法也都會有些微不同（相關案例可參閱 Bongartz, W. *International Journal of Clinical and Experimental Hypnosis* 1985; 33: 131–139）。

5 Kosslyn, S.M. et al. *The American Journal of Psychiatry* 2000; 157: 1279–1284

6 Dikel, W. & Olness, K. *Pediatrics* 1980; 66: 335–340

7 二〇一四年二月二十七日電訪凱倫．歐拿斯。

8 Casiglia, E. et al. *American Journal of Clinical Hypnosis* 1997; 40: 368–375

9 Casiglia, E. et al. *International Journal of Psychophysiology* 2006; 62: 60–65

10 Casiglia, E. et al. *American Journal of Clinical Hypnosis* 2007; 49: 255–266

11 二〇一四年三月四日透過電子郵件採訪艾德瓦多．卡西利亞。

12 更多案例請參閱：

Kiecolt-Glaser, J.K. et al. *Journal of Consulting and Clinical Psychology* 2001; 69: 674–682

Naito, A. et al. *Brain Research Bulletin* 2003; 62: 241–253

13 更多案例請參閱：

Hewson-Bower, B. & Drummond, P.D. Journal of Psychosomatic Research 2000; 51: 369–377 (upper respiratory infections)

Spanos, N.P. et al. *Psychosomatic Medicine* 1990; 52: 109–114 (warts)

然而，結果正反皆有。凱倫．歐拿斯針對罹患肉瘤的六十一名孩童進行試驗，分組方式為催眠療法、一般治療及毫無治療。三組之間並無明顯差異。

Felt, B.T. et al. *American Journal of Clinical hypnosis* 1998; 41: 130–137

14 Whorwell, P.J. et al. *The Lancet* 1984; 324: 1232–1234

15 Miller, V. & Whorwell, P.W. *International Journal of Clinical and Experimental Hypnosis* 2009; 57: 279–292

16 Calvert, E.L. et al. *Gastroenterology* 2002; 123: 1778–1785

Miller, V. & Whorwell, P.W. *International Journal of Clinical and Experimental Hypnosis* 2009; 57: 279–292

17 Miller, V. & Whorwell, P.J. *International Journal of Clinical and Experimental Hypnosis* 2008; 56: 306–317

Mawdsley, J.E. et al. *The American Journal of Gastroenterology* 2008; 103: 1460–1469

Keefer, L. et al. *Alimentary Pharmacological Therapy* 2013; 38: 761–71

18 Gonsalkorale, W.M. et al. *Gut* 2003; 52: 1623–1629

19 Lea, R. et al. *Alimentary Pharmacology & Therapeutics* 2003; 17: 635–642

20 Chiarioni, G., Vantini, I., de Iorio, F. & Benini, L. *Alimentary Pharmacology & Therapeutics* 2006; 23: 1241–1249

21 Whorwell, P.J. et al. *The Lancet* 1992; 340: 69–72

22 For example, 詳見：

Lindfors, P. et al. *American Journal of Gastroenterology* 2012; 107: 276–285
Moser, G. et al. *American Journal of Gastroenterology* 2013; 108: 602–609
23 Peters, S.L. et al. *Alimentary Pharmacology & Therapeutics* 2015; doi: 10.1111/apt.13202
24 詳見：http://www.nhs.uk/conditions/hypnotherapy/Pages/Intro duction.aspx [accessed 24 March 2015]
25 二〇一五年四月二十日到牛津市採訪了傑瑞米．霍威克。
26 根據國衛院的線上搜尋工具（projectreporter.nih.gov）的結果顯示，目前國衛院有贊助五項標題含有「催眠」或「催眠療法」的研究計畫（舉例來說，用一樣的方式去搜尋，「正念」受到贊助的研究計畫則有三十五項）。
27 Miller, V. et al. *Alimentary Pharmacology & Therapeutics* 2015; doi: 10.1111/apt.13145

第六章

1 傑．柯爾克在二〇一二年二月號的《GQ》雜誌以〈燃燒的男人〉為題，提到了山姆．布朗的故事。詳見：http://www.gq.com/news-politics/newsmakers/201202/burning-man-sam-brown-jay-kirk-gq-february-2012

2 Hoffman, H.G. et al. *Annals of Behavioral Medicine* 2011; 41: 183–191

3 Pilkington, E. 'Painkiller Addiction: The plague that is sweeping the US', *The Guardian*, 28 November 2012. 詳見：http://www.theguardian.com/society/2012/nov/28/painkiller-addiction-plague-united-states

4 美國介入性疼痛醫師學會（The American Society of Interventional Pain Physicians，簡稱ＡＳＩＰＰ）資料簡介。詳見：https://www.asipp.org/documents/ASIPPFactSheet101111.pdf

5 'Opioids Drive Continued Increase in Overdose Deaths', *CDC Press Release*, 20 February 2013. 詳見：http://www.cdc.gov/media/releases/2013/p0220_drug_overdose_deaths.html
另請參閱 'Vital Signs: Overdoses of opioid prescription pain relievers – United States, 1999–2008', *Centers for Disease Control and Prevention Morbidity and Mortality Weekly Report* 2011; 60: 1487–1492. 詳見：http://www.cdc.gov/mmwr/preview/mmwrhtml/mm6043a4.htm

6 Ahmed, A. 'Painkiller Addictions Worst Drug Epidemic in US History', *Al Jazeera America*, 30 August 2013. 詳見：http://america.aljazeera.com/articles/2013/8/29/painkiller-kill-morepeoplethanmarijuanause.html

7 「艾倫．羅斯頓分享了他不可思議的生存故事」。詳見：https://www.youtube.com/watch?v=83nk6zmu5_o

8 二〇一四年五月七日電訪杭特．霍夫曼。

9 相關數據是二〇一四年五月八日至九日到華盛頓大學醫學中心採訪山姆．謝勒時所得知。另請參閱
Hoffman, H. et al. *Annals of Behavioral Medicine* 2011; 41: 183–191

10 綜論請參閱：Hoffman, H. et al. Annals of Behavioral Medicine 2011; 41: 183–191

11 Maani, C.V. et al. Journal of Trauma and Acute Care Surgery 2011; 71: S125–130

12 這段話摘自傑．柯爾克於二〇一二年二月號的《GQ》雜誌上撰寫的〈燃燒的男人〉一文。詳見：http://www.gq.com/news-politics/newsmakers/201202/burning-man-sam-brown-jay-kirk-gq-february-2012

13 艾斯戴爾治療格魯強．沙哈的過程敘述請參閱：
Hidden Depths: The Story of Hypnosis (2002) by Robin Waterfield, pp. 196–197.

14 二〇一四年五月十日到華盛頓州西雅圖市採訪大衛．派特森。

15 Patterson, D.R. et al. *The International Journal of Clinical & Experimental Hypnosis* 2004; 52: 27–38

16 Patterson, D.R. et al. *The International Journal of Clinical & Experimental Hypnosis* 2010; 58: 288–300

17 Barnsley, N. et al. *Current Biology* 2011; 21: R945–946

18 Moseley, G.L. *Neuroscience & Biobehavioral Reviews* 2012; 36: 34–46

19 二〇一四年十二月十九日電訪坎蒂．麥可布。

20 McCabe. C. *Journal of Hand Therapy* 2011; 24: 170–179
Preston, C. & Newport, R. *Rheumatology* 2011; 50: 2314–2315

21 Rothgangel, A.S. et al. *International Journal of Rehabilitation Research* 2011; 34: 1–13

22 二〇一三年十月二十三日到巴黎居禮研究院採訪大衛．史畢格。

第七章

1 'Childhood, Infant and Perinatal Mortality in England and Wales', *Office for National Statistics Bulletin* 2012. 詳見：http://www.ons.gov.uk/ons/dcp171778_350853.pdf

2 Waldenstrom, U. et al. *Journal of Psychosomatic Obstetrics & Gynecology* 1996; 17: 215–228

3 Olde, E. et al. *Clinical Psychology Review* 2006; 26: 1–16

4 在二〇一三與二〇一四年，英國的「自行生產」（不使用催生、剖腹產、器械生產或會陰剪開術，但包含施打諸如無痛分娩等止痛藥物）比率為百分之四十四點五。
http://www.birthchoiceuk.com/Professionals/index.html

5 Hodnett, E.D. et al. *Cochrane Database of Systematic Reviews* 2012; issue 10, article no. CD003766

6 二〇一四年三月十日電訪愛倫．哈內特。

7 Gibbons, L. et al. 'The Global Numbers and Costs of Additionally Needed and Unnecessary Caesarean Sections Performed Per Year: Overuse as a barrier to universal coverage', World Health Report 2010. Background Paper 30. 詳見：http://www.who.int/healthsystems/topics/financing/healthreport/30C-sectioncosts.pdf

8 英國統計數據：http://www.birthchoiceuk.com/Professionals/index.html
美國統計數據：http://www.cdc.gov/nchs/fastats/delivery.htm

9 這項結果在動物研究中相當明確。但鮮少針對人類去做研究，但如果想看一些案例的話，詳見：
Lederman, R.P. *American Journal of Obstetrics & Gynecology* 1978; 132: 495–500

Lederman, R.P. *American Journal of Obstetrics & Gynecology* 1985; 153: 870–877
10 Hodnett, E.D. et al. *Journal of the American Medical Association* 2002; 288: 1373–1381
11 Brocklehurst, P. et al. *British Medical Journal* 2011; 343: d7400
12 Symon, A. et al. *British Medical Journal* 2009; 338: b2060
分配到開業助產師那一組的嬰兒死亡率較高，但作者斷定其原因為該組受試者中包含了許多名原先就罹有疾病跟併發症的「高危險」女性。在研究學者將這些案例從自己的分析報告中移除後，兩組的死亡率是相同的。
13 Olsen, O. & Clausen, J.A. *Cochrane Database of Systematic Reviews* 2012, issue 9. Art. No. CD000352.
14 'New Advice Encourages More Home Births', *NHS Choices*, 13 May 2014. 詳見：http://www.nhs.uk/news/2014/05 May/Pages/New-advice-encourages-more-home-births.aspx
15 我的兒子在二〇一二年十月十八日出生。幫助我的助產師是來自「倫敦助產師團隊」（www.londonbirthpractice.co.uk）的潔姬．湯金斯跟愛可．赫克爾。湯金斯從二〇一三年開始擔任英國開業助產師協會（Independent Midwives UK，簡稱IMUK）的主席，並在二〇一四年，因幫開業助產師爭取到職業保險，而獲《英國助產學期刊》所主辦的「英國助產學期刊獎」選為年度助產師。
16 由於先前曾動過剖腹產，正確來說，我第二次懷孕屬於「高危險」，因為上一次手術留下的疤痕可能會在生產過程中裂開，若發生的話會給寶寶跟我帶來嚴重危害。根據NHS的指導手冊，我不應該試圖在家生產。然而，伴侶跟我在研究了子宮破裂的相關事證後，斷定以我們的情況來講，產生額外風險的比例非常低。我們決定——當地醫院的助產師組長也支持我們這麼做——相較於這個風險，能夠在家接受持續性照護的好處重要得多。
17 'NICE Confirms Midwife-led Care During Labour is Safest for Straightforward Pregnancies', *NICE Press Release*, 3 December 2014. 詳見：https://www.nice.org.uk/news/press-and-media/midwife-care-during-labour-safest-women-straightforward-

pregnancies

18 Hodnett, E.D. et al. *Journal of the American Medical Association* 2002; 288: 1373–1381

19 'The Cost of Having a Baby in the United States', *Truven Health Analytics Marketscan Study*, January 2013. 詳見：http://transform.childbirthconnection.org/wp-content/uploads/2013/01/Cost-of-Having-a-Baby1.pdf

20 二〇一四年四月二十四日透過 Skype 視訊電話採訪艾薇拉．連恩。

21 Lang, E.V. et al. *The Lancet* 2000; 355: 1486–1490

Lang, E.V. et al. *Pain* 2006; 126: 155–164

Lang, E.V. et al. *Journal of Vascular and Interventional Radiology* 2008; 19: 897–905

22 Lang, E.V. & Rosen, M.P. *Radiology* 2002; 222: 375–382

23 連恩的公司名稱為「催眠學」(www.hypnalgesics.com)。連恩也寫過兩本關於舒緩對談的書：二〇一一年的《鎮靜患者無須藥物》(*Patient Sedation Without Medication*) 是為醫學人士而寫；二〇一四年的《控制你的醫療體驗》(*Managing Your Medical Experience*) 則是寫給患者的。

24 Lang, E.V. *Journal of Radiology Nursing* 2012; 31: 114–119

25 Lang, E.V. et al. *Pain* 2005; 114: 303–309

26 對患者而言，提供讓他們能夠自我調適的工具，似乎比單純跟他們聊天或用別種方式安慰他們重要得多。在一場針對兩百零一名透過化療或電流殺死體內癌細胞的患者試驗中，連恩列入了一個對照組，這個對照組會接受「有同理心的照護」，包含避免使用負面字句跟迅速回應患者需求 (Lang, E.V. et al. *Journal of Vascular and Interventional Radiology* 2008; 19: 897–905)。到最後，相較於那些接受標準照護流程的患者，這些人的焦慮程度大幅提升。他們需要更多的藥物，也受大量的併發症所苦——例如血氧量下降，或是血壓嚴重飆高等——致使連恩必須提早中斷此研究（而被分配到使用舒緩對談及放鬆腳本那一組的患者，身體狀況則比採用標準照護流程的那一組好得多）。連恩說，在同理心照護組裡的護士會試著去安撫患者。例如，會談談自己生病的經驗或撫摸患者的額頭等，而她認為這會妨礙患者自身的適應能力。他們不是刻意要這麼做的，但是，「忽然間房裡的每一個人都變得格外親切，」她說。「而有時候，患者只希望不要被人打擾。」

27 Lang, E.V. et al. *Academic Radiology* 2010; 17: 18–23

28 Temel, J.S. et al. *The New England Journal of Medicine* 2010; 363: 733–742

29 二〇一四年十二月十六日電訪薇琪．傑克森。

30 Temel, J.S. et al. *The New England Journal of Medicine* 2010; 363: 733–742

第八章

1 二〇一三年四月二十三日電訪羅伯特．克隆納。
2 Kloner, R.A. et al. *Journal of the American College of Cardiology* 1997; 30: 1174–1180
3 Meisel, S.R. et al. *The Lancet* 1991; 338: 660–661
Trichopoulos, D. et al. *The Lancet* 1983; 1: 441–444
Suzuki, S. et al. *The Lancet* 1995; 345: 981
4 舉例來說，在二〇〇一年的九一一恐怖攻擊事件之後，克隆納查閱了相關資料，想找出是否有人是心因性死亡，但毫無所獲。他認為，應該是因為待在兩棟大樓內的多數人都受到了直接的生命威脅，可能全部受到影響，不過終究都在建築物倒塌時喪了命。
5 更多白廳研究的資訊請參閱：https://www.ucl.ac.uk/whitehallII
6 Bobak, M. & Marmot, M. *British Medical Journal* 1996; 312: 421–425
7 Dhabhar, F.S. et al. *Psychoneuroendocrinology* 2012; 37: 1345–1368
8 Glaser, R. & Kiecolt-Glaser, J.K. *Nature Reviews Immunology* 2005; 5: 243–251
Cohen, S. et al. *Journal of the American Medical Association* 2007; 298: 1685–1687
9 Cohen, S. et al. *Proceedings of the National Academy of Sciences* 2012; 109: 5995–5999
10 Christian, L.M. et al. *Neuroimmunomodulation* 2006; 13: 337–346
Godbout, J.P. & Glaser, R. *Journal of Neuroimmune Pharmacology* 2006; 1: 421–427

11 McDade, T.W. *Proceedings of the National Academy of Sciences* 2012; 109 supp 2: 17281–17288
12 Chung, H.Y. et al. *Ageing Research* 2009; 8: 18–30
13 Chida, Y. et al. Nature Clinical Practice Oncology 2008; 5: 466–475
Heikkilä, K. et al. *British Medical Journal* 2013; 346: f165
14 Jenkins, F.J. et al. Journal of Applied Biobehavioral Research 2014; 19: 3–23
15 Sloan, E.K. et al. *Cancer Research* 2010; 70: 7042–7052 (breast cancer)
Lamkin, D.M. et al. *Brain, Behavior & Immunity* 2012; 26: 635–641 (acute lymphoblastic leukaemia)
Kim-Fuchs, C. et al. *Brain, Behavior & Immunity* 2014; 40: 40–47 (pancreatic cancer)
16 Lemeshow, S. et al. *Cancer Epidemiology, Biomarkers & Prevention* 2011; 20: 2273–2279
17 由於布萊克本發現了端粒的作用，和其他兩位科學家共同獲得二〇〇九年諾貝爾生理學或醫學獎。
18 Epel, E.S. et al. *Proceedings of the National Academy of Sciences* 2004; 101: 17312–17315
19 Sapolsky, R. *Proceedings of the National Academy of Sciences* 2004; 101: 17323–17324
20 綜論請參閱：Lin, J. et al. *Mutation Research* 2012; 730: 85–89
還有其他線索顯示壓力如何對端粒造成影響：實驗室研究發現，壓力荷爾蒙皮質醇會降低端粒酶的活性，跟炎症有關的分子會直接侵蝕端粒。這樣的過程似乎是雙向的——當免疫細胞的端粒變得太短，會分泌促進發炎現象的化學物質，詳見：Rodier, F. & Campisi, J. *Journal of Cell Biology* 2011; 192: 547–556.
21 這裡的談話最早出現於另一篇名為〈冥想真的能夠延緩老化嗎？〉的文章中，相關資訊如下：
"Can Meditation Really Slow Ageing?" by Jo Marchant published by Mosaic, 1 July 2014. 詳見：http://mosaicscience.com/story/can-meditation-really-slow-ageing。（從一百八十六頁第二段到一百八十八頁第三段都源於此文）
22 Cawthon, R.M. et al. *The Lancet* 2003; 361: 393–395
23 Armanios, M. & Blackburn, E.H. *Nature Reviews Genetics* 2012; 13: 693–704

24 Codd, V. et al. *Nature Genetics* 2013; 45: 422–427

25 Epel, E.S. et al. *Aging* 2009; 1: 81–88

Zhao, J. et al. *Diabetes* 2014; 63: 354–362

26 這裡的「貧窮」是由聯邦政府的貧窮門檻定義的——例如，二〇一四年，一個四人家庭（包含兩個小孩）年收入少於美金兩萬四千零八元即被視為「貧窮」。若想知道更多位於黑土帶上的郡縣裡，鄉村社區所面臨的經濟困境，請參閱：Brody, G.H., Kogan, S.M. & Grange, C.M. (2012). 'Translating Longitudinal, Developmental Research with Rural African American Families into Prevention Programs for Rural African American Youth'. In V. Maholmes & R.B. King (eds), *Oxford Handbook of Poverty and Child Development*. London: Oxford University Press.

27 二〇一五年一月八日電訪金．布勞迪，二〇一四年二月四日於亞特蘭大埃默里大學採訪過他。

28 Brody, G.H., Kogan, S.M. & Grange, C.M. (2012). 'Translating Longitudinal, Developmental Research with Rural African American Families into Prevention Programs for Rural African American Youth'. In V. Maholmes & R.B. King (eds), *Oxford Handbook of Poverty and Child Development*. London: Oxford University Press

29 Miller, G.E. et al. *Psychological Bulletin* 2011; 137: 959–997

30 案例詳見：http://www.ted.com/talks/richard_wilkinson?language=en

31 二〇一四年十二月四日電訪葛瑞格．米勒。

這場研究的總結請參閱：

Marmot, M. *The Status Syndrome: How Social Standing Affects Our Health and Longevity* (2005), Holt Paperbacks.

32 Miller, G.E. et al. Proceedings of the National Academy of Sciences 2009; 106: 14716–14721

33 Osler, M. et al. *International Journal of Epidemiology* 2006; 35: 1272–1277

34 Kittleson, M.M. et al. *Archives of Internal Medicine* 2006; 166: 2356–2361

35 Lin, J. et al. *Mutation Research* 2012; 730: 85–89

36 案例詳見：

Szanton, S.L. et al. *International Journal of Behavioral Medicine* 2012; 19: 489–495

Chae, D.H. et al. *American Journal of Preventive Medicine* 2014; 46: 103–111

Brody, G.H. et al. *Child Development* 2014; 85: 989–1002

37 Blackburn, E.H. & Epel, E.S. *Nature* 2012; 490: 169–171

38 這裡（以及下一段）的談話最早出現於另一篇名為〈冥想真的能夠延緩老化嗎？〉的文章中，相關資訊如下：

"Can Meditation Really Slow Ageing?" by Jo Marchant published by Mosaic, 1 July 2014. 詳見：http://mosaicscience.com/story/can-meditation-really-slow-ageing（第一百七十頁的第二段到第五段都是源於此篇文章）

39 二〇一四年二月二十四日電訪伊麗莎．艾波。

40 此概念更深入內容詳見：

Jamieson, J.P. et al. *Current Directions in Psychological Science* 2013; 22: 51–56.

41 二〇一四年九月十七日電訪溫蒂．曼德斯。

42 Jamieson, J.P. et al. *Current Directions in Psychological Science* 2013; 22: 51–56

43 Jamieson, J.P. et al. *Journal of Experimental Social Psychology* 2010; 46: 208–212

44 Chen, E. et al. Child Development 2004; 75: 1039–1052

45 Miller, G.E. et al. Psychological Bulletin 2011; 137: 959–997

46 McEwen, B.S. & Gianaros, P.J. *Annals of the New York Academy of Sciences* 2010; 1186: 190–222

McEwen, B.S. & Morrison, J.H. *Neuron* 2013; 79: 16–29

47 Ganzel, B.L. et al. *NeuroImage* 2008; 40: 788–795

48 Miller, G.E. et al. *Psychological Bulletin* 2011; 137: 959–997

49 Sweitzer, M.M. et al. *Nicotine & Tobacco Research* 2008; 10: 1571–1575

50 Gianaros, P.J. et al. *Cerebral Cortex* 2011; 21: 896–910

第九章

1 本章節的第一到第二段、第十八到第十九段皆源自〈冥想真的能夠延緩老化嗎？〉一文，相關資訊如下："Can Meditation Really Slow Ageing?" by Jo Marchant published by Mosaic, 1 July 2014. 詳見：http://mosaicscience.com/story/can-meditation-really-slow-ageing

2 二〇〇九年二月九日電訪馬克．威廉斯，並於二〇一五年四月透過電子郵件和他再次確認。

3 Pagnoni, G. et al. *PLoS One* 2008; 3: e3083

4 這裡的談話摘自蓋瑞斯．沃克的影片，該影片張貼於：http://www.everyday-mindfulness.org/gareths-video-testimonial/〔查看的日期為二〇一五年四月三十日〕。蓋瑞斯．沃克的所有其他談話內容則全部摘自二〇一五年一月二十三日到巴恩斯利進行的訪談。

5 二〇一三年十一月二十二日到聖莫尼卡採訪楚蒂．古德曼。

6 *National Health Statistics Reports*, no. 79, 10 February 2015. 詳見：http://www.cdc.gov/nchs/data/nhsr/nhsr079.pdf

7 請參閱 Pickert, K.‘The Mindful Revolution’, *TIME* magazine, 23 January 2014。詳見：http://time.com/1556/the-mindful-revolution/

8 案例詳見：

Lauche, R. et al. *Journal of Psychosomatic Research* 2013; 75: 500–510

Lerner, R. et al. *Cancer and Clinical Oncology* 2013; 2: 62–72

Veehof, M.M. et al. *Pain* 2011; 152: 533–542

Piet, J. et al. *Journal of Consulting and Clinical Psychology* 2012; 80: 1007–1020

Hofmann, S.G. *Journal of Consulting and Clinical Psychology* 2010; 78: 169–183

Chiesa, A. & Serretti, A. *The Journal of Alternative and Complementary Medicine* 2011; 17: 83–93

Cramer, H. et al. *Current Oncology* 2012; 19: e343–351

9 針對此議題，更多相關的討論及案例詳見：

Blomfield, V. 'Buddhism and the Mindfulness Movement: Friends or foes?', blog post 6 April 2012. 詳見：http://www.wiseattention.org/blog/2012/04/06/buddhism-the-mindfulness-movement-friends-or-foes/

'Mindfulness: Panacea or fad?', BBC Radio 4, 11 January 2015. Presented by Emma Barnett. Produced by Phil Pegum. 詳見：http://www.bbc.co.uk/programmes/b04xmqdd

10 Szalavitz, M. *Scientific American* July 2014: 30–31

11 Barker, K. *Social Science & Medicine* 2014; 106: 168–176

12 二〇一五年一月二十三日到英國巴恩斯利採訪蓋瑞斯．沃克。

13 詳見：http://www.everyday-mindfulness.org/

14 二月二十三日到艾克希特大學採訪威廉．凱肯。訪談結束以後，凱肯搬到牛津，現在成為牛津正念中心的主任。

15 Teasdale, J.D. et al. *Journal of Consulting and Clinical Psychology* 2000; 68: 615–623

Ma, S.H. & Teasdale, J.D. *Journal of Consulting and Clinical Psychology* 2004; 72: 31–40

這兩場隨機對照試驗都是將正念認知療法與一般治療方式相比較，不過排除了正在服用抗憂鬱藥物的患者。凱肯後來的試驗則將正念認知療法與藥物治療相比較。

16 Kuyken, W. et al. *Journal of Consulting and Clinical Psychology* 2008; 76: 966–978

17 Kuyken, W. et al. *The Lancet* 2015; doi: 10.1016/S0140–6736 (14) 62222–4

18 二〇一四年五月二十七日到波士頓哈佛大學採訪莎拉．拉扎。

19 這裡的談話先前曾出現於另一篇名為〈冥想真的能夠延緩老化嗎？〉的文章中，相關資訊如下：
"Can Meditation Really Slow Ageing?" by Jo Marchant published by Mosaic, 1 July 2014. 詳見：http://mosaicscience.com/story/can-meditation-really-slow-ageing

20 Lutz, A. *Proceedings of the National Academy of Sciences* 2004; 101: 16369–16373

21 Lazar, S.W. et al. *NeuroReport* 2005; 16: 1893–1897

22 Eriksson, P.S. et al. Nature Medicine 1998; 4: 1313–1317

23 Hölzel, B.K. et al. *SCAN* 2010; 5: 11–17
Hölzel, B.K. et al. *Psychiatry Research: Neuroimaging* 2011; 191: 36–43

24 Luders, E. *Annals of the New York Academy of Sciences* 2014; 1307: 82–88

25 Gard, T. et al. *Frontiers in Aging Neuroscience* 2014; 6: 76

26 Mohr, D.C. et al. *British Medical Journal* 2004; doi:10.1136/bmj.38041.724421.55

27 Buljevac, D. et al. *British Medical Journal* 2003; 327: 646

28 Mohr, D.C. et al. *Neurology* 2012; 79: 412–419

29 布萊克本跟艾波針對那場為期三個月的冥想營的研究結果請參閱：Jacobs, T.L. et al. *Psychoneuroendocrinology* 2011; 36: 664–681
其他關於冥想或許能活化端粒酶或增加端粒長度的案例包括：
Ornish, D. et al. *The Lancet Oncology* 2013; 14: 1112–1120
Lavretsky, H. et al. *International Journal of Geriatric Psychiatry* 2013; 28: 57–65

30 這裡的談話（以及下一段伊莉莎白．布萊克本講的話）原先出現於另一篇名為〈冥想真的能夠延緩老化嗎？〉的文章中，相關資訊如下：

"Can Meditation Really Slow Ageing?" by Jo Marchant published by Mosaic, 1 July 2014. 詳見：http://mosaicscience.com/story/can-meditation-really-slow-ageing

31 二〇一三年十月二十三日到巴黎採訪伊莉莎白・布萊克本。

32 Kabat-Zinn, J. et al. *Psychosomatic Medicine* 1998; 60: 625–632

33 Davidson, R.J. et al. *Psychosomatic Medicine* 2003; 65: 564–570

34 Barrett, B. et al. *Annals of Family Medicine* 2012; 10: 337–346

35 Simpson, R. et al. *BMC Neurology* 2014; 14: 15

36 二〇一五年一月七日電訪羅勃特・辛普森。

第十章

1 Rosero-Bixby, L. 'Costa Rican Nonagenarians: Are they the longest living male humans?' Paper presented at the IUSSP V International Population Conference, Tours, France, 2005

2 Rosero-Bixby, L. et al. *Vienna Yearb. Popul*. Res. 2013; 11: 109–136

3 丹·布特納在二〇一〇年所寫的《藍區：長壽大師教你如何不老》(*Blue Zones: Lessons for Living Longer From the People Who've Lived the Longest*) 描述了這次的旅程，出版者為國家地理學會。

4 Rehkopf, D.H. et al. *Experimental Gerontology* 2013; 48: 1266–1273

5 二〇一三年九月二日電訪米歇爾·卜蘭。

6 House, J.S. et al. *American Journal of Epidemiology* 1982; 116: 123–140

7 House, J.S. et al. *Science* 1988; 241: 540–545

8 Holt-Lunstad, J. et al. *PLoS Medicine* 2010; 7: e1000316

9 二〇一一年三月三十日電訪查爾斯·雷桑，並於二〇一五年五月透過電子郵件跟他再次確認。這裡的談話原先出現於另一篇名為〈自療〉的文章中，相關資訊如下：

"Heal Thyself" by Jo Marchant, *New Scientist*, 27 August 2011, pp. 30–34。在我們進行對談的時候，雷桑於喬治亞州亞特蘭大埃默里大學擔任教授。現在主要則在威斯康辛大學麥迪遜分校。

10 Vespa, J. et al. *America's Families & Living Arrangements: 2012*
www.census.gov/prod/2013pubs/p20-570.pdf

11 McPherson, M. et al. *American Sociological Review* 2006; 71: 353–375
12 Eisenberger, N.I. et al. *Science* 2003; 302: 290–292
Eisenberger, N.I. & Cole, S.W. *Nature Neuroscience* 2012; 15: 1–6
13 Cacioppo, J.T. et al. *Annals of the New York Academy of Sciences* 2011; 1231: 17–22
Hawkley, L.C. & Cacioppo, J.T. *Annals of Behavioral Medicine* 2010; 40: 218–227
14 二〇一一年四月二十一日電訪強・卡喬波。
15 這裡的對話原先出現於另一篇名為〈自療〉的文章中，相關資訊如下：
"Heal Thyself" by Jo Marchant, *New Scientist*, 27 August 2011, pp. 30–34
16 Luo, Y. et al. *Social Science & Medicine* 2012; 74: 907–914
17 Cole, S.W. et al. *Genome Biology* 2007; 8: R189
18 二〇一三年十一月二十一日到加州大學洛杉磯分校採訪史帝夫・柯爾。
19 Cole, S.W. et al. *Proceedings of the National Academy of Sciences* 2011; 108: 3080–3085
20 Cole, S.W. *PLoS Genetics* 2014; 10: e1004601
21 Antoni, M.H. et al. *Biological Psychiatry* 2012; 71: 366–372
22 二〇一三年九月十八日及二〇一四年三月六日電訪麥可・安東尼。
23 這裡的對話原先出現於另一篇名為〈追尋快樂〉的文章中，相關資訊如下：
'The Pursuit of Happiness' by Jo Marchant, *Nature* 2013; 503: 458–460
24 Spiegel, D. et al. *The Lancet* 1989; 334: 888–891
25 這個數字是二〇一三年十月二十三日到巴黎居禮研究院採訪大衛・史畢格時他算給我的。沒有效果的試驗則包含了一場加拿大針對兩百三十五名罹患轉移性乳癌的女性所做的大型試驗，發表於二〇〇一年(Goodwin, P.J. et al. *New England Journal of Medicine* 2001; 345: 1719–1726)，以及史畢格試圖重現自己於一九八九年的研究成果，以罹患相同疾病的一百二十五名女性做試驗，發表於二〇〇七年 (Spiegel, D. et al. *Cancer* 2007; 110: 1130–7)。史畢格認為其中一些研究有些問題，例如這種被用來測試的介入方法在一開始就沒有引起任何心理上的改變，因此後續也不被預期會帶來任何生理上的效果。

效果最為顯著的，是二〇〇八年時由俄亥俄州立大學的芭芭拉．安德森所主持的試驗，對象包括兩百二十七名罹患非轉移性乳癌的女性 (Andersen, B.L. et al. Cancer 2008; 113: 3450–3458)。她們參加了一個為期四個月的療程，療程的主要目標是提供她們社會支持，幫助她們處理生活中的壓力。平均而言，安德森追蹤了這些女性十一年。她們的心情及免疫反應有了改善，平均存活時間增加了六個月。相較於對照組的二點二年，接受療程的對象則延長到二點八年。對此持懷疑態度的詹姆斯．柯恩則批評了這場研究中所使用的統計分析方式，說相關資料根本就沒有呈現出正面的結果 (Stefanek, M.E. et al. Cancer 2009; 115: 5612–5616)。

26 Aizer, A.A. et al. *Journal of Clinical Oncology* 2013; 31: 3869–3876
相較於已經發表的化療研究報告結果，作者的結論是，針對罹患前列腺癌、乳癌、大腸直腸癌、食道癌及頭頸癌的人來說，具有婚姻關係比化療更能增加存活率。

27 二〇一三年十月二十三日到巴黎居禮研究院採訪大衛．史畢格。

28 二〇一三年九月十九日電訪詹姆斯．柯恩。

29 Buchen, L. *Nature* 2010; 467: 146–148

30 McGowan, P.O. et al. *Nature Neuroscience* 2009; 12: 342–348

31 Lam, L.L. et al. *Proceedings of the National Academy of Sciences* 2012; 109: 17253–17260
Romans, S.E. et al. *Child Development* 2014; 86: 303–309
Naumova, O.Y. et al. *Development & Psychopathology* 2012; 24: 143–155
Fraga, M.F. et al. *Proceedings of the National Academy of Sciences* 2005; 102: 10604–10609

32 最早將這樣的想法付梓出版的是生物學家布魯斯・立普頓，他在二〇〇五年出版一本《信念的力量：新生物學給我們的啟示》。已成為新時代醫學與健康網站上常見的說法，更多資料詳見：

http://www.abundance-and-happiness.com/epigenetics.html

http://healthscamsexposed.com/2014/06/epigenetics-proves- cancer-is-not-mysterious-or-inevitable/

http://healingthecause.blogspot.co.uk/2014/03/ancestral-healing-epigenetics.html

33 進一步的討論請參閱：

Cole, S.W. *Current Directions in Psychological Science* 2009; 18: 132–137

Cole, S.W. *PLoS Genetics* 2014; 10: e1004601

34 Brody, G.H., Kogan, S.M. & Grange, C.M. (2012). 'Translating Longitudinal, Developmental Research with Rural African American Families into Prevention Programs for Rural African American Youth'. In V. Maholmes & R.B. King (eds), *Oxford Handbook of Poverty and Child Development*. London: Oxford University Press.

許多其他的研究，例如西北大學的葛瑞格・米勒所做的研究也發現，慈親養育法所帶來的溫暖，能夠在子女於未來人生中面對壓力所產生的生物效應時提供保護。

Miller, G.E. & Chen, E. *Child Development Perspectives* 2013; 7: 67–73

35 Brody, G.H. et al. *Journal of Adolescent Health* 2008; 43: 474–481

36 Miller, G.E. et al. *Proceedings of the National Academy of Sciences* 2014; 111: 11287–11292

37 二〇一四年十二月四日電訪葛瑞格・米勒。

38 孤單及慢性壓力都被認為會增加罹患失智的風險。案例詳見：

Holwerda, T.J. et al. *Journal of Neurology, Neurosurgery and Psychiatry* 2014; 85:135–142

Greenberg, M.S. et al. *Alzheimer's & Dementia* 2014; 10: S155–S165

39 二〇一五年二月二十四日電訪蜜雪兒・卡爾森。

40 Fried, L.P. et al. *Journal of Urban Health* 2004; 81: 64–78
Carlson, M.C. et al. *Journal of Gerontology: Medical Sciences* 2009; 64: 1275–1282
41 Carlson, M.C. et al. *Alzheimers & Dementia.* Forthcoming.
42 二〇一四年十二月十日電訪洛桑．聶格，並於二〇一五年二月三日到喬治亞州亞特蘭大埃默里大學採訪他。
43 關於CBCT的更多資訊詳見：http://tibet.emory.edu/cognitively-based-compassion-training/index.html
44 Pace, T.W.W. et al. *Psychoneuroendocrinology* 2009; 34: 87–98
45 Pace, T.W.W. et al. *Psychoneuroendocrinology* 2013; 38: 294–299
46 Mascaro, J.S. et al. *SCAN* 2013; 8: 48–55
47 二〇一五年二月四日及五日到亞特蘭大採訪布蘭登．奧沙沃迪席瓦。

第十一章

1 Novella, S. 'Energy Medicine: Noise-based pseudoscience', Science-based medicine blog, 12 December 2012. 詳見：https://www.sciencebasedmedicine.org/energy-medicine-noise-based-pseudoscience/

2 這裡所提到的關於珍妮絲（珍妮絲是化名）的故事細節來自凱文·崔西於二〇〇五年出版的《致命序列：體內殺手》(*Fatal Sequence: The Killer Within*) 一書，出版社為達娜出版公司 (Dana Press)。崔西在該書序文中說，針對珍妮絲住院的過程，他並沒有錄音也沒有留下紀錄，因此過程均是從自身的記憶重建。

3 Levinson, A.T. et al. *Seminars in Respiratory and Critical Care Medicine* 2011; 32: 195–205

4 Tracey, K. *Fatal Sequence*, Chapter 5, location 1294

5 Tracey, K. *Fatal Sequence*, Introduction, location 70

6 Lehrer, P. *Biofeedback* 2013; 41: 88–97

7 Vaschillo, E. et al. *Applied Psychophysiology & Biofeedback* 2002; 27: 1–27

8 Lehrer, P. *Biofeedback* 2013; 41: 26–31

9 Thayer, J.F. & Lane, R.D. *Biological Psychology* 2007; 74: 224–242

10 二〇一五年一月二十六日電訪了保羅·萊勒。

11 Del Pozo, J.M. et al. *American Heart Journal* 2004; 147: E11

Lin, G. et al. *Journal of Alternative & Complementary Medicine* 2012; 18: 143–152

12 Gevirtz, R. *Biofeedback* 2013; 41: 110–120

13 Benson, H. *The Relaxation Response, Avon Books*, 1976, p. 83

14 案例詳見：

Benson, H. et al. *The Lancet* 1974; i: 289–291

Benson, H. et al. *Journal of Chronic Diseases* 1974; 27: 163–169

15 班森在一九七六年所寫的《哈佛權威教你放鬆自療》第八十七頁到第九十五頁之間形容了他初期的研究結果。舉例來說，冥想時，耗氧量會忽然下降百分之十到二十（相較於睡眠時約百分之八）。一種稱為「阿法波」的緩慢腦波的強度會增加。血液中的乳酸濃度（新陳代謝作用下產生的廢物）會下降約百分之四十。心跳率平均來說每分鐘會減慢約三下。

16 Park, G. & Thayer, J.F. *Frontiers in Psychology* 2014; 5: 278

Porges, S.W. *Biological Psychology* 2007; 74: 116–143

17 Thayer, J.F. et al. *Neuroscience and Biobehavioral Reviews* 2012; 36: 747–756

18 Lehrer, P. *Psychosomatic Medicine* 1999; 61: 812–821

19 Gevirtz, R. *Biofeedback* 2013; 41: 110–120

20 Described in Tracey, K. *Fatal Sequence*, Chapter 7, location 1885

21 Described in Tracey, K. *Fatal Sequence*, Chapter 8, location 2307

22 Described in Tracey, K. *Fatal Sequence*, Chapter 9, location 2467

23 Watkins, L.R. et al. *Neuroscience Letters* 1995; 183: 27–31

24 Borovikova, L. et al. *Nature* 2000; 405: 458–462

25 Tracey, K.J. *Nature* 2002; 420: 853–859

26 崔西講述了自己的故事，詳見：Tracey, K. ‘Shock Medicine’, *Scientific American* March 2015, pp. 28–35.

27 Kok, B.E. & Fredrickson, B.L. *Biological Psychology* 2010; 85: 432–436

28 Kok, B.E. et al. *Psychological Science* 2013; 24: 1123–1132

29 二〇一四年十二月八日電訪了貝森妮・寇克。

30 詳見：http://www.heartmath.com/science-behind-emwave/

31 在一篇與心數研究院的研究主任羅林・麥卡錫訪談時，他聊到了這些想法。詳見：'Sufism: An inquiry' (vol 16, no 2, pp. 33–58) http://issuu.com/iasufism/docs/sufism.vol16.2

另請參閱：

McCraty, R. et al. *The Journal of Alternative & Complementary Medicine* 2004; 10: 133–143

McCraty, R. et al. *The Journal of Alternative & Complementary Medicine* 2004; 10: 325–336

McCraty, R. & Childre, D. *Alternative Therapies in Health and Medicine* 2010; 16: 10–24

32 案例詳見：

Farkas, B. 'Is Heartmath's emWave Personal Stress Reliever Scientific?', James Randi Educational Foundation blog, 31 January 2011. 詳見：http://archive.randi.org/site/index.php/swift-blog/1202--is-heartmaths-emwave-personal-stress-reliever-scientific-.html

Novella, S. 'Energy Medicine: Noise-based pseudoscience', Science-based medicine blog, 12 December 2012. 詳見：https://www.sciencebasedmedicine.org/energy-medicine-noise-based-pseudoscience/

33 Xin, W. et al. *American Journal of Clinical Nutrition* 2013; 97: 926–35

34 天空新聞台的採訪影片詳見：http://news.sky.com/story/1396464/nerve-hack-offers-arthritis-sufferers-hope

35 Koopman, F. A. et al. *Arthritis & Rheumatism* 2012; 64 Suppl 10: 581

36 Moore, T. '"Nerve hack" Offers Arthritis Sufferers Hope', Sky News, 23 December 2014. 詳見：http://news.sky.com/story/1396464/nerve-hack-offers-arthritis-sufferers-hope

37 Tracey, K. 'Shock Medicine', *Scientific American* March 2015, pp. 28–35

38 Fritz, J.R. & Huston, J.M. *Bioelectronic Medicine* 2014; 1: 25–29

39 Miller, L. & Vegesna, A. *Bioelectronic Medicine* 2014; 1: 19–24

40 Behar, M. 'Can the Nervous System Be Hacked?', *New York Times* magazine, 23 May 2014. 詳見：http://www.nytimes.com/2014/05/25/magazine/can-the-nervous-system-be-hacked.html

41 Martin, J.L.R. & Martín-Sánchez. E. *European Psychiatry* 2012; 27: 147–155

42 Behar, M. 'Can the Nervous System Be Hacked?', *New York Times* magazine, 23 May 2014. 詳見：http://www.nytimes.com/2014/05/25/magazine/can-the-nervous-system-be-hacked.html

43 Weintraub, A. 'Brain-altering Devices May Supplant Drugs – and Pharma is OK With That', Forbes.com, 24 February 2015. 詳見：http://www.forbes.com/sites/arleneweintraub/2015/02/24/brain-altering-devices-may-supplant-drugs-and-pharma-is-ok-with-that/

Tracey, K. 'Shock Medicine', *Scientific American* March 2015, pp. 28–35

44 Guerrini, F. 'DARPA's ElectRx Project: Self-Healing Bodies through Targeted Stimulation of the Nerves', Forbes.com, 29 August 2014. 詳見：http://www.forbes.com/sites/federicoguerrini/2014/08/29/darpas-electrx-project-self-healing-bodies-through-targeted-stimulation-of-the-nerves/

45 Tracey, K. *Fatal Sequence*, Chapter 10, location 2820

46 更多案例詳見：

Nolan, R.P. et al. *Journal of Internal Medicine* 2012; 272: 161–169

Lehrer, P. et al. *Applied Psychophysiology and Biofeedback* 2010; 35: 303–315

Kox, M. et al. *Psychosomatic Medicine* 2012; 74: 489–494

Olex, S. et al. *International Journal of Cardiology* 2013; 18: 1805–1810

47 Behar, M. 'Can the Nervous System Be Hacked?', *New York Times* magazine, 23 May 2014. 詳見：http://www.nytimes.

com/2014/05/25/magazine/can-the-nervous-system-be-hacked.html

48 Tracey, K. *Fatal Sequence*, Chapter 10, location 2908

第十二章

1 Dawkins, R. *The God Delusion* (2006), Bantam Press
Hawking, S. & Mlodinow, L. *The Grand Design* (2010), Bantam Press
2 'Religion, Spirituality and Public Health: Research, applications and recommendations.' Testimony by Harold G. Koenig to Subcommittee on Research and Science Education of the US House of Representatives, 18 September 2008. 詳見：https://science.house.gov/sites/republicans.science.house.gov/files/documents/hearings/091808_koenig.pdf
3 相關案例。二〇一一年，在一場針對三萬六千名成人的研究中，挪威學者發現越常上教堂，血壓就越低：Sorensen, T. et al. *The International Journal of Psychiatry in Medicine* 2011; 42: 13–28.
另一場橫跨二十二個國家，共計約四萬名受試者的研究發現，越常上教堂的人越健康：Nicholson, A. et al. *Social Science & Medicine* 2009; 69: 519–528.
For a review, see Koenig, H.G. et al. *Handbook of Religion and Health* (2012), Oxford University Press.
4 案例請參閱：Sloan, R.P. et al. *The Lancet* 1999; 353: 664–667.
5 'Religion, Spirituality and Public Health: Research, applications and recommendations.' Testimony by Harold G. Koenig to Subcommittee on Research and Science Education of the US House of Representatives, 18 September 2008. 詳見：https://science.house.gov/sites/republicans.science.house.gov/files/documents/hearings/091808_koenig.pdf
6 二〇一五年二月二十八日電訪理查．史隆。
7 Chida, Y. et al. *Psychotherapy & Psychosomatics* 2009; 78: 81–90

8 Fox News Poll, 2011, Question 29. 詳見：http://www.foxnews.com/us/2011/09/07/fox-news-poll-creationism/

9 這裡以及上一段中引用的句子出自一場於二〇〇五年對雪莉・卡普蘭所做的訪談，發布於 TheBody.com 網站，詳見：http://www.thebody.com/hivawards/winners/skaplan.html

這段裡提到的相關生平除了出自上述文章之外，還有另外兩個出處：Cheakalos, C. 'Positive Approach: Sheri Kaplan gives heterosexuals with HIV a place to celebrate the joys of life', People magazine, 4 March 2002. 詳見：http://www.people.com/people/archive/article/0,,20136502,00.html

Bradley Hagerty, B. 'Can Positive Thoughts Help Heal Another Person?', NPR, 21 May 2009. 詳見：http://www.npr.org/templates/story/story.php?storyId=104351710

我聯絡不上雪莉，無從得知她的現況。

10 *Spiritual Transformation and Healing: Anthropological, Theological, Neuroscientific and Clinical Perspectives*. Koss-Chioino, J. & Hefner, P. J. (eds), AltaMira Press (2006), p. 245

（雪莉在這份論文中被稱為「蘇珊」）。

11 Cotton, S. et al. *Journal of General Internal Medicine* 2006; 21: S5–13

12 Ironson, G. et al. *Journal of General Internal Medicine* 2006; 21: S62–68

13 Sloan, E. et al. 2007. 'Psychobiology of HIV infection.' In Ader, R. (ed.), *Psychoneuroimmunology*. Academic Press, San Diego, pp. 869–895

Cole, S.W. *Psychosomatic Medicine* 2008; 70: 562–568

14 Leserman, J. et al. *Psychological Medicine* 2002; 32: 1059–1073

15 Carrico, A.W. & Antoni, M.H. *Psychosomatic Medicine* 2008; 70: 575–584

Creswell, J.D. et al. *Brain, Behavior and Immunity* 2009; 23: 184–188

16 二〇一四年三月十日電訪安德魯・紐伯格。

17 Pargament, K.I. et al. *Archives of Internal Medicine* 2001; 161: 1881–1885

18 Ironson, G. et al. *Journal of Behavioral Medicine* 2011; 34: 414–425

19 Ironson, G. et al. *Journal of Behavioral Medicine* 2011; 34: 414–425

20 Wachholtz, A.B. & Pargament, K.I. *Journal of Behavioral Medicine* 2005; 28: 369–384

21 Wachholtz, A.B. & Pargament, K.I. *Journal of Behavioral Medicine* 2008; 31: 351–366

22 二〇一四年三月十二日電訪肯尼斯・帕格蒙。

23 Wachholtz, A.B. and Pargament, K.I. *Journal of Behavioral Medicine* 2005; 28: 369–384

24 Pargament, K.I. & Mahoney, A. *The International Journal for the Psychology of Religion* 2005; 15: 179–198

25 Jacobs, T.L. et al. *Psychoneuroendocrinology* 2011; 36: 664–681

26 二〇一四年四月四日電訪克里福德・薩朗。

27 這裡的對話先前曾出現於另一篇名為〈冥想為何或許有辦法防止老化帶來的影響〉的文章中，相關資訊如下：

'How Meditation Might Ward Off the Effects of Ageing' by Jo Marchant, *Observer*, 24 April 2011. 詳見：http://www.theguardian.com/life andstyle/2011/apr/24/meditation-ageing-shamatha-project

28 Fredrickson, B.L. et al. *Proceedings of the National Academy of Sciences* 2013; 110: 13684–13689

Marchant, J. 'The Pursuit of Happiness', *Nature* 2013; 503: 458–460

29 Cacioppo, J. & Patrick, W. *Loneliness: Human Nature and the Need for Social Connection* (2008), p. 262

30 二〇一五年六月十二日到露德醫學委員會採訪亞雷山卓・德弗朗紀席斯。

31 這裡的敘述摘自維托里奧・米凱利在二〇一四年五月二十三日於都柏林的露德聖母堂的談話。

32 二〇一五年一月十六日及二月二十日到密德瑟斯郡史坦摩爾的皇家國立骨科醫院採訪提姆・布里格斯。

1 'Lending a hand that heals', King5, 16 September 2014. 詳見：http://www.king5.com/story/entertainment/television/programs/evening-magazine/2014/09/16/lending-a-hand-that-heals/15740091/
若想知道更多關於瑪莉．李．麥可羅伯斯與她所提供的服務詳見：http://www.maryleemcroberts.com/

2 雖然有時候設計不良的研究會讓人覺得靈氣似乎有療效，一旦你採用的是高品質的試驗，讓靈氣跟偽治療相比較，這些療效就會消失無蹤。艾札．恩斯特跟他的同事在二〇〇八年針對隨機對照試驗做了一個系統性回顧 (Lee, M.S. et al. *The International Journal of Clinical Practice* 2008; 62: 947–954)。整體來說，這些試驗顯示真正的靈氣治療療效並沒有比偽靈氣治療好。有一些試驗的結果是正面的，但通常都是單次有效而已，某種療效在這次試驗中或許會出現，但在其他試驗中卻無法重現。這些研究多數都有瑕疵，例如規模太小，設計不良，或是數據回報方式不恰當。該篇回顧的作者的結論是「仍無法證明靈氣的療效」。

3 關於這種療法最嚴謹的分析報告發表於二〇〇五年 (Shang, A. et al. The Lancet 2005; 366: 726–732)。裡面包含了一百一十場順勢醫學的隨機對照試驗，並與一百一十場傳統醫學的相對性實驗相比較。報告的作者只分析了「高品質」試驗，傳統醫學的療效顯然比安慰劑好，而順勢製劑的療效極其有限，跟安慰劑沒有差別（特別是要考量到，相較於有負面結果的試驗，有正面結果的試驗的發表機率較高）。
其實還有其他針對順勢醫學試驗的統合分析及系統性回顧，但沒有一份報告強而有力地證明順勢療法的療效比安慰劑高。也沒有任何科學家能夠測量出順勢製劑跟無療效液體或藥丸之間的差異。

4 Abbot, N.C. et al. Pain 2001; 91: 79–89

恩斯特現在退休了，但仍是艾克塞特大學輔助醫學科的榮譽教授。關於他的更多資料詳見：http://edzardernst.com

5 Ernst, E. 'Running on faith', The Guardian, 15 February 2005. 詳見：http://www.theguardian.com/society /2005/feb/15/health.medicineandhealth1

6 相關乳癌案例請參閱德國新醫學的網站：http://www.newmedicine.ca/breast.php

7 有幾個家庭宣稱他們的親友因聽信力克．哈瑪的建議而拒絕接受傳統治療，導致最後死亡，案例詳見：http://www.ariplex.com/ama/amamiche.htm

因醫師建議採取替代療法導致患者死亡的其他案例則包括：

Sheldon T. 'Dutch Doctor Struck Off for Alternative Care of Actor Dying of Cancer', *British Medical Journal* 2007; 335: 13

'Alternative Cure Doctor Suspended', BBC News, 29 June 2007. 詳見：http://news.bbc.co.uk/1/hi/england/london/6255356.stm

8 Schmidt, K. & Ernst, E. *British Medical Journal* 2002; 325:597

9 Jones, M. 'Malaria Advice "risks lives"', *Newsnight*, BBC2, 13 July 2006

10 案例詳見：

Kent, G.P. *American Journal of Epidemiology* 1988; 127: 591–598

Ernst, G. et al. *Complementary Therapies in Medicine* 2003; 11: 93–97

11 麥可羅伯斯表示，她很有把握跟自己溝通的靈體不會讓她知道任何會傷害到病人的事情。「我的資訊都是來自另一個世界，」她說。「而我百分之百相信本來就應該如此。如果我是用大腦思考如何跟客戶應對，情況就不會是這麼回事了。但我會在跟靈體溝通時關閉大腦的功能，讓他們直接把資訊灌輸到我的腦海中。」摘自瑪莉．李．麥可羅伯斯在二〇一五年八月二十九日寫給我的電子郵件。

12 相關歷史的討論及針灸的機制詳見：Singh, S. & Ernst, E. *Trick or Treatment* (2008), Chapter 2, pp. 39–88.

13 對多數不嚴重的疾病來說，沒有高品質試驗的結果顯示針灸的效果高於安慰劑。然而針對某些類型的慢性疼痛及噁心反胃症狀，它可能在物理及心理上都具治療效果。二〇一二年，一份針對二十九場試驗、一萬七千九百二十二名慢性疼痛患者的系統性回顧報告 (Vickers, A.J. et al. *Archives of Internal Medicine* 2012; 172: 1444–1453) 發現，真的針灸比假的針灸效果要好一些（而兩者的效果都比沒有接受針灸治療的控制組好）。這份報告的作者的結論是，雖然針灸的療效主要來自安慰劑效應，那些針可能還是有些適度的療效。

14 二〇一三年十一月二十六日到位於加州史丹福的史丹佛大學醫學院整體醫學研究中心麻州劍橋市採訪黃德明。

15 Freedman, D.H. 'The Triumph of New-age Medicine', *The Atlantic*, July/August 2011. 詳見：http://www.theatlantic.com/magazine/archive/2011/07/the-triumph-of-new-age-medicine/308554/

16 二〇一五年四月二十日到牛津市採訪傑瑞米・霍威克。

17 Stroud, L.R. et al. *Biological Psychiatry* 2002; 52: 318–327

Kudielka, B.M. et al. *Biological Psychology* 2005; 69: 113–132

18 二〇一五年四月九日透過電子郵件採訪伊麗莎・艾波。

19 二〇一五年二月二十五日電訪傑夫・史隆。

20 史隆關於生活品質的相關研究內容可參閱：

Frost, M.H. & Sloan, J.A. *The American Journal of Managed Care* 2002; 8: 5574–9

Sloan, J.A. et al. *Journal of Clinical Oncology* 2012; 30: 1498–1504

21 Heathcote, E. *British Medical Journal* 2006; 333: 1304–1305

22 加州大學舊金山分校湯瑪斯・博登海默在二〇〇〇年估計約有七成 (Bodenheimer, T. *New England Journal of Medicine* 2000; 342: 1539–44)。於二〇〇四年出版著作《用藥過度的美國》(*Overdosed America*)，任職於哈佛的強．亞伯蘭森說，到二〇〇九年時，比率已經來到了八成五。詳見：http://www.ourbodiesourselves.org/health-info/who-paid-for-that-study/

23 國家輔助與整合健康中心二〇一五年的年度預算為一億兩千四百一十萬美元（國衛院年度預算三百億的千分之四）。找不到使用在心身療法試驗上的準確數字，但根據該中心的第三份策略計畫（二〇一一～二〇一五）來看，費用主要分散到兩個研究領域——心身療法及天然產品。其中一部分也會用在例如研究有多少人會使用輔助醫學及替代療法，以及用來宣傳根基於證據的輔助醫學及替代療法的相關訊息。詳見：https://nccih.nih.gov/sites/nccam.nih.gov/files/about/plans/2011/NCCAM_SP_508.pdf

24 Shang, A. et al. *The Lancet* 2005; 366: 726–732

作者囊括了一百一十場順勢醫學的隨機對照試驗，並與一百一十場傳統醫學的相等性試驗比對。其中有二十一場順勢醫學的試驗被評為「高品質」，相較之下傳統醫學試驗只有九場。

25 二〇一四年四月二十四日透過 Skype 視訊電話採訪了艾薇拉．連恩。

26 二〇一四年三月十日電訪愛倫．哈內特。

27 二〇一五年二月五日於喬治亞州亞特蘭大市的埃默里大學採訪了比爾．埃利。

28 在美國，每年至少有四百名醫師自殺（等同於失去了一整個醫學院的學生）；自殺率比一般人多一倍。

29 Andrew, L.B. et al. 'Physician Suicide', *Medscape* 2014. 詳見：http://emedicine.medscape.com/article/806779-overview

年輕的醫師特別脆弱，從在校時期就開始會有問題。在一場二〇〇九年的研究中，將近一成的大四醫學系學生及實習醫師承認過去兩星期內曾有過自殺念頭。

Goebert, D. et al. *Academic Medicine* 2009; 84: 236–241

職業倦怠——一種心理綜合症，包括情緒耗竭與人格解體——估計影響多達半數的醫學生及超過三分之一的醫生。

Hojat, M. et al. *International Journal of Medical Education* 2015; 6: 12–16

近年來研究顯示，對病人缺乏同理心可能是造成職業倦怠的原因之一。在腦部造影研究中，在看到處於痛苦中的人的照片時，整體來說，醫生跟同理心相關的腦部區域的活動較少，而相關區域最不活躍的醫師的職業倦怠最嚴重。

Tei, S. et al. *Translational Psychiatry* 2014; 4: e393

30 二〇一三年，美國在醫療保健上花了兩兆九千億美元，等同於GDP的百分之十七點四，詳見：http://www.cms.gov/Research-Statistics-Data-and-Systems/Statistics-Trends-and-Reports/NationalHealth- ExpendData/downloads/highlights.pdf

31 國與國之間的差異請參閱：http://data.worldbank.org/indicator/SH.XPD.TOTL.ZS

32 詳見：http://www.cdc.gov/nchs/fastats/drug-use-therapeutic.htm

以及 Thompson, D. 'Prescription Drug Use Continues to Climb in US', WebMD News, 14 May 2014. 詳見：http://www.webmd.com/news/20140514/prescription-drug-use-continues-to-climb-in-us

33 Budnitz, D.S. et al. *New England Journal of Medicine* 2011; 365: 2002–2012

34 Schork, N.J. *Nature* 2015; 520: 609–611

35 Gøtzsche, P.C. *British Medical Journal* 2015; 350: h2435

James, J.T. *Journal of Patient Safety* 2013; 9: 122–128

主要死亡原因的數據請參閱：http://www.cdc.gov/nchs/fastats/leading-causes-of-death.htm

http://www.fda.gov/Drugs/DevelopmentApprovalProcess/DevelopmentResources/DrugInteractionsLabeling/ucm-114848.htm

這些是二〇〇〇年的數據，所以現在的數字應該大得多了。

36 艾瑪．楊在二〇一五年出版的書籍《心智健全：我如何形塑自己的心靈，增進自己的心靈健康，並找到平靜》(*SANE: How I Shaped Up My Mind, Improved My Mental Strength and Found Calm*) 不但精采，更根基於證據。書中探討了諸如飲食、運動跟睡眠等生理因素如何影響心靈。

非虛構023

治癒力：訓練大腦治療身體，改善免疫系統，從此脫胎換骨

CURE：A journey into the science of mind over body

作者　喬・馬琴 Jo Marchant
譯者　朱浩一

出版者　愛米粒出版有限公司
地址　台北市10445中山北路二段26巷2號2樓
編輯部專線　(02)25622159
傳真　(02)25818761
【如果您對本書或本出版公司有任何意見，歡迎來電】

總編輯　莊靜君
主編　林淑卿
企劃　葉怡姍
校對　金文蕙、黃薇霓
美術編輯　張蘊方
印刷　上好印刷股份有限公司
電話　(04)23150280
初版　二〇一六年（民105）七月十日
定價　480元
總經銷　知己圖書股份有限公司　郵政劃撥：15060393
(台北公司)台北市106辛亥路一段30號9樓
電話：(02)23672044 / 23672047　傳真：(02)23635741
(台中公司)台中市407工業30路1號
電話：(04)23595819　傳真：(04)23595493
法律顧問　陳思成 律師
國際書碼　978-986-92934-5-7　CIP：415.9511 / 105008451

愛米粒出版有限公司
Emily Publishing Company, Ltd.

因為閱讀，我們放膽作夢，恣意飛翔—
成立於2012年8月15日。不設限地引進世界各國的作品，分為「虛構」、「非虛構」、「輕虛構」和「小米粒」系列。在看書成了非必要奢侈品，文學小說式微的年代，愛米粒堅持出版好看的故事，讓世界多一點想像力，多一點希望。來自美國、英國、加拿大、澳洲、法國、義大利、墨西哥和日本等國家虛構與非虛構故事，陸續登場。

愛米粒出版
Emily

廣　告　回　信
台北郵局登記證
台北廣字第04474號

平　　信

To：愛米粒出版有限公司　收

地址：台北市10445中山區中山北路二段26巷2號2樓

＊請沿虛線剪下，對摺裝訂寄回，謝謝！

當讀者碰上愛米粒

姓名：＿＿＿＿＿＿＿＿＿＿　□男／□女：＿＿＿歲

職業／學校名稱：＿＿＿＿＿＿＿＿＿＿

地址：＿＿＿＿＿＿＿＿＿＿

E-Mail：＿＿＿＿＿＿＿＿＿＿

＊請沿虛線剪下，對摺裝訂寄回，謝謝！

- **書名**：治癒力
- **這本書是在哪裡買的?**

a.實體書店 b.網路書店 c.量販店 d. __________

- **是如何知道或發現這本書的?**

a.實體書店 b.網路書店 c.愛米粒臉書 d.朋友推薦 e.____________

- **為什麼會被這本書給吸引**？

a.書名 b.作者 c.主題 d.封面設計 e.文案 f.書評 g.____________

- **對這本書有什麼感想**？**有什麼話要給作者或是給愛米粒**？

※ 只要填寫回函卡並寄回，就有機會獲得神秘小禮物！

讀者只要留下正確的姓名、E-mail和聯絡地址，
並寄回愛米粒出版社，即可獲得晨星網路書店$30元的購書優惠券。
購書優惠券將mail至您的電子信箱（未填寫完整者恕無贈送！）

得獎名單將公布在愛米粒Emily粉絲頁面，敬請密切注意！
愛米粒Emily: https://www.facebook.com/emilypublishing

愛米粒出版有限公司
Emily Publishing Company, Ltd.